激光与光
皮肤病治疗实用图谱

Atlas of Lasers and Lights in Dermatology

激光与光
皮肤病治疗实用图谱

Atlas of Lasers and Lights in Dermatology

原　著　Giovanni Cannarozzo　Steven Paul Nisticò
　　　　Keyvan Nouri　Mario Sannino
主　译　李文志
副主译　胡　晶　胡云泽　姜　莉　张传香
译　者（按姓名汉语拼音排序）
　　　　勾　涛（首都医科大学附属北京安贞医院）
　　　　胡　晶（山东晶美博格医疗美容诊所）
　　　　胡云泽（上海文艺医院皮肤科）
　　　　姜　莉（柳州美嘉医疗美容诊所）
　　　　景　影（大同市景然医疗美容）
　　　　李文志（首都医科大学附属北京安贞医院）
　　　　李宗哲（中国生物技术股份有限公司）
　　　　刘国琴（成都八大处医疗美容医院）
　　　　刘　娇（杭州依妮德融美医疗美容诊所）
　　　　孙　智（首都医科大学附属北京安贞医院）
　　　　徐　飞（成都八大处医疗美容医院）
　　　　叶晏其（北京盖德菲斯医疗美容诊所）
　　　　易　彬（唯易美皮肤医疗美容）
　　　　游金莲（苏州吴中维多利亚美容医院）
　　　　张传香（郑州集美医疗美容医院）
　　　　张江林（深圳市人民医院皮肤科）

北京大学医学出版社
Peking University Medical Press

JIGUANG YU GUANG PIFUBING ZHILIAO SHIYONG TUPU

图书在版编目（CIP）数据

激光与光皮肤病治疗实用图谱 / (意) 乔瓦尼·卡纳
罗佐(Giovanni Cannarozzo)等原著；李文志主译.—北京：
北京大学医学出版社，2023.3
　书名原文：Atlas of Lasers and Lights in Dermatology
　ISBN 978-7-5659-2749-2

　Ⅰ.①激… 　Ⅱ.①乔… ②李… 　Ⅲ.①皮肤病—激光
疗法—图谱②皮肤病—光疗法—图谱　Ⅳ.①R751.05-64

中国版本图书馆CIP数据核字(2022)第174016号

北京市版权局著作权合同登记号：图字：01-2022-3301

First published in English under the title
Atlas of Lasers and Lights in Dermatology
by Giovanni Cannarozzo, Steven Paul Nisticò, Keyvan Nouri and Mario Sannino
Copyright © Springer Nature Switzerland AG, 2020
This edition has been translated and published under licence from
Springer Nature Switzerland AG.

激光与光皮肤病治疗实用图谱

主　　译：李文志
出版发行：北京大学医学出版社
地　　址：（100191）北京市海淀区学院路38号　北京大学医学部院内
电　　话：发行部 010-82802230；图书邮购 010-82802495
网　　址：http：//www.pumpress.com.cn
E-mail：booksale@bjmu.edu.cn
印　　刷：北京强华印刷厂
经　　销：新华书店
责任编辑：李　娜　　责任校对：靳新强　　责任印制：李　啸
开　　本：889 mm×1194 mm　1/16　印张：12　字数：350千字
版　　次：2023年3月第1版　2023年3月第1次印刷
书　　号：ISBN 978-7-5659-2749-2
定　　价：150.00元
版权所有，违者必究
（凡属质量问题请与本社发行部联系退换）

原著者名单

原著主编

Giovanni Cannarozzo 意大利罗马第二大学皮肤科学系
Steven Paul Nisticò 意大利卡坦扎罗大学健康科学系
Keyvan Nouri   美国佛罗里达州迈阿密大学里奥纳德·米勒医学院皮肤科和
        皮肤外科学系
Mario Sannino   意大利罗马第二大学皮肤科学系

原著编者

Luigi Bennardo   皮肤科专家
Virginia Garofalo   皮肤科专家
Fiorella Bini   皮肤科专家
Giuseppe Lodi   激光皮肤病学理学硕士
Diletta Bonciani   皮肤科专家
Giovanni Lombardi 皮肤科专家
Norma Cameli   皮肤科专家
Sara Mazzilli   皮肤科专家
Piero Campolmi   皮肤科专家
Francesca Negosanti 皮肤科专家
Ercole Costanza   激光皮肤病学理学硕士
Athanasios Pavlidis 皮肤科专家
Ester Del Duca   皮肤科专家
Nerella Petrini   皮肤科专家
Maurizio Filippini   妇产科专家
Federica Tamburi   皮肤科专家
Giovanna Galdo   皮肤科专家
Tiziano Zingoni   工程理学硕士

中译本前言

　　《激光与光皮肤病治疗实用图谱》是一本由从事皮肤激光治疗的专家编撰，适合所有临床医师阅读的激光治疗教科书。书中有大量光电在皮肤领域应用的基础知识，并就激光应用的相关原理、设备分类、治疗技术、生物效应特点等做了详尽、专业的描述。

　　本书的特色之一是收录了大量内容丰富、对比效果强烈的激光治疗前后照片，并将照片所对应的皮肤疾病名称、治疗使用设备、治疗参数、对比效果等一一做了标注，供读者学习和模仿治疗使用。

　　本书的另一个特色是对皮肤疾病激光治疗中"治疗终点"的描述。"治疗终点"方面的知识是临床医师热衷关注的内容，非常受欢迎。

　　书中知识概念清晰、准确，内容精炼、简洁、实用，可读性强。翻译团队力求专业、如实地表达出原著者的思想与学术水平，但限于译者的专业修养，书中的光彩部分可能无法悉数用中文完整地呈现出来，望学界同仁谅解、指正。

李文志

原著前言

随着各种新型激光器的出现，新的激光治疗适应证也迅速拓展开来。在皮肤科、整形外科等领域，激光已成为重要的治疗工具和技术手段。本书是一本包含了丰富皮肤疾病与美容激光治疗内容的实用图谱。编者们在各自的皮肤激光治疗领域都有卓越的建树，他们试图以通俗、易懂的方式将每个知识点呈现给读者。对希望从事皮肤光电治疗的住院医师来说，这是一本非常棒的参考书。如果您是该领域的资深从业者，书里包含的大量最新文献资料也可为您提供科学、高效的参考。

本书列出了所有的治疗参数，以便读者能够轻松地阅读和理解每个章节的主题，并重复治疗效果。本书分为上、下两篇：上篇概述了激光与光的物理原理和光学概念，随后详细介绍了手术激光（剥脱与非剥脱）、血管治疗用激光和色素治疗用激光。本书还重点关注了难治性疾病如黄褐斑和瘢痕的治疗。下篇是案例图谱，包括治疗前后的高分辨率图像、治疗参数以及理想的治疗终点。在各适应证的治疗章节，详细描述了激光常规治疗、非常规治疗和联合治疗方法。激光设备的大量涌现和相关光电专业知识的快速更新，使临床医师必须了解该领域的最新进展。我相信皮肤激光医师一定会对本书感兴趣。

Keyvan Nouri，MD，MBA
美国佛罗里达州迈阿密

目　录

下篇　案例图谱

上篇
激光与光的应用

第 **1** 章　物理原理

提到激光时，人们经常会将其与未来科技联系在一起，但它的物理背景却可以追溯到 19 世纪末。事实上，今天所有辐射激光的谐振器鼻祖——第一台干涉仪在 1897 年就被 Charles Fabry 和 Alfred Perot 发明出来了[1]。

1917 年，Albert Einstein 发现并描述了辐射的发射与吸收的基本规律，由此奠定了激光的基础理论，其后又将量子理论引入其中，进而提出了受激辐射的概念。根据这一理论，当一个原子或分子从激发态自发回落到稳定态时，就可辐射出一个具有特定波长（自发辐射）的光子。当光子遇到另一个处于激发态的原子时，就会发射出一个新的光子。这将在时间和空间上同步，产生受激发射。

因此，激光理论在 1917 年就已经存在了。然而，那时还不具备制造激光的技术条件。1958 年，Schawlow 和 Townes 做微波研究时，发明了一种能够在红外光谱中发出单色辐射的新型装置。这两位研究人员将这种装置称为微波激射器（MASER），其中 M 代表微波，创造的这个首字母缩写词注定未来在改变一个字母后而闻名世界[2]。1960 年，作为原型机，Maiman 利用铷晶体作为激光介质，研制出了第一台通过受激辐射（激光）可实现光放大的设备。

1963 年，一位名叫 Leon Goldman 的皮肤科医生最先将这种能量源应用到皮肤上。他开创了一个无法想象的技术发展与创新治疗的新时代。皮肤中某些被定义为色基（如黑色素、血红蛋白）的分子能够强吸收某些特定波长的光，这使得激光的应用越来越有选择性。今天，其选择性吸收的特点使很多皮肤和黏膜疾病[3-7]通过激光治疗，可在外观与功能上同时获得良好效果，并缩短了愈合时间，降低了发生并发症（瘢痕和肤色异常）的风险。激光治疗后还可使用一些辅助产品来提高疗效[8-9]。某些遗传病也可用激光进行治疗[10-11]。

激光器可分为三大类：

（1）非选择性或手术激光（器官作用）。

（2）大体选择性或组织激光（血管或色素作用）。

（3）精细选择性或亚细胞激光（细胞作用——细胞内或细胞外色素）。

激光是一种能发射具有特殊光的能量装置。发射的光具有单色性（波长恒定）、相干性（能量波在空间与时间两个象限传播）、直线性（以平行的方式发射，不发散）[12]。

一个能实现这种光发射的系统必须包括（图 1.1）：

（1）能量源（泵浦系统），能够激发活性物质产生光子。

（2）活性成分，可由固体（如翠绿宝石）、液体（如罗丹明）或气体（如 CO_2）组成，是光子的来源。

（3）光学谐振腔（其内有发光物质），两端有特殊的反光镜。

这些反光镜可使释放出来的光子在谐振腔内往复运动，进而激发其他原子释放新的光子。

光子产生进程以对数级数发生，可在极短时间内积累大量光能[13]。

激光器可分为连续激光、准连续激光和脉冲激光（图 1.2）。

脉冲激光在皮肤美容中应用广泛。脉冲激光以

图 1.1　激光器的基本构造

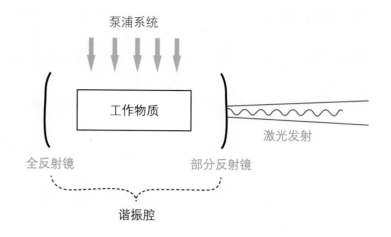

泵浦系统

工作物质

激光发射

全反射镜　　　部分反射镜

谐振腔

图 1.2　激光发射模式

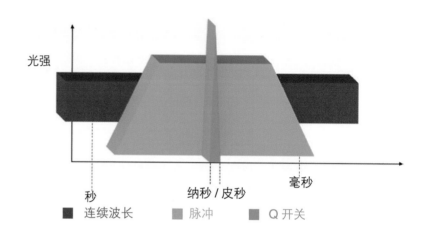

光强

秒　　　纳秒 / 皮秒　　　毫秒

■ 连续波长　　　■ 脉冲　　　■ Q 开关

脉冲的形式辐射光能，这些脉冲能量会被长间隔分开。这些激光可分为两类：如果脉宽在微秒或毫秒量级，这类脉冲激光器被称为长脉冲激光器（例如闪光灯泵浦的脉冲染料激光或脱毛用脉冲激光）；如果脉宽在纳秒或皮秒量级，这类脉冲激光器被称为短脉冲激光器，也被称为 Q 开关激光器，可辐射出非常高的峰值功率（兆瓦和千兆瓦）。

激光与组织的相互作用（图 1.3）主要依赖于下列参数：波长、脉宽、功率、光斑直径和靶组织的光学特性。

波长是最重要的参数。某些波长的光可被特定的皮肤分子选择性吸收，这些分子被定义为靶组织或色基，例如水（器官组织）、黑色素与染料颗粒（色素组织），以及氧合或还原血红蛋白（血管组织）。

这种选择性吸收可使靶组织在其内部将吸收的光能转化为热能，进而产生热量，这样就会在周边组织损伤最小的状态下选择性地破坏靶组织

（选择性光热解理论）[14]。这些靶组织或色基在光谱（紫外光—可见光—红外光）中有不同的吸收曲线（图 1.4）。

对靶组织的选择性破坏程度还依赖于能量传递到靶组织的时间（脉宽：毫秒、纳秒、皮秒）。被加热的结构需要一段时间来冷却和散发热量。只有当脉宽短于热弛豫时间（thermal relaxation time，TRT，即生物结构的热量消散 50% 所需的时间）时，才会发生选择性破坏（见图 4.1）。

过长的脉冲可将热量释放到周边组织，产生疼痛、瘢痕和色泽异常等副作用。

掌握功率、功率密度、能量和能量密度等物理概念，对激光的实际应用非常有用。

功率：单位时间内设备产生的光子数。用瓦特（W）表示。

功率密度：受激光束照射的组织单位面积接受的光子数。它用 W/cm^2 表示，用激光脉冲的发射功率除以光斑直径来计算。

图 1.3　激光与组织的相互作用

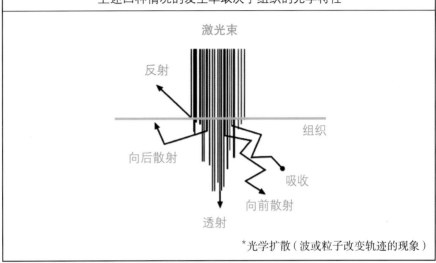

> 电磁波和生物介质之间的相互作用
> 取决于波长和介质本身的光学特性
> 当激光束照射组织时，其相互作用可有如下四种不同类型：

反射：部分入射光在组织表面上发生反射。
透射：少量进入组织的光可穿透到组织外。
散射*：一些光子在组织内部发生散射，一些则在组织外部散射。
吸收：剩余的入射光则被吸收（这些被吸收的能量可引起组织的不可逆改变）。

上述四种情况的发生率取决于组织的光学特性

激光束

反射

向后散射

组织

吸收

向前散射

透射

*光学扩散（波或粒子改变轨迹的现象）

图 1.4　主要色基（水、黑色素和血红蛋白）的吸收曲线

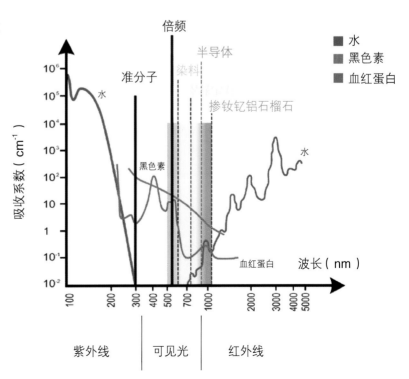

倍频

准分子

半导体

染料

水

黑色素

血红蛋白

掺钕钇铝石榴石

吸收系数（cm^{-1}）

水

黑色素

水

血红蛋白

波长（nm）

紫外线　可见光　红外线

能量：用 W/（$cm^2 \cdot s$）表示。

能量密度：激光脉冲时间内，辐射光子在激光光斑照射皮肤区域内的分布（即光子在单点照射的皮肤区域的浓度）。它用 J/cm^2 表示，通过脉冲能量除以光斑直径来计算。

多种激光器可用于皮肤疾病的治疗：

– 剥脱或微剥脱点阵手术激光（靶组织是水）/（远红外）[15-17]

– 非剥脱激光和非剥脱点阵激光（靶组织是水）/（近红外和中红外）

– 被血管组织吸收的激光（靶组织是血红蛋白）/（可见和近红外）

– 被色素组织吸收的激光（靶组织是黑色素和染料颗粒）/（可见和近红外）

– 脱毛激光（靶组织是黑色素）/（可见和近红外）

– 强脉冲光 /（非激光的宽光谱光）

– 激光和准分子光源 /（紫外）[18-20]。

致谢：感谢 Luigi Bennardo 博士和 Tiziano Zingoni 博士为本章的编写和修订所作出的宝贵贡献。

参考文献

1. Goldman MP, Fitzpatrick RE. Cutaneous laser surgery: the art and science of selective photothermolysis. St Louis, MO: Mosby; 1999.

2. Campolmi P, Bonan P, Cannarozzo G. Laser e sorgenti luminose in dermatologia. Milano: Masson-Elsevier; 2003.

3. Chiricozzi A, Saraceno R, Nisticò S, Giunta A, Cannizzaro MV, Chimenti S. Complete resolution of erythrodermic psoriasis in a HIV and HCV patient unresponsive to anti-psoriatic treatments after Highly Active Anti-Retroviral Therapy (ritonavir, atenzanavir, emtricitabine, tenofovir). Dermatology. 2012; 225(4):333–7.

4. Specchio F, Saraceno R, Chimenti S, Nisticò S. Management of non-melanoma skin cancer in solid organ transplant recipients. Int J Immunopath Pharmacol. 2014; 27(1):21–4. https://doi.org/10.1177/039463201402700104.

5. Specchio F, Carboni I, Chimenti S, Tamburi F, Nisticò S. Cutaneous manifestations in patients with chronic renal failure on hemodialysis. Int J Immunopath Pharmacol. 2014; 27(1):1–4. https://doi.org/10.1177/039463201402700101.

6. Bottoni U, Tiriolo R, Pullano S, Dastoli S, Amoruso G, Nistico S, Fiorillo A. Infrared saliva analysis of psoriatic and diabetic patients: similarities in protein components. IEEE Trans Biomed Eng. 2016 Feb; 63(2):379–84. https://doi.org/10.1109/TBME.2015.2458967.

7. Chiricozzi A, Pitocco R, Saraceno R, Giunta A, Nisticò S, Chimenti S. New topical treatments for psoriasis. Exp Op Pharmacother. 2014; 15(4):461–70.

8. Nistico S, Tamburi F, Bennardo L, Dastoli S, Schipani G, Caro G, Fortuna MC, Rossi A. Treatment of telogen effluvium using a dietary supplement containing Boswellia serrata, Curcuma longa, and Vitis vinifera: results of an observational study. Dermatol Ther. 2019; 32(3):e12842. https://doi.org/10.1111/dth.12842.

9. Muscoli C, Lauro F, Dagostino C, Ilari S, Giancotti LA, Gliozzi M, Costa N, Carresi C, Musolino V, Casale F, Ventrice D, Oliverio E, Palma E, Nisticò S, Procopio A, Mollace V. Olea Europea-derived phenolic products attenuate antinociceptive morphine tolerance: an innovative strategic approach to treat cancer pain. J Biol Reg Homeost Ag. 2014; 28(1):105–16.

10. Terrinoni A, Codispoti A, Serra V, Bruno E, Didona B, Paradisi M, Nisticò S, Campione E, Napolitano B, Diluvio L, Melino G. Connexin 26 (GJB2) mutations as a cause of the KID syndrome with hearing loss. Biochem Biophys Res Commun. 2010; 395(1):25–30. https://doi.org/10.1016/j.bbrc.2010.03.098.

11. Paolillo N, Piccirilli S, Giardina E, Rispoli V, Colica C, Nisticò S. Effects of paraquat and capsaicin on the expression of genes related to inflammatory, immune responses and cell death in immortalized human HaCat keratinocytes. Int J Immunopathol Pharmacol. 2011; 24(4):861–8. https://doi.org/10.1177/039463201102400405.

12. Anderson RR, Parrish JA. Selective photothermolysis: precise microsurgery by selective absorption of pulsed radiation. Science. 1983; 220(3):24–7. https://doi.org/10.1126/science.6836297.

13. Anderson RR, Parrish JA. The optics of human skin. J Invest Dermatol. 1981; 77:13–9. https://doi.org/10.1111/1523-1747.ep12479191.

14. Spicer MS, Goldberg DJ. Laser in dermatology. J Am Acad Dermatol. 1996; 34:1–25. https://doi.org/10.1016/s0190-9622(96)90827-0.

15. Cannarozzo G, Sannino M, Tamburi F, Chiricozzi A, Saraceno A, Morini C, Nisticò S. Deep pulse fractional Co2 laser combined with a radio-frequency system: results of a case series. Photomed Laser Surg. 2014; 32(7):409–12. https://doi.org/10.1089/pho.2014.3733.

16. Filippini M, Del Duca E, Negosanti F, Bonciani D, Negosanti L, Sannino M, Cannarozzo G, Nisticò S. Fractional CO2 laser: from skin rejuvenation to vulvo-vaginal reshaping. Photomed Laser Surg. 2017; 35(3):171–5. ISSN: 1549-5418. https://doi.org/10.1089/pho.2016.4173.

17. Mercuri SR, Brianti P, Dattola A, Bennardo L, Silvestri M, Schipani G, Nisticò SP. CO2 laser and photodynamic therapy: study of efficacy in periocular BCC. Dermatol Ther. 2018; 31(4):e12616. https://doi.org/10.1111/dth.12616.

18. Alster TS, Lewis AB. Dermatologic laser surgery. A review. Dermatol Surg. 1996; 22:797–805.

19. Chimento SM, Newland M, Ricotti C, Nistico S, Romanelli P. A pilot study to determine the safety and efficacy of monochromatic excimer light in the treatment of vitiligo. J Drugs Dermatol. 2008; 7(3):258–63.

20. Nisticò S, Saraceno R, Capriotti E, De Felice C, Chimenti S. Efficacy of monochromatic excimer light (308 nm) for the treatment of atopic dermatitis in adults and children. Photomed Laser Surg. 2008; 26(1):14–8.https://doi.org/10.1089/pho.2017.2116.

第2章 剥脱性手术激光与微剥脱点阵激光（远红外）：器官组织

水是皮肤的主要成分（约占体积容量的77%），激光与人体组织作用时，水是关键性因素。位于远红外光谱的CO_2（10 600 nm）激光和Er:YAG（2940 nm）激光可被水分子超强吸收[1]。

手术激光在脉冲或连续状态下输出，产生组织气化（消融）时的热损伤很小。使用激光来进行皮肤病变的治疗是有适用范围的[2-6]。从皮肤表层气化换肤到多数皮肤良性病变的激光切除，都属于手术激光的应用范围。它还可以在一些特殊部位（眼周和眼眶区域、口周以及外耳）使用，非常便捷。激光还可以治疗某些遗传病[7-8]。

气化型CO_2激光配合恰当的手具（2 mm焦距）使用，作用堪比手术刀[9]。因此，切割下来的组织同样可以用于组织学检查[10]。

过去，CO_2激光是作为一种能够气化组织的手术工具引进临床的。直到今天，它依然是皮肤科最常用的激光器。

CO_2激光枪内装有CO_2、He和N_2等混合气体，其中CO_2是激光活性物质。CO_2激光的波长是10 600 nm，与细胞内、外的水有高亲和力，因此水是其作用的靶组织。光能可将靶组织从液态变为气态，进而导致细胞结构的"爆炸"。如果发生上述过程的时间很短，速度很快，热向周边组织扩散就将受到限制，周边只有较少的健康组织会受到热损伤。

CO_2激光可用不同模式工作，如连续波（continuous wave，CW）和脉冲波（pulsed-energy wave，PW）[11]。超脉冲波（superpulsed wave，SPW）可在短时间内输出更高峰值能量。在脉冲输出模式下，可设计输出不同能量水平与不同脉冲类型的激光（可实现不同的气化与加热组合），以更好地控制气化程度，包括靶组织的生物刺激作用。

CO_2激光的应用范围可从换肤（嫩肤治疗）到各种皮肤、黏膜病变的气化，还可用于一些组织薄弱部位如眼周，甚至结膜缘。

首字母缩写词WYSIWYG（what you see is what you get，所见即所得）是指治疗终点可以通过治疗过程中出现的特定"色泽变化"来确定。

表皮气化，色泽变化呈乳白色，伴随着特征性的爆裂和白化形成的微气泡；气化达到真皮乳头层，表现为表面平坦、光滑的粉红色；气化达到真皮网状层浅层，组织呈现淡黄色，硬化似麂皮，一般情况下，这是CO_2激光气化治疗的终点（图2.1和图2.2）；气化深达真皮网状层深层时，胶原纤维束肉眼看上去就像"浸在水里的棉线"。

选择适宜的皮肤病变进行激光治疗，气化深度不超过真皮网状层浅层，是获得理想疗效的关键。

气化型手术激光的另一个重要应用是局灶性光热效应。这类激光可通过一系列深度不同的细

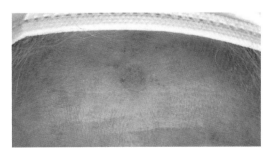

图2.1 治疗终点——真皮网状层浅层表现。剥脱性CO_2激光治疗，波长10 600 nm，功率0.5 W，超脉冲模式，剥脱性热脉冲，频率10 Hz

图 2.2　皮肤镜下治疗终点——真皮网状层浅层表现

小、微剥脱热损伤（微剥脱换肤）来实现临床治疗效果。通过阵列扫描，可在皮肤形成一系列精确穿透深入组织内部的点，而这些点之间的皮肤完好无损[12]。这样形成的热损伤柱可将热量扩散到柱周围组织，导致胶原即刻变性和收缩，随后发生的生物刺激作用诱发产生新的胶原。

根据治疗需要，点阵技术可调整操作参数，包括功率（W）、脉宽（ms）、点间距（最小 500 μm）和扫描模式[13]。

双极射频（bipolar RF）用瓦秒表示，在某些设备上可以与激光组合使用。当表皮电阻较低时（减少表皮厚度），双极射频的作用是安全、有效的。由于这个原因，建议在利用双极射频产生协同效应前先用点阵激光对表皮做一些简单处理。

点阵激光联合 585 nm 或 595 nm 脉冲染料激光，可广泛用于抗衰、术后瘢痕和痤疮瘢痕的治疗[14]。

为了减轻疼痛，在采用剥脱或微剥脱手术激光进行皮肤治疗时，可配合使用皮肤冷却或表面麻醉。

利用微剥脱点阵 CO_2 激光产生的局灶性热效应治疗绝经后外阴和阴道皮肤黏膜萎缩，可获得良好效果。除了外阴可能会有微小副作用外，这种方法对阴道而言，属于微创、无痛、快速愈合的治疗方法。治疗后随着时间的推移，女性生殖器内部组织、阴道和外阴黏膜再生，松弛改善，还可恢复正常生理功能。

绝经前后，25% ~ 50% 的妇女可因雌激素水平下降产生阴道黏膜萎缩的症状[15]。绝经期，卵巢功能逐渐减退，雌激素分泌水平下降，导致阴道萎缩，由此产生了一个新的术语，即绝经期泌尿生殖系统综合征（genitourinary syndrome of menopause，GSM），它包括阴道萎缩症状和下尿道症状，是因雌激素水平下降引起外阴、阴道、尿道与膀胱黏膜变化的一系列症状和体征[16-17]。

应用激光的点阵扫描模式治疗硬化性苔藓样病变，效果很好。点阵激光可显著缩短创面愈合时间，并可根据皮肤或黏膜愈合情况，40 ~ 60 天后再次治疗。推荐的治疗方案是：根据病情特点，1 年进行 1 ~ 2 个周期的治疗，每个周期，病变治疗 2 次，以改善或巩固疗效[18]。

铒激光的活性物质是掺铒钇铝石榴石（yttrium aluminum garnet，YAG）晶体，可辐射 2940 nm 波长的激光。该波长激光的水吸收系数是 10 600 nm CO_2 激光的 16 倍。由于水吸收率高的缘故，Er:YAG 激光的组织穿透能力大幅下降。铒激光产生的气化是一个组织"爆炸"的过程，以一种近乎完全气化消融的方式，实现比较彻底的组织剥脱，因此，每个治疗步骤都需要仔细观察气化的效果。同一部位经过铒激光照射几遍之后，剥脱的厚度会逐渐减少，此时临床治疗的终点已不再是根据局部组织的颜色（CO_2 激光是根据颜色）变化，而是通过术者的非客观视觉经验来评估、判断。因此，铒激光常被看作是一把理想的"光塑刀"，在专业人员操作下使用，可通过为组织"塑形"而获得最佳手术效果。铒激光也可以在点阵模式下使用，更可以与其他激光开展联合治疗[19-20]。

剥脱性激光的潜在并发症包括：使用功率（W）过高，病变指征选择不正确（例如病变深度已达真皮网状层，不该进行治疗）、伤口愈合过程处理不当。此外，还有发生感染的可能。副作用可表现为增生或萎缩性（不可逆的）瘢痕、色素增生或脱失（通常是可逆的）。口服补充一些辅助制剂可以改善美学效果[21-22]。

点阵激光发生并发症可能与错误操作有关，诸如在同一部位重复和重叠扫描，扫描点间距小于 500 μm，对深肤色皮肤或 Fitzpatrick Ⅳ、Ⅴ和Ⅵ型皮肤进行治疗，扫描时忽略了面部美学单位，在表皮阻抗高的部位联合使用了双极射频等[23]。发生的并发症多是一过性的具有网状轮廓的色素沉着或减退，极少数情况下会产生萎缩性瘢痕。在未使用预防措施的情况下，可能会出现疱疹感染，甚至细菌感染。

致谢：感谢 Luigi Bennardo 博士、Ester Del Duca 博士和 Giuseppe Lodi 博士为本章的编写和修订所作出的宝贵贡献。

参考文献

1. Campolmi P, Bonan P, Cannarozzo G. Laser e sorgenti luminose in dermatologia. Milano: Masson-Elsevier; 2003.
2. Chiricozzi A, Saraceno R, Nisticò S, Giunta A, Cannizzaro MV, Chimenti S. Complete resolution of erythrodermic psoriasis in a HIV and HCV patient unresponsive to anti-psoriatic treatments after Highly Active Anti-Retroviral Therapy (ritonavir, atenzanavir, emtricitabine, tenofovir). Dermatology. 2012; 225(4):333–7.
3. Specchio F, Saraceno R, Chimenti S, Nisticò S. Management of non-melanoma skin cancer in solid organ transplant recipients. Int J Immunopathol Pharmacol. 2014; 27(1):21–4. https://doi.org/10.1177/039463201402700104.
4. Specchio IC, Chimenti S, Tamburi F, Nisticò S. Cutaneous manifestations in patients with chronic renal failure on hemodialysis. Int J Immunopath Pharmacol. 2014; 27(1):1–4. https://doi.org/10.1177/039463201402700101.
5. Bottoni U, Tiriolo R, Pullano S, Dastoli S, Amoruso G, Nistico S, Fiorillo A. Infrared saliva analysis of psoriatic and diabetic patients: similarities in protein components. IEEE Trans Biomed Eng. 2016; 63(2):379–84. https://doi.org/10.1109/TBME.2015.2458967.
6. Chiricozzi A, Pitocco R, Saraceno R, Giunta A, Nisticò S, Chimenti S. New topical treatments for psoriasis. Exp Op Pharmacother. 2014; 15(4):461–70.
7. Terrinoni A, Codispoti A, Serra V, Bruno E, Didona B, Paradisi M, Nisticò S, Campione E, Napolitano B, Diluvio L, Melino G. Connexin 26 (GJB2) mutations as a cause of the KID syndrome with hearing loss. Biochem Biophys Res Commun. 2010; 395(1):25–30. https://doi.org/10.1016/j.bbrc.2010.03.098.
8. Paolillo N, Piccirilli S, Giardina E, Rispoli V, Colica C, Nisticò S. Effects of paraquat and capsaicin on the expression of genes related to inflammatory, immune responses and cell death in immortalized human HaCat keratinocytes. Int J Immunopathol Pharmacol. 2011; 24(4):861–8. https://doi.org/10.1177/039463201102400405.
9. Mercuri SR, Brianti P, Dattola A, Bennardo L, Silvestri M, Schipani G, Nisticò SP. CO_2 laser and photodynamic therapy: study of efficacy in periocular BCC. Dermatol Ther. 2018; 31(4):e12616. https://doi.org/10.1111/dth.12616.
10. Krupashankar DS, IADVL Dermatosurgery Task Force. Standard guidelines of care: CO_2 laser for removal of benign skin lesions and resurfacing. Indian J Dermatol Venereol Leprol. 2008; 74(Suppl):S61–7.
11. Krupashankar DS, Chakravarthi M, Shilpakar R. Carbon dioxide laser guidelines. J Cutan Aesthet Surg. 2009; 2:72–80. https://doi.org/10.4103/0974-2077.58519.S
12. Rahman Z, MacFalls H, Jiang K, et al. Fractional deep dermal ablation induces tissue tightening. Lasers Surg Med. 2009; 41:78–86. https://doi.org/10.1002/lsm.20715.
13. Prignano F, Campolmi P, Bonan P, Ricceri F, Cannarozzo G, et al. Fractional CO_2 laser: a novel therapeutic device upon photobiomodulation of tissue remodeling and cytokine pathway of tissue repair. Dermatol Ther. 2009; 22(Suppl 1):S8–15. https://doi.org/10.1111/j.1529-8019.2009.01265.x.
14. Gotkin RH, Sarnoff DS, Cannarozzo G, et al. Ablative skin resurfacing with a novel microablative CO_2 laser. J Drugs Dermatol. 2009; 8:138–44.
15. Campolmi P, Bonan P, Cannarozzo G, et al. Highlights of thirty-year experience of CO_2 laser use at the Florence (Italy) Department of Dermatology. Sci World J. 2012; 2012:546528.
16. Filippini M, Del Duca E, Negosanti F, Bonciani D, Negosanti L, Sannino M, Cannarozzo G, Nisticò S. Fractional CO_2 laser: from skin rejuvenation to vulvo-vaginal reshaping. Photomed Laser Surg. 2017; 35(3):171–5. https://doi.org/10.1089/pho.2016.4173. ISSN: 1549-5418, GS24 SC17WOS13 IF1.62.
17. Campolmi P, Bonan P, Cannarozzo G, Bruscino N, Moretti S. Efficacy and safety evaluation of an innovative CO_2 laser/radiofrequency device in dermatology.J Eur Acad Dermatol Venereol. 2013; 27(12):1481–90. https://doi.org/10.1111/jdv.12029.
18. Prignano F, Campolmi P, Cannarozzo G, et al. A study of fractional CO_2 laser resurfacing: the best fluences through a clinical, histological, and ultrastructural evaluation. J Cosmet Dermatol. 2011; 10(3):210–6. PMID: 21896133
19. Chimento SM, Newland M, Ricotti C, Nistico S, Romanelli P. A pilot study to determine the safety and efficacy of monochromatic excimer light in the treatment of vitiligo. J Drugs Dermatol. 2008; 7(3):258–63. PMID: 18380207
20. Nisticò S, Saraceno R, Capriotti E, De Felice C, Chimenti S. Efficacy of monochromatic excimer light (308nm) for the treatment of atopic dermatitis in adults and children. Photomed Laser Surg. 2008; 26(1):14–8. https://doi.org/10.1089/pho.2017.2116.
21. Nistico S, Tamburi F, Bennardo L, Dastoli S, Schipani G, Caro G, Fortuna MC, Rossi A. Treatment of telogen effluvium using a dietary supplement containing Boswellia serrata, Curcuma longa, and Vitis vinifera: results of an observational study. Dermatol Ther. 2019; 32(3):e12842. https://doi.org/10.1111/dth.12842.
22. Muscoli C, Lauro F, Dagostino C, Ilari S, Giancotti LA, Gliozzi M, Costa N, Carresi C, Musolino V, Casale F, Ventrice D, Oliverio E, Palma E, Nisticò S, Procopio A, Mollace V. Olea Europea-derived phenolic products attenuate antinociceptive morphine tolerance: an innovative strategic approach to treat cancer pain. J Biol Reg Homeost Ag. 2014; 28(1):105–16.
23. Cannarozzo G, Sannino M, Tamburi F, et al. Deep pulse fractional CO_2 laser combined with a radiofrequency system: results of a case series. Photomed Laser Surg. 2014; 32:7. https://doi.org/10.1089/pho.2014.3733.

第 **3** 章　非剥脱激光与非剥脱点阵激光（近红外和中红外）：器官组织

局灶性光热效应是医学和激光外科最重要的发现之一。局灶性光热效应由 Manstein 最先提出，是指那些能在皮肤上气化产生微小热损伤区的激光[1]。这一概念彻底改变了激光皮肤表层修复技术，改变了激光在美容皮肤病学、皮肤外科学以及医学中的应用[2-6]。以前，患者要想改变他们的皮肤外观，只能通过一次性全部剥脱皮肤的激光来实现，比如波长 10 600 nm 的 CO_2 激光或波长 2940 nm 的 Er:YAG 激光。这些激光治疗后，根据皮肤剥脱的深度和所用激光的类型，创面恢复时间（激光治疗后误工时间）需要至少 1~2 周[7]。

较深层次的换肤治疗会使患者遭受更多痛苦与副作用。尽管这样做的效果可能会更好，但患者也会很快意识到这种损伤性治疗的潜在问题[8-10]。除了感染或永久性瘢痕等副作用，许多患者在接受深层 CO_2 激光换肤治疗后，面部出现了持续半年到 1 年的红斑[11]。个别患者还发生了治疗区皮肤永久性色素减退[12]。此外，患者还发现，面部新生的美丽皮肤与颈胸部严重光损伤的皮肤间存在明显反差，更易引起周围人群的关注。

面部剥脱换肤如果使用完全剥脱类激光进行治疗，产生并发症的风险很大。较暗的皮肤类型也不适合采用这种治疗。由于上述的局限性，传统深剥脱换肤技术开始变得不受欢迎。而希望在皮肤塑形与年轻化治疗中伴随较少并发症的红外非剥脱激光就发展起来了。目前，用于临床的近、中红外激光有波长 1320 nm Nd:YAG 激光、波长 1450 nm 半导体激光和 1540 nm 铒激光[13]。临床使用这些激光治疗细小皱纹和痤疮瘢痕取得了较好效果，而且在肤色较深的患者可取得同样的效果，只是需要治疗

更多次数[14]。尽管使用非剥脱激光的疗效不如传统剥脱性激光好，但是我们必须关注的是，多数患者不愿意冒严重并发症的风险去进行美容治疗，他们的工作或社会职责也不允许用较长时间来恢复病情[15]。而非剥脱点阵激光（nonablative fractional laser，NAFL）恰恰是一类在获得换肤效果的同时，副作用少、恢复时间短的治疗。非剥脱点阵激光还适用于深色皮肤患者的治疗，对身体各部位的多种皮肤问题都有成功治疗的报道。与剥脱性激光换肤治疗相比，非剥脱点阵激光的缺点是有效性较低，需要进行多次治疗[16]。利用局灶性光热效应，激光在真皮产生非连续的微细热损伤柱，称为微热损伤灶（microthermal zones，MTZ）。每个MTZ 被有限的热变性组织包绕，而这些组织又被更大面积的未被波及的健康组织包围。MTZ 的存在能通过受损的真皮 - 表皮交界输送和清除坏死的真皮组织[17]。

热损伤（凝固组织）的精准性可使创面快速愈合与恢复。免疫组化研究显示，激光治疗后 7 天，MTZ 周围Ⅲ型胶原蛋白的生成增多，3 个月后，MTZ 内损伤胶原被替代。进一步的组织学研究还发现，利用显微镜观察渗出性坏死碎片（exudative necrotic debris，MEND）作为色素再分配载体，黑色素的释放与运输机制能够被完好地调控。换言之，非剥脱点阵激光换肤能够利用 MEDN 将黑色素传递到皮肤的其他部位来改善色素分布的状态。Manstein 等[18]的早期报告显示，深肤色患者使用低、中等能量密度激光治疗产生 MTZ，很少或不发生色素变化。热损伤灶产生后，创面愈合快速，可刺激胶原蛋白沉积，改变色素的再分布

过程，这些基本组合构成了非剥脱点阵激光热损伤的标志性特征。如前所述，近红外和中红外波段（Nd:YAG 1320 nm，Nd:YAG 1340 nm，Nd:YAG 1064 nm，铒玻璃 1550 nm，半导体 1450 nm，红外光 750～1800 nm）的激光与强光都可用于非剥脱换肤治疗[19]。

这些激光能够通过激活成纤维细胞，产生新的弹性蛋白、细胞外物质和胶原蛋白以及释放血管生成因子，来改善皮肤血运，从而改变真皮结构[20-21]。正是由于这些因子所诱导的修复反应，使治疗后的皮肤呈现出紧致和更加细嫩的外观，让重塑后光洁的皮肤更具显著的临床效果（图 3.1a，b）[22-23]。治疗的副作用轻微而短暂。

与非剥脱激光和非剥脱点阵激光相关的可能并发症有持续性红斑和罕见的水疱。发生这些反应与操作错误有关，例如，同一次治疗在同一区域使用能量过高或者扫描次数过多。这样可能会发生深部组织的纤维化。口服辅助性药物可能有用[24-26]。

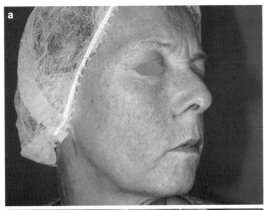
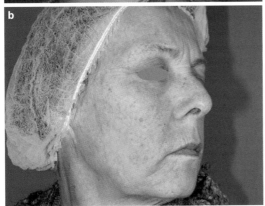

图 3.1　（a）老化的右半脸。（b）非剥脱点阵激光治疗，参数：1340 nm，12～14 J/cm²，400 点/cm²，两遍，外部冷却，6 个疗程，间隔 30 天。末次治疗后 2 个月进行评估

致　谢：感谢 Luigi Bennardo 博士、Federica Tamburi 博士和 Francesca Negosanti 博士为本章的编写和修订所作出的宝贵贡献。

参考文献

1. Goldberg DJ. Non-ablative subsurface remodelling: clinical and histologic evaluation of a 1320 nm Nd:YAG laser. J Cutan Laser Ther. 1999; 1:153–7.
2. Chiricozzi A, Saraceno R, Nisticò S, Giunta A, Cannizzaro MV, Chimenti S. Complete resolution of erythrodermic psoriasis in a HIV and HCV patient unresponsive to anti-psoriatic treatments after Highly Active Anti-Retroviral Therapy (ritonavir, atenzanavir, emtricitabine, tenofovir). Dermatology. 2012; 225(4):333–7.
3. Specchio F, Saraceno R, Chimenti S, Nisticò S. Management of non-melanoma skin cancer in solid organ transplant recipients. Int J Immunopath Pharmacol. 2014; 27(1):21–4. https://doi.org/10.1177/039463201402700104.
4. Specchio F, Carboni I, Chimenti S, Tamburi F, Nisticò S. Cutaneous manifestations in patients with chronic renal failure on hemodialysis. Int J Immunopath Pharmacol. 2014; 27(1):1–4. https://doi.org/10.1177/039463201402700101.
5. Bottoni U, Tiriolo R, Pullano S, Dastoli S, Amoruso G, Nistico S, Fiorillo A. Infrared saliva analysis of psoriatic and diabetic patients: similarities in protein components. IEEE Trans Biomed Eng. 2016; 63(2):379–84. https://doi.org/10.1109/TBME.2015.2458967.
6. Chiricozzi A, Pitocco R, Saraceno R, Giunta A, Nisticò S, Chimenti S. New topical treatments for psoriasis. Exp Op Pharmacother. 2014; 15(4):461–70.
7. Manstein D, Herron G, Sink RK, et al. Fractional photothermolysis: a new concept for cutaneous remodeling using microscopic patterns of thermal injury. Lasers Surg Med. 2004; 34:426–38. https://doi.org/10.1002/lsm.20048.
8. Cannarozzo G, Sannino M, Tamburi F, Chiricozzi A, Saraceno A, Morini C, Nisticò S. Deep pulse fractional CO₂ laser combined with a radio-frequency system: results of a case series. Photomed Laser Surg. 2014; 32(7):409–12. https://doi.org/10.1089/pho.2014.3733.
9. Filippini M, Del Duca E, Negosanti F, Bonciani D, Negosanti L, Sannino M, Cannarozzo G, Nisticò S. Fractional CO₂ laser: from skin rejuvenation to vulvo-vaginal reshaping. Photomed Laser Surg. 2017; 35(3):171–5. ISSN: 1549-5418. https://doi.org/10.1089/pho.2016.4173.
10. Mercuri SR, Brianti P, Dattola A, Bennardo L, Silvestri M, Schipani G, Nisticò SP. CO₂ laser and photodynamic therapy: study of efficacy in periocular BCC. Dermatol Ther. 2018; 31(4):e12616. https://doi.org/10.1111/dth.12616.
11. Bernstein L, Kauvar A, Grossman M, et al. The short and long term side effects of carbon dioxide laser resurfacing. Dermatol Surg. 1997; 23:519–25.
12. Helm T, Shatkin S Jr. Alabaster skin after CO₂ laser resurfacing: evidence for suppressed melanogenesis rather than just melanocytic destruction. Cutis. 2006; 77:15–7.
13. Bhatia A, Dover J, Arndt K, et al. Patient satisfaction and reported long-term therapeutic efficacy associated with 1,320 nm Nd:YAG laser treatment of acne scarring and photoaging. Dermatol Surg. 2006; 32:346–52.
14. Tanzi E, Alster T. Comparison of a 1450 nm diode laser and a

1320 nm Nd:YAG laser in the treatment of atrophic facial scars: a prospective clinical and histological study. Dermatol Surg. 2004; 30:152–7. PMID: 14756642

15. Lupton J, Williams C, Alster T. Non-ablative laser skin resurfacing using a1540 nm erbium glass laser: a clinical and histologic analysis. Dermatol Surg. 2002; 28:833–5. PMID: 12269878

16. Chan H, Lam L, Wond D, et al. Use of 1320 nm laser for wrinkle reduction and the treatment of acne scarring in Asians. Lasers Surg Med. 2004; 34:98–103. https://doi.org/10.1002/lsm.10247.

17. Hantash B, Bedi V, Sudireddy V, et al. Laser induced transepidermal elimination of dermal content by fractional photothermolysis. J Biomed Opt. 2006; 11:041115. https://doi.org/10.1117/1.2241745.

18. Laubach H, Tannous Z, Anderson R, et al. Skin responses to fractional photothermolysis. Lasers Surg Med. 2006; 38:142–9. https://doi.org/10.1002/lsm.20254.

19. Keller R, Junior WB, Valente NYS, Rodrigues CJ. Nonablative 1064 nm Nd:YAG laser for treating atrophic facial acne scars: histologic and clinical analysis. Dermatol Surg. 2007; 33:1470–6. https://doi.org/10.1111/j.1524-4725.2007.33318.x.

20. Chimento SM, Newland M, Ricotti C, Nistico S, Romanelli P. A pilot study to determine the safety and efficacy of monochromatic excimer light in the treatment of vitiligo. J Drugs Dermatol. 2008; 7(3):258–63. PMID: 18380207

21. Nisticò S, Saraceno R, Capriotti E, De Felice C, Chimenti S. Efficacy of Monochromatic Excimer Light (308nm) for the treatment of Atopic Dermatitis in adults and children.

Photomed Laser Surg. 2008; 26(1):14–8. https://doi.org/10.1089/pho.2017.2116.

22. Terrinoni A, Codispoti A, Serra V, Bruno E, Didona B, Paradisi M, Nisticò S, Campione E, Napolitano B, Diluvio L, Melino G. Connexin 26 (GJB2) mutations as a cause of the KID syndrome with hearing loss. Biochem Biophys Res Commun. 2010; 395(1):25–30. https://doi.org/10.1016/j.bbrc.2010.03.098.

23. Paolillo N, Piccirilli S, Giardina E, Rispoli V, Colica C, Nisticò S. Effects of paraquat and capsaicin on the expression of genes related to inflammatory, immune responses and cell death in immortalized human HaCat keratinocytes. Int J Immunopathol Pharmacol. 2011; 24(4):861–8. https://doi.org/10.1177/039463201102400405.

24. Nistico S, Tamburi F, Bennardo L, Dastoli S, Schipani G, Caro G, Fortuna MC, Rossi A. Treatment of telogen effluvium using a dietary supplement containing Boswellia serrata, Curcuma longa, and Vitis vinifera: results of an observational study. Dermatol Ther. 2019; 32(3):e12842. https://doi.org/10.1111/dth.12842.

25. Muscoli C, Lauro F, Dagostino C, Ilari S, Giancotti LA, Gliozzi M, Costa N, Carresi C, Musolino V, Casale F, Ventrice D, Oliverio E, Palma E, Nisticò S, Procopio A, Mollace V. Olea Europea-derived phenolic products attenuate antinociceptive morphine tolerance: an innovative strategic approach to treat cancer. Pain J Biol Reg Homeost Ag. 2014; 28(1):105–16.

26. Chrastil B, Glaich AS, Goldberg LH, Friedman PM. Second generation 1550 nm fractional photothemolysis for the treatment of acne scars. Dermatol Surg. 2008; 34:1327–32. https://doi.org/10.1111/j.1524-4725.2008.34284.x.

第 **4** 章　血管性病变的治疗激光（可见和近红外）：血管组织

近年来，出现过多种以血管为靶组织的激光，根据光源又分为不同类型（585～595 nm 染料激光、1064 nm Nd:YAG 激光、532 nm KTP 激光、810 nm 或 940 nm 半导体激光）。血红蛋白（血管组织）是这些波长激光作用的主要靶色基，其吸收的能量可造成血管结构的热损伤。

治疗时，需要根据血管的颜色、粗细、不同血管的血流特点来选择治疗激光的波长、脉宽、能量密度和光斑直径。激光并非对所有的皮肤病变都会产生治疗效果 [1-5]。这对于有效治疗单纯毛细血管畸形、面部或腿部毛细血管扩张或静脉湖、暗红色血管瘤和蜘蛛痣至关重要。之所以对此强调，是为了尽量减少不必要的风险，避免瘢痕形成。

唇黏膜的静脉治疗后，可能需要随访 7 天，以避免因愈合过程异常而导致产生瘢痕。激光治疗血管性病变时，激光的脉宽需要调节到大约毫秒量级（图 4.1），这样才能使能量被氧合血红蛋白有效吸收并沉积，进而破坏靶组织并产生具有良好控制性的热损伤 [6]。

总之，脉宽必须符合以下条件：

– 短于靶组织的 TRT，以免热扩散到周边健康组织。

– 大于 20 μs，以避免红细胞气化和炸裂，从而产生紫癜。

– 脉宽要足够长，方可选择性地、有效地加热血液，将热从管腔内部传导到血管壁。

组织 / 色基		TRT
表皮		2 ms
基底层		400 μs
黑素小体		200 μs
表皮黑色素		3～10 ms
脉管	管径 10 μm	0.048 ms
	管径 20 μm	0.19 ms
	管径 50 μm	1.2 ms
	管径 100 μm	4.8 ms
	管径 200 μm	19 ms
	管径 300 μm	42.6 ms
毛发	直径 200～300 μm	40～100 ms
文身		< 100 ns

图 4.1　激光系统处理的主要生物结构的热弛豫时间（TRT）

4.1 面部毛细血管扩张

毛细血管扩张是指先前存在的小血管（小动脉、毛细血管、小静脉）发生了永久性扩张，透过皮肤肉眼可见，病变通常呈多发性。多数情况下，毛细血管扩张涉及美学问题。因此，理想的治疗必须是在没有副作用、没有瘢痕的条件下有效去除病变。毛细血管扩张可大量出现在面部，并可能导致持续性红斑，称为"毛细血管扩张性红斑" [7]。

从临床形态学角度，毛细血管扩张可主要分为四种类型：线型、分枝型、蛛网型和丘疹型。

遇到毛细血管扩张的患者，初次面诊时的谈话特别重要，要充分了解患者的期望值，解释清楚各种治疗方法的真实效果、所需时间以及可能出现的副作用。对于毛细血管 - 静脉扩张伴有大面积红斑的复杂病例，上述的工作就更加重要。遇到这种情况，必须确定患者是希望单纯改善毛细血管扩张还是红斑，亦或两者都要治疗[8]。

4.1.1 激光治疗

4.1.1.1 1064 nm Nd:YAG 激光

该波长可用于较深、较大血管的治疗，例如鼻部的血管性病变。参数选择要根据所用激光器能量密度的输出范围（如 $50 \sim 120 \text{ J/cm}^2$）、光斑直径（如 $2.5 \sim 5 \text{ mm}$）以及重复频率和脉宽的不同来进行设定。必须配备有效的冷却装置，同时需要对患者的皮肤类型进行正确的评估（需要注意深色或已晒黑的皮肤）。这种激光不会引起紫癜，但有时会在静脉内凝血时导致皮肤出现小结痂。治疗过程中，通过使用偏振光光学系统可以更好地凸出毛细血管。正式治疗前，可以通过"测试区"来确定最小有效剂量（J/cm^2）。治疗时，光斑运动应从大血管向细小分支血管沿血流方向移动，避免光斑重叠。

治疗部位即刻变白意味着剂量过高。建议治疗后几天注意随访，以避免可能产生的瘢痕并发症。

最低有效能量密度（J/cm^2）也受脉宽（ms）的影响。这两个参数需要进行相应的调整，才能取得好的治疗效果，可看到血管壁"塌陷"（血管明显消失）或线状血肿（表明血管内血液被充分加热）。激光治疗后会立即出现红斑、水肿，在某些情况下还可发生线状血肿。对最终结果进行准确评判应在 $50 \sim 60$ 天后进行（针对大面积毛细血管扩张或较粗大的毛细血管扩张的治疗时间）[9]。

4.1.1.2 585 ~ 595 nm 脉冲染料激光

$585 \sim 595 \text{ nm}$ 染料激光治疗毛细血管扩张也非常有效[4]。缺点是治疗后产生紫癜。由于光斑大（$7 \sim 12 \text{ mm}$），这种激光是治疗弥漫性面部红斑或密集且表浅的毛细血管扩张的理想方法。使用长脉冲（$10 \sim 30 \text{ ms}$）治疗可减少术后紫癜。25% ~ 30%的患者治疗后可能会出现色素减退和一过性色素沉着。

4.1.1.3 532 nm KTP 激光

这种绿激光的脉宽在 $1 \sim 100 \text{ ms}$，对治疗面部浅表性红色毛细血管扩张非常有效。532 nm 波长激光在血红蛋白有强吸收，但其在皮肤中的穿透能力被降低了。如果激光的光斑更大，则可以治疗更深的血管性病变。该波长可能需要多次治疗才能使血管完全消失。术后无紫癜，这使得治疗更容易被患者接受。

4.2 腿部静脉

腿部的静脉循环由较大静脉连接的深层和浅表血管组成。浅静脉系统主要包括两大回流静脉：大隐静脉和小隐静脉（通常直径 $> 6 \text{ mm}$）。这些静脉与较小的血管（如网状静脉）连接，终止于附属静脉（直径为 $2 \sim 4 \text{ mm}$），与毛细血管后静脉（直径 $0.4 \sim 2 \text{ mm}$）和毛细血管丛相连。大多数毛细血管扩张的血管直径为 $0.03 \sim 0.3 \text{ mm}$。腿部静脉的处理需要配合冷却[10]。

4.2.1 激光治疗

4.2.1.1 1064 nm Nd:YAG 激光

该波长激光具有穿透深（$> 3 \text{ mm}$）、易被血红蛋白吸收的特点（图 4.2），因此可用于更深血管的治疗。市场上有多种 1064 nm 激光，输出的能量密度不同（多为 $60 \sim 140 \text{ J/cm}^2$）。其他备选参数包括光斑（例如 5 mm）、脉宽和频率。此类激光治疗需要选择"测试区"进行测试，以确定最小有效剂量。

我们建议从大血管到细小血管顺血流方向进行治疗，避免光斑重叠。正确的皮肤类型评估非常重要（必须对深色或晒黑的皮肤提高警惕）。治疗部位术后即刻可出现红斑、水肿和线状血肿（图 4.3a，b）。若要正确评估治疗效果，需在 $60 \sim 80$ 天进行（针对大量腿部静脉或大口径血管的治疗时间）。

4.2.1.2 532 nm KTP 激光

该波长激光的血红蛋白吸收率很高，但组织穿透力不强。因此，只有在较大光斑 $3 \sim 5 \text{ mm}$、

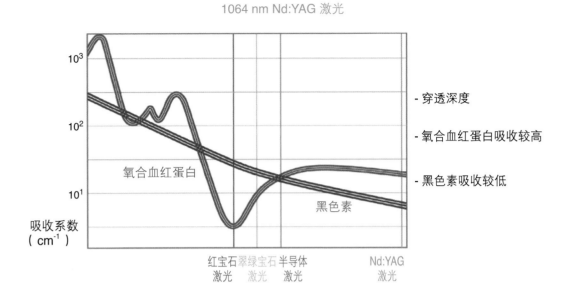

图 4.2 1064 nm Nd:YAG 激光的吸收曲线

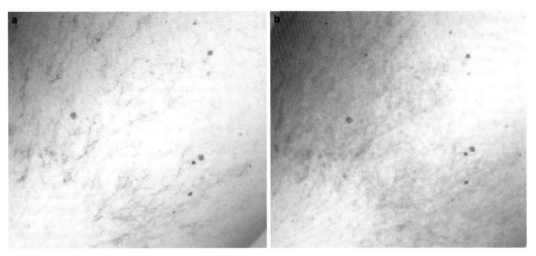

图 4.3 （a）下肢毛细血管扩张。（b）1064 nm Nd:YAG 激光治疗后即刻，出现红斑、水肿和线状血肿：能量密度 90 J/cm²，光斑直径 5 mm，双脉冲 5-15 ms，脉冲间隔 20 ms，外部冷却

脉宽 10～50 ms、能量密度 14～20 J/cm² 的情况下才可以获得最佳疗效。同时，该波长激光也很容易被黑色素吸收，所以建议将其用于白皙皮肤类型（Fitzpatrick 皮肤分型Ⅰ～Ⅱ型）的患者。

4.2.1.3 半导体激光

用于腿部静脉治疗的半导体激光是指一组波长在 800～980 nm、脉宽处于 10～100 ms 的不同激光器。较长的波长（一般为 940 nm）和脉宽可用于中等深度和一定口径的血管，而较细的血管

（0.5 mm）对使用半导体激光治疗反应偏弱。

4.2.1.4 翠绿宝石激光

翠绿宝石激光的波长为 755 nm，可用于较大口径的血管治疗。如果不与硬化剂联合使用，治疗效果不好。一般来说，由于腿部静脉治疗需要激光的能量较高，因此，冷却对减少副作用至关重要。这类激光器配备有不同类型的冷却装置，比如冷空气喷射、制冷液喷雾等，并且可通过设备固有软件，根据病变的颜色、面积、大小和患者

皮肤类型来确定最佳输出参数。总的原则是：始终把肤色评估、了解治疗终点、使用最低有效治疗剂量作为最重要的要求。激光对腿部毛细血管扩张的治疗效果不如对面部毛细血管扩张的治疗效果显著。我们建议这类激光只用于那些硬化治疗或血管显微手术后的残余静脉。激光无创治疗的理想目标是没有静脉高压的单只静脉或不能插管治疗的微毛细血管扩张。通常需要选择适当的仪器（如超声多普勒）进行血流动力学评估，以明确单纯的激光治疗是否能够获得满意疗效。否则，激光只能作为上述硬化疗法和血管显微外科技术的附加手段。一些对血管组织治疗有效的激光（如585～595 nm染料激光、1064 nm Nd:YAG激光）也可用于治疗非血管性病变（如病毒性病变、充血期增生性瘢痕、瘢痕疙瘩、传染性软疣等）。在充血期增生性瘢痕和瘢痕疙瘩的治疗中，联合使用普通或点阵CO_2激光是可行的[11-13]。表皮冷却（如前所述，可以通过各种方式来实施）不仅能提高治疗安全性，还可减轻疼痛。通常情况下，表面麻醉不能用于血管性病变的治疗。下肢静脉位置深浅不一，需要选用不同的光斑直径。此外，针对腿部静脉还有使用其他类型激光进行治疗的研究报道[14-15]。

4.3 脉管疾病

　　脉管疾病是一组表现比较复杂的病变，其特点是脉管的结构和功能都发生了变化[6-7]。脉管疾病累及的可以是血管，也可以是淋巴管，可以包括任何部位、深度、粗细与大小。该病好发于儿童或青少年，具有毁损性的病理特点，可造成严重功能障碍，对患者形态美学及心理都会产生影响，因此是具有很大社会关联性的疾病。脉管疾病的分类存在争议，由于病理标本的差异性，这种争论可能会一直持续下去。既往医学术语的不准确也为争论增加了混乱的因素。

　　2014年，国际脉管疾病研究学会（International Society for the Study of Vascular Anomalies，ISSVA）采用了更新、更综合、更详细的分类方法（图4.4）。根据肿瘤侵袭的程度，血管肿瘤分为三组。脉管畸形分为单纯性或混合性，并做了详细列表。其中包括知名血管畸形。

脉管疾病

血管肿瘤
- 良性
- 局部侵袭性或交界性
- 恶性

单纯性脉管畸形
- 毛细血管畸形
- 淋巴管畸形
- 静脉畸形
- 动静脉畸形
- 动静脉瘘

混合性脉管畸形
- 毛细血管 - 静脉畸形
- 毛细血管 - 淋巴管畸形
- 淋巴管 - 静脉畸形
- 毛细血管 - 动静脉畸形
- 毛细血管 - 淋巴管 - 动静脉畸形
- 其他混合性畸形
- 知名血管畸形
- 脉管畸形合并其他先天性病变

图4.4　皮肤脉管疾病分类

4.4 单纯性脉管畸形

4.4.1 毛细血管畸形的激光治疗

　　毛细血管畸形（capillary malformations，CM）的命名相当混乱。曾广泛使用的"平滑血管瘤"是造成歧义的根源，不应该再使用。毛细血管畸形主要有两种形式：

- 先天性内侧毛细血管斑痣：又称新生儿鲜红斑痣、单纯性痣、"鲑鱼斑"或"褪色毛细血管色斑"。该病高加索人常见，在玻片压诊下，临床表现为出生即存在的粉红色斑，可能与毛细血管扩张有关，特点是大多数病变在出生后第一年逐渐自行消退。其好发于身体中线部位，如颈部和枕部（别名"鹳啄"）（发病于该区域时往往会持续到成年）、额部、眉间和上眼睑（别名"Unna痣""天使之吻"）。少见的部位位于骶骨区域（"蝴蝶纹"），而此病变既可以是位于中线的单一病灶，也可以与随机分布于背部的其他斑点样病变同时存在。

- 先天性外侧毛细血管斑痣：又称葡萄酒样痣（port-wine stain，PWS）、鲜红斑痣。病变在患儿出生时即可存在，表现为粉红色斑块，大小不等，边界清晰，受压消失。斑痣可出现在身体任何部位，特别是面部，通常呈"拼花样"，根据胚胎血管化的节段区域呈同构体状分布。因此，斑痣可单发或多发，单侧或双侧，可以延伸到黏膜表面。

毛细血管畸形长在头上部，可以是 Sturge-Weber 综合征的体征，该综合征可累及软脑膜和眼部。毛细血管畸形是最常见的脉管畸形。不包括先天性内侧毛细血管斑痣，一般人群毛细血管畸形的发病率约 0.3%，无性别差异，全身均有发病，但多位于头端（57% 位于中心区），85% 是单侧，定位局限。毛细血管畸形的体征明显，表现为血管性斑块，受压消退，颜色从粉红色到紫红色都有。受累的皮肤未见温度升高。毛细血管畸形在病变早期与婴幼儿血管瘤很难鉴别，但因毛细血管畸形通常比较稳定，而婴幼儿血管瘤生长迅速，通过简单渐进性观察，即可将两种病区分开来。毛细血管畸形的诊断基本上是靠临床，医生做特殊检查前，一定要做好详细的病史收集和全面的体格检查[16]。必须采用仪器来区分单纯毛细血管型血管瘤和混合的毛细血管 - 静脉型血管瘤，主要是为了在毛细血管 - 静脉型血管瘤中排除存在先天性动静脉瘘的可能。

激光对血管性病变的"选择性"为这些疾病的治疗带来了效果保障。脉冲染料激光无疑是治疗 PWS 最有效和患者耐受性最好的方法，它可在保证良好治疗效果的同时，将产生瘢痕和色素脱失的风险降至最低。传统的 585 nm 脉冲染料激光脉宽为 450 μs，后来使用的 595 nm 脉冲染料激光脉宽延长到 40 ms。在治疗过程中和治疗后即刻，可形成与光斑同样大小的局灶性紫癜。这些斑点聚集在一起，使整个治疗区呈紫罗兰色（图 4.5），在 7 ~ 10 天内由粉红色逐步转为正常。治疗时，冷却装置（通常集成到设备上）非常重要，目的是将热损伤限制在靶组织，而将扩散到邻近健康组织的热量降至最低。使用冷却不应局限于 PWS 的治疗，需推广应用到所有皮肤血管性病变。该系统可减少患者疼痛，保证医生使用足够高的能量，减少治疗部位的表面热积聚，在确保安全、有效治疗的情况下使副作用发生率降到最低。新一代染料激光为了优化血管靶吸收（＞585 nm）与穿透深度（＞600 nm）的比值，选择了 595 nm 的波长。良好的

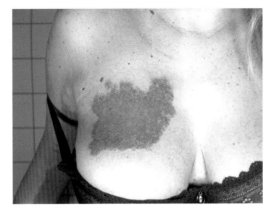

图 4.5　胸部单纯性毛细血管畸形：595 nm 染料激光治疗后即刻的紫癜改变，能量密度 7 J/cm^2，光斑直径 12 mm，脉宽 0.5 ms，外部冷却

吸收性与穿透性保证了该波长激光对不同深度病变的治疗效果，而 5 mm、7 mm、10 mm 以及 12 mm 的光斑直径可以使医生用更少的脉冲数量治疗较大面积的病变。可以选择不同激光器和操作参数来进行治疗。

可用于预测患者治疗反应的指征包括：患者年龄、解剖部位、肤色类型、病变颜色、病变深度、病变的临床组织学特征和血流异常情况。

目前，得益于对血管与激光相互作用的了解和技术进步，医生可以组织制订个体化治疗方案。染料激光对血管性病变特别是 PWS 的治疗安全、有效[17]。最近，已研制出一种双脉冲序贯发射的染料 -Nd:YAG 激光，两个波长不同的脉冲（分别为 595 nm 和 1064 nm）衔接发射，使氧合血红蛋白初步转化为高铁血红蛋白，并使后续发射的 Nd:YAG 激光的穿透力获得增强。这种序贯发射的激光可用于治疗肥厚性毛细血管畸形或对染料激光抵抗的病变。即使这样，也只有一小部分毛细血管畸形可做到完全清除。大多数病例在每次治疗后，颜色都会显著变浅。治疗效果与病变部位的皮肤颜色、毛细血管深度和粗细有关，有多种方法可帮助预判治疗的结果。研究也表明，真皮越厚、神经支配越少、毛细血管密度越大、同种血管的平均口径越粗，均提示该部位皮肤对激光反应越差。另外，遗传因素也有一定影响[18-19]。

单纯毛细血管畸形的治疗首选那些易于被血管组织吸收的波长激光，尤其是面部。治疗应该从儿童早期开始。对于复杂血管瘤如儿童血管瘤，可能需要激光与其他方法联合治疗。

激光治疗血管性病变的可能并发症包括肤色异常（见图 26.5）和瘢痕（见图 26.6）。应用 1064 nm Nd:YAG 激光治疗面部毛细血管扩张也存在相应的风险（尤其是在鼻和面颊部，皮脂腺可与扩张毛细血管竞争吸收该波长的能量）。对于腿部毛细血管扩张，治疗前正确评估皮肤类型非常重要，这样才能避免产生色素沉着或水疱 - 大疱性反应（可能导致萎缩性瘢痕）。医生追求高能量治疗与术中缺少冷却辅助同样可导致这些并发症。营养膳食对减少这些并发症可能有帮助[20-21]。

595 nm 染料激光治疗 PWS 后的紫癜和水疱样反应是正常、可逆的。但这样的反应在深肤色患者存在诱发色素沉着或色素减退的风险。

致谢：感谢 Luigi Bennardo 博士和 Federica Tamburi 博士为本章的编写和修订所作出的宝贵贡献。

参考文献

1. Chiricozzi A, Saraceno R, Nisticò S, Giunta A, Cannizzaro MV, Chimenti S. Complete resolution of erythrodermic psoriasis in a HIV and HCV patient unresponsive to anti-psoriatic treatments after Highly Active Anti-Retroviral Therapy (ritonavir, atenzanavir, emtricitabine, tenofovir). Dermatology. 2012; 225(4): 333–7.

2. Specchio F, Saraceno R, Chimenti S, Nisticò S. Management of non-melanoma skin cancer in solid organ transplant recipients. Int J Immunopathol Pharmacol. 2014; 27(1): 21–4. https://doi.org/10.1177/039463201402700104.

3. Specchio F, Carboni I, Chimenti S, Tamburi F, Nisticò S. Cutaneous manifestations in patients with chronic renal failure on hemodialysis. Int J Immunopathol Pharmacol. 2014; 27(1): 1–4. https://doi.org/10.1177/039463201402700101.

4. Bottoni U, Tiriolo R, Pullano S, Dastoli S, Amoruso G, Nistico S, Fiorillo A. Infrared saliva analysis of psoriatic and diabetic patients: similarities in protein components. IEEE Trans Biomed Eng. 2016; 63(2): 379–84. https://doi.org/10.1109/TBME.2015.2458967.

5. Chiricozzi A, Pitocco R, Saraceno R, Giunta A, Nisticò S, Chimenti S. New topical treatments for psoriasis. Exp Op Pharmacother. 2014; 15(4): 461–70.

6. Campolmi P, Bonan P, Cannarozzo G. Laser e sorgenti luminose in dermatologia. Masson-Elsevier: Milano; 2003.

7. Bencini PL. The multilayer technique: a new and fast approach for flashlamp-pumped pulsed (FLPP) dye laser treatment of port-wine stains (preliminary reports). Dermatol Surg. 1999; 25: 786–9.

8. Karsai S, Roos S, Hammes S, Raulin C. Pulsed dye laser: what's new in non-vascular lesions? J Eur Acad Dermatol Venereol. 2007; 21: 877–90. https://doi.org/10.1111/j.1468-3083.2007.02297.x.

9. Bruscino N, Bonan P, Cannarozzo G, et al. Laser use in infantile hemangiomas, when and how. Dermatol Ther. 2012; 25(4): 314–21.

10. Campolmi P, Bonan P, Cannarozzo G, et al. Importance of laser treatment in vascular malformations in the child. G Ital Dermatol Venereol. 2011; 146: 1–2.

11. Cannarozzo G, Sannino M, Tamburi F, Chiricozzi A, Saraceno A, Morini C, Nisticò S. Deep pulse frac-tional CO2 laser combined with a radio-frequency system: results of a case series. Photomed Laser Surg. 2014; 32(7):409–12. https://doi.org/10.1089/pho.2014.3733.

12. Filippini M, Del Duca E, Negosanti F, Bonciani D, Negosanti L, Sannino M, Cannarozzo G, Nisticò S. Fractional CO2 laser: from skin rejuvenation to vulvo-vaginal reshaping. Photomed Laser Surg. 2017; 35(3): 171–5. ISSN: 1549-5418. https://doi.org/10.1089/pho.2016.4173.

13. Mercuri SR, Brianti P, Dattola A, Bennardo L, Silvestri M, Schipani G, Nisticò SP. CO2 laser and photodynamic therapy: study of efficacy in periocular BCC. Dermatol Ther. 2018; 31(4): e12616. https://doi.org/10.1111/dth.12616.

14. Chimento SM, Newland M, Ricotti C, Nistico S, Romanelli P. A pilot study to determine the safety and efficacy of monochromatic excimer light in the treatment of vitiligo. J Drugs Dermatol. 2008; 7(3): 258–63. PMID: 18380207

15. Nisticò S, Saraceno R, Capriotti E, De Felice C, Chimenti S. Efficacy of Monochromatic Excimer Light (308nm) for the treatment of Atopic Dermatitis in adults and children. Photomed Laser Surg. 2008; 26(1): 14–8. https://doi.org/10.1089/pho.2017.2116.

16. Conti R, Bruscino N, Campolmi P, Cannarozzo G, Moretti S. Jessner-Kanof disease: two effective and sure therapeutic options. Dermatol Ther. 2013; 26: 373–6.

17. Bassi A, Bonan P, Cannarozzo G, et al. New successful treatment of genital AIDS-related Kaposi's sarcoma resistant to systemic therapy with 595 nm pulsed dye laser. G Ital Dermatol Venereol. 2011; 146: 507–8. PMID: 22095186

18. Terrinoni A, Codispoti A, Serra V, Bruno E, Didona B, Paradisi M, Nisticò S, Campione E, Napolitano B, Diluvio L, Melino G. Connexin 26 (GJB2) mutations as a cause of the KID syndrome with hearing loss. Biochem Biophys Res Commun. 2010; 395(1): 25–30. https://doi.org/10.1016/j.bbrc.2010.03.098.

19. Paolillo N, Piccirilli S, Giardina E, Rispoli V, Colica C, Nisticò S. Effects of paraquat and capsaicin on the expression of genes related to inflammatory, immune responses and cell death in immortalized human HaCat keratinocytes. Int J Immunopathol Pharmacol. 2011; 24(4): 861–8. https://doi.org/10.1177/039463201102400405.

20. Nistico S, Tamburi F, Bennardo L, Dastoli S, Schipani G, Caro G, Fortuna MC, Rossi A. Treatment of telogen effluvium using a dietary supplement containing Boswellia serrata, Curcuma longa, and Vitis vinifera: results of an observational study. Dermatol Ther. 2019; 32(3): e12842. https://doi.org/10.1111/dth.12842.

21. Muscoli C, Lauro F, Dagostino C, Ilari S, Giancotti LA, Gliozzi M, Costa N, Carresi C, Musolino V, Casale F, Ventrice D, Oliverio E, Palma E, Nisticò S, Procopio A, Mollace V. Olea Europea-derived phenolic products attenuate antinociceptive morphine tolerance: an innovative strategic approach to treat cancer. Pain J Biol Reg Homeost Ag. 2014; 28(1): 105–16.

第**5**章　良性色素性病变与文身的治疗激光（可见和近红外）：色素组织

色素性病变的治疗非常复杂，可治疗色素性病变的激光也有多种。对激光作用产生反应的黑色素是在皮肤黑素细胞内合成的，通常储存在细胞内的黑素小体中。目前，社会上对良性色素性病变（棕褐色斑点）的治疗需求很大。理想的治疗方法是消除病变，又不遗留瘢痕或永久性色素减退。前文介绍过的激光手术仍然是去除某些色素性病变的选择之一[1-3]。遗传因素可能与色素性病变的发病有关[4-5]。

最近，具有选择性吸收能力的波长与最佳脉宽的激光已经面世。这类激光能将热损伤只局限于引起皮肤色斑的色素团，还兼具愈合快、美容效果好的特点。色素沉着的主要色基是位于黑素小体内的黑色素和含铁血黄素。这些靶组织因体积小，它们的热弛豫时间（TRT）很短，通常为纳秒，因此能够有效治疗这些色素增加性病变的激光是 Q 开关激光，发出的激光脉宽短（纳秒或皮秒），峰值功率可达兆瓦或千兆瓦。最常用的激光波长有 532 nm（倍频 Nd:YAG 激光）、694 nm（红宝石激光）、755 nm（翠绿宝石激光）和 1064 nm（Nd:YAG 激光）。它们配备有不同光斑大小的普通或点阵治疗手具，点阵手具可使用更低的能量密度进行治疗。这类激光可通过传统的热效应和具有快速热膨胀能力导致的光机械效应（变成颜色碎片）来联合作用，实现对黑素小体的选择性破坏。

对 Q 开关激光反应最好的病种包括晒斑、咖啡斑、雀斑，以及痣如斑痣（spilus nevus）、贝克尔痣和太田痣。波长的选择主要由色基的吸收率决定，也会根据色基的表面特征或多或少地作出调整。使用激光治疗前，必须明确诊断，确定病变

的性质属于良性。对可疑病例，最好的方法是进行皮肤镜检查，必要时采用组织学检查验证病变的性质[6]。

治疗后的皮肤反应一般会在 7～8 天内缓解。治疗部位在颜色和质地上可呈现渐进性变化（变白、变紫、剥落）。颜色完全恢复正常可能需要几周时间（取决于每位患者的肤色类型）。

去除色斑通常只用一次治疗，但某些情况下（数量多和色泽深），需要以 40～50 天的间隔多次治疗。采用 Q 开关激光治疗手背或四肢色素性病变的恢复期可能比面部更长。对于良性色素性病变，短脉冲激光（Q 开关）能够与含有外源性色素的真皮组织产生作用，因此是治疗文身的最佳方法。

本世纪初，美国有调查显示，美国人口的 5%～6% 有文身，其中在青少年约占人口的 13%，16～35 岁占人口的 19%～35%，36～50 岁占人口的 11%～28%，50 岁以上约占人口的 6%。带有专业文身的平均年龄是 18 岁，业余文身的平均年龄是 14 岁。然而，如果文身在青春期是为了寻求自我身份认同还讲得通，但到了 40 岁，这种选择就会变得无关紧要或显得愚蠢至极，50% 或更多的受访者后悔自己有文身。事实上，在全部文身的原因中，最主要的一个是寻求个人身份认同。第一次文身时最常用的借口是尝试新鲜事物的欲望和社会压力的影响，但事实上，多是在皮肤这样一块"画布"上描绘自己的个性主张、性、归属感、挫折感、男子气概、愤怒和无聊。随着时间的推移，文身的风格也在发生变化，从黑点到"抽象画"，再到真正的绘画；颜色上也不再只是黑色，而是五彩

斑斓。随着男性文身人数的增多，要求去除文身的男性群体也越来越大，约有 30% 的文身患者会找从事激光治疗的医生就诊。如果以往去除文身的原因是患者"后悔"，想抹去那个不愉快的名字或记忆，或厌倦了年轻时的错误，那么现在多是因为工作需要必须将位于过于显眼部位的文身去除，或者希望修改或删除旧的图案而绘成新的。去除文身的原因不仅包括反悔和对更新身份的认同，还可能会受到外部社会压力的引导。一般来说，社会并不接受文身，即使现在的接受程度比过去有了很大改观，但文身的人仍会被认为是不合群、好斗、不成熟或不接受规则的个体。此外，文身会成为就业、社会地位或加入宗教团体的重大障碍。

文身可有不同类型：有由专家实施的装饰性单色或多色的专业文身；有业余的文身；有因接受放疗或外伤部位植入沥青、泥沙颗粒造成的外伤性文身；还有用永久性或半永久性化妆品做成的化妆品性文身。因文身色素导致的不良反应时有发生，而且仍在增多。临时性文身如天然指甲花，很少会引起过敏，而那些基于对苯二胺或其衍生物的文身则较易诱发过敏反应，从而导致皮肤色素脱失/沉着。与文身相关的可能并发症包括：病理性瘢痕（包括瘢痕疙瘩）和感染（结核、艾滋病、肝炎、麻风病、非典型分枝杆菌、疣、传染性软疣、接合菌病）。永久性文身会引起皮肤炎症反应（过敏性接触性皮炎和光诱导类苔藓反应、肉芽肿反应、假性淋巴瘤反应或假上皮瘤样增生、Koebner 现象伴湿疹、银屑病、苔藓、硬皮病等）。

此外，尽管文身与肿瘤（黑色素瘤、基底细胞瘤、脊髓瘤、角化棘皮瘤、隆突性皮肤纤维肉瘤）的相关性很小，但也要进行甄别。如果人体对色素有不良反应，首先要做出正确的评估，诊断手段包括活检、感染培养检测、斑贴试验等。然后再实施治疗方案，也就是才可以有效使用激光。

医生会见到各种文身颜色，不只局限于黑色和红色，而是真正的广泛多样的颜色。美国 FDA 将文身墨水定义为"颜色添加剂"。由于缺乏油墨制造商必须向买方提供精确成分的相关规定，因此文身师、患者和激光治疗医生可能都不知道特定文身染料的具体成分，这就使去除文身变得更加困难。无论是业余文身还是专业文身，色料分布的深度与密度都是不同的。业余文身的面积大小、形状、色料种类和位置存在更大的变数。人们经

常会观察到随着时间的推移，文身变得更不透明、泛蓝或不清晰。通过对陈旧文身进行活检显示，原因可能是墨水颗粒迁移到了真皮深部。文身中最常用的颜色是黑色、蓝色、绿色和红色。

目前，唯一能成功用于去除文身的激光设备是 Q 开关激光器，这类设备可辐射出非常高的功率和极短脉冲（脉宽为纳秒或皮秒量级）的激光。这些激光同样遵循选择性光热效应理论，文身颜料（靶色基）可因特定波长激光作用而崩裂。色素的受热时间很短（小于其 TRT）；产生的热量只局限在靶目标内，对周边组织没有影响。选择激光波长时必须准确了解这些颜料对不同波长光的吸收能力与特点。可用于去除文身的 Q 开关激光有红宝石、Nd:YAG（532/1064 nm）、紫翠宝石（755 nm），以及 585 nm 和 650 nm 的染料激光。Q 开关激光之间很难直接进行比较，因为不同的治疗参数包括光斑大小和剂量，很难进行标准化处理，也就无法进行结论性的评估[7]。

事实上，在能量密度的使用上，纳秒和皮秒激光的差别很大。皮秒激光因脉宽更窄（皮秒是千分之一纳秒），所用能量密度会更低。但是，即使皮秒激光使用较低能量时，也会辐射出更高峰值功率的脉冲，这对选择性粉碎外源性色素非常有意义。现在的激光就是依靠加热过程来破坏文身的。皮秒技术结合了两种方法，一个是光热转化过程，激光脉宽短于色基的 TRT，可通过最佳的安全性和有效性实现选择性光热效应；另一个是基于激光脉宽短于声传导时间而获得效果，窄脉宽诱导了光机械作用过程，当激光能量密度和脉宽能满足光 - 机械指数条件 PMi > 1 时，就可获得临床效果。即使破碎非常细小颗粒的最佳脉宽较窄，450/370 ps 也足以将颗粒从 40 nm 完全粉碎成非常小的颗粒，而这个规格的颗粒正好是黑色油墨中色素颗粒的平均大小。用纳秒激光粉碎 40 nm 颗粒还需增加 10 倍以上的剂量，这显然是不适用的，纳秒激光只能用于墨水团。还有文献报道，皮秒脉冲对皮肤文身产生的光化学效应会使文身变得更加透明。文身的激光治疗通常需要多次，间隔时间为 60 ~ 90 天不等。

通过查阅适当的表格（Kirby-Desai 量表，图 5.1），就能对消除文身的各种可能预后进行评估（可能的结果、治疗时间和大致的治疗次数）。去除文身（以及去除内源性色素沉着中的太田痣）的最

Kirby-Desai 文身治疗难度评分

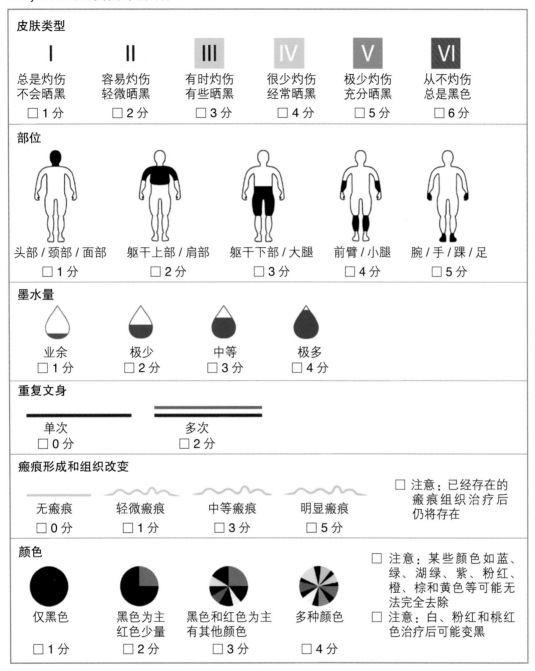

图 5.1　由 William T.Kirby、Alpesh Desai、Ian Kirby、Dr. Tattoff，Inc. 和出版商提供

终评估必须在最后一次治疗的几个月后进行。临床评估除了认真收集资料，排除结节、丘疹或水疱等情况外，收集文身师使用的材料，以及在文身过程中出现瘙痒、疼痛等信息也很重要。为了减轻治疗期间的疼痛，可以使用外部冷却（冷风）或表面麻醉。治疗部位的不良症状一般在 10 ~ 15 天恢复正常。应格外注意胫前和踝关节部位的治疗，

因为 Q 开关激光可能会破坏此处非常敏感的组织，使恢复时间延长 [8]。

如果前期进行了正确的诊断性评估，那么采用合适的激光（Q 开关纳米或皮秒激光）治疗色素性病变就不至于引起严重的并发症。如果治疗区同时伴有其他皮肤疾病，则出现并发症的可能性会增加 [9-13]。如果治疗采用剂量条件过高，治疗后就

会出现持续性红斑。如果在阳光紫外线指数较高且未充分防晒的情况下进行治疗，则可能会发生继发性色素沉着。肤色越深，越容易出现肤色异常，可使用正确防晒措施和美容治疗进行管理[14-15]。

与去除文身相关的并发症包括肤色异常、萎缩性瘢痕（见图 26.7）或瘢痕疙瘩（见图 26.8）。这些副作用通常与波长选择不当或治疗过度有关（每 20/30 天治疗一次，而不是推荐的每 90/100 天）。Q 开关激光治疗分布在足踝、手背和手腕的病变时可能会导致大疱性病变，需要正确处理。皮肤中的墨水颗粒还可导致皮肤病的发生，如假性淋巴瘤（见图 26.9）、假上皮瘤样增生、过敏反应和异物反应。鉴于此，建议在开始激光治疗前正确评估文身（是否存在结节、红肿和渗出）。口服辅助性药物可能有助于预防这些副作用[16-17]。

致谢：感谢 Ester Del Duca 博士、Francesca Negosanti 博士和 Giuseppe Lodi 博士为本章的编写和修订所作出的宝贵贡献。

参考文献

1. Cannarozzo G, Sannino M, Tamburi F, Chiricozzi A, Saraceno A, Morini C, Nisticò S. Deep pulse fractional CO_2 laser combined with a radio-frequency system: results of a case series. Photomed Laser Surg. 2014; 32(7):409–12. https://doi.org/10.1089/pho.2014.3733.

2. Filippini M, Del Duca E, Negosanti F, Bonciani D, Negosanti L, Sannino M, Cannarozzo G, Nisticò S. Fractional CO_2 laser: from skin rejuvenation to vulvo-vaginal reshaping. Photomed Laser Surg. 2017; 35(3):171–5. ISSN: 1549-5418. https://doi.org/10.1089/pho.2016.4173.

3. Mercuri SR, Brianti P, Dattola A, Bennardo L, Silvestri M, Schipani G, Nisticò SP. CO_2 laser and photodynamic therapy: study of efficacy in periocular BCC. Dermatol Ther. 2018; 31(4):e12616. https://doi.org/10.1111/dth.12616.

4. Terrinoni A, Codispoti A, Serra V, Bruno E, Didona B, Paradisi M, Nisticò S, Campione E, Napolitano B, Diluvio L, Melino G. Connexin 26 (GJB2) mutations as a cause of the KID syndrome with hearing loss. Biochem Biophys Res Commun. 2010; 395(1):25–30. https://doi.org/10.1016/j.bbrc.2010.03.098.

5. Paolillo N, Piccirilli S, Giardina E, Rispoli V, Colica C, Nisticò S. Effects of paraquat and capsaicin on the expression of genes related to inflammatory, immune responses and cell death in immortalized human HaCat keratinocytes. Int J Immunopathol Pharmacol. 2011; 24(4):861–8. https://doi.org/10.1177/039463201102400405.

6. Goldman MP, Fitzpatrick RE. Cutaneous laser surgery: the art and science of selective photothermolysis. St Louis, MO: Mosby; 1999.

7. Campolmi P, Bonan P, Cannarozzo G. Laser e sorgenti luminose in dermatologia. Masson-Elsevier: Milano; 2003.

8. Choudhary S, Elsaie ML, Leiva A, Nouri K. Lasers for tattoo removal: a review. Lasers Med Sci. 2010; 25:619–27. https://doi.org/10.1007/s10103-010-0800-2.

9. Chiricozzi A, Saraceno R, Nisticò S, Giunta A, Cannizzaro MV, Chimenti S. Complete resolution of erythrodermic psoriasis in a HIV and HCV patient unresponsive to anti-psoriatic treatments after Highly Active Anti-Retroviral Therapy (ritonavir, atenzanavir, emtricitabine, tenofovir). Dermatology. 2012; 225(4):333–7.

10. Specchio F, Saraceno R, Chimenti S, Nisticò S. Management of non-melanoma skin cancer in solid organ transplant recipients. Int J Immunopath Pharmacol. 2014; 27(1):21–4. https://doi.org/10.1177/039463201402700104.

11. Specchio F, Carboni I, Chimenti S, Tamburi F, Nisticò S. Cutaneous manifestations in patients with chronic renal failure on hemodialysis. Int J Immunopath Pharmacol. 2014; 27(1):1–4. https://doi.org/10.1177/039463201402700101.

12. Bottoni U, Tiriolo R, Pullano S, Dastoli S, Amoruso G, Nistico S, Fiorillo A. Infrared saliva analysis of psoriatic and diabetic patients: similarities in protein components. IEEE Trans Biomed Eng. 2016; 63(2):379–84. https://doi.org/10.1109/TBME.2015.2458967.

13. Chiricozzi A, Pitocco R, Saraceno R, Giunta A, Nisticò S, Chimenti S. New topical treatments for psoriasis. Exp Op Pharmacother. 2014; 15(4):461–70.

14. Chimento SM, Newland M, Ricotti C, Nistico S, Romanelli P. A pilot study to determine the safety and efficacy of monochromatic excimer light in the treatment of vitiligo. J Drugs Dermatol. 2008; 7(3):258–63. PMID: 18380207

15. Nisticò S, Saraceno R, Capriotti E, De Felice C, Chimenti S. Efficacy of Monochromatic Excimer Light (308nm) for the treatment of Atopic Dermatitis in adults and children. Photomed Laser Surg. 2008; 26(1):14–8. https://doi.org/10.1089/pho.2017.2116.

16. Nistico S, Tamburi F, Bennardo L, Dastoli S, Schipani G, Caro G, Fortuna MC, Rossi A. Treatment of telogen effluvium using a dietary supplement containing Boswellia serrata, Curcuma longa, and Vitis vinifera: results of an observational study. Dermatol Ther. 2019; 32(3):e12842. https://doi.org/10.1111/dth.12842.

17. Muscoli C, Lauro F, Dagostino C, Ilari S, Giancotti LA, Gliozzi M, Costa N, Carresi C, Musolino V, Casale F, Ventrice D, Oliverio E, Palma E, Nisticò S, Procopio A, Mollace V. Olea Europea-derived phenolic products attenuate antinociceptive morphine tolerance: an innovative strategic approach to treat cancer pain. J Biol Reg Homeost Ag. 2014; 28(1):105–16.

第6章 脱毛激光（可见和近红外）

去除身体上多余的毛发是美容皮肤科需求量最大的项目之一，可以使用激光和其他光源进行治疗。毛发的颜色是由毛干中所含色素的多少决定的。黑素细胞可以产生两种色素：一种是棕黑色的真黑素，另一种是红色的褐黑素。可以用 1064 nm Nd:YAG、755 nm 翠绿宝石、810 mn 半导体和 694 nm 红宝石激光来进行脱毛治疗[1]。脱毛的靶色基是真黑素，它集中在毛发的毛干、毛囊、毛乳头和"隆突"部。

正确的激光脱毛必须考虑毛发的解剖和生物学特性。事实上，毛发的直径和深度是不同的。毛发的深度与解剖部位有关，也与毛发的生物周期有关，处于休止期的毛发比生长期的毛发位置更浅[2]。

遗传在毛发发育中起着重要作用[3-4]。在生长期，由于作为靶色基的黑色素表达充分，此时是进行治疗的最佳时机。此外，毛发生长的速度在身体不同部位也不相同。在选择、设计对身体不同部位进行脱毛的治疗方法时，包括治疗次数和治疗间隔，上述所有因素都应考虑（图 6.1，表 6.1～6.3）[5]。对皮肤及其附属物的准确评估至关重要：皮肤类型、毛发的颜色与粗细决定了对每位患者治疗用激光最佳波长的选择。晒黑的患者不能接受治疗，原因是极易发生色素沉着。激光脱毛会涉及男性剃须部位，可使用冷却来减轻疼痛和降低皮肤损伤的风险。医生需要正确选择与患者皮肤类型和治疗部位相适应的激光操作参数。操作流程包括治疗部位剃毛，使用有效的冷却系统来减少疼痛和意外损伤的风险，并根据肤色类型和解剖部位选择操作参数。

治疗终点为毛囊周围出现充血和肿胀。治疗

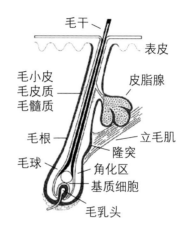

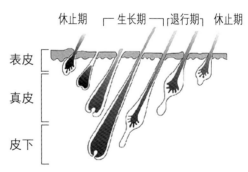

图 6.1 毛发周期分为三期。①生长期：毛囊生成新的毛发，毛囊沉入真皮并变得非常活跃（角蛋白和黑色素的合成）。②退行期：这是一个回归阶段。总体生长停止。毛球与毛乳头分离，并与由外上皮鞘形成的心形上皮相连。③休止期：在这个阶段，无毛发生成

后，要做皮肤冷敷和压迫，以减少红斑和水肿；然后外用消炎药膏和润肤剂，告知患者至少 2 天内不得用力擦搓治疗部位，严格防晒。并发症通常包括一过性色素沉着、永久性的色素减退（所用

表 6.1　不同部位毛发的周期、密度及深度

部位	休止期比例（%）	生长期比例（%）	休止期时间	生长期时间	毛囊密度（1/cm²）	毛囊深度（mm）
头皮	13	85	3～4个月	2～6年	350	3～5
下颌/颏	30	70	10个月	1年	500	2～4
上唇	35	65	6周	16周	500	1～2.5
腋窝	35	30	3个月	4个月	65	3.5～4.5
躯干	//	//	//	//	70	2～4.5
会阴	70	30	12周	4个月	70	3.5～5
上肢	80	20	18周	13周	80	2～4.5
下肢	80	20	24周	16周	60	2.5～4
乳房	70	30	//	//	65	3～4.5

表 6.2　毛发生长速度

头皮	0.3～0.5	mm/d
颏部	0.27～0.42	mm/d
胸部	0.40	mm/d
下肢	0.23	mm/d
腋窝	0.30～0.42	mm/d

表 6.3　激光脱毛的推荐方案

部位	治疗次数	治疗间隔
面部	6～7	4～6周
比基尼线	5～8	4～6周
上肢	5～8	4～6周
背部	6～9	4～8周
下肢	6～9	6～8周

波长受到表皮黑色素的干扰）和水疱（使用功率过高，以及在较深肤色皮肤的治疗中更容易出现）[6]。治疗后引起瘢痕样改变比较少见，通常是由于治疗参数设置错误所致。治疗间隔时间多为4～8周，因治疗部位有所不同（表6.3）。最新治疗方法是使用一种能输出低剂量、多脉冲的移动激光手具。这种方法具有快速、有效、痛苦程度低的特点，特别适合较大身体区域（躯干、腿）的治疗。治疗终点仍旧是出现毛囊周围红斑和轻度水肿[7]。

激光脱毛最常见的副作用是色素减退，尤其多见于深色或晒黑的皮肤。口服辅助用药[8-9]或特异性治疗[10-11]可能有助于避免这种副作用。红斑-水疱反应的发生原因与所用激光剂量过高或频率错误以及治疗中未用冷却有关，进一步发展可能会导致肤色异常（见图26.10）、色素沉着以及伴有浅表组织缺失的萎缩性瘢痕。这种情况可以考虑使用剥脱性 CO_2 激光治疗[12-14]。通常认为治疗后毛囊周围出现丘疹是正常的。治疗区如伴有其他皮肤疾病，会增加发生并发症的可能性[15-19]。

致谢：感谢 Luigi Bennardo 博士和 Francesca Negosanti 博士为本章的编写和修订所作出的宝贵贡献。

参考文献

1. Ash K, Lord J, Newman J, McDaniel DH. Hair removal using a longed pulsed alexandrite laser. Dermatol J Clin. 1999; 17:387–99.

2. Bencini PL, Luci A, Galimberti M, Ferranti G. Longterm epilation with long-pulsed neodymium:YAG laser. Dermatol Surg. 1999; 25:175–8.

3. Terrinoni A, Codispoti A, Serra V, Bruno E, Didona B, Paradisi M, Nisticò S, Campione E, Napolitano B, Diluvio L, Melino G. Connexin 26 (GJB2) mutations as a cause of the KID syndrome with hearing loss. Biochem Biophys Res Commun. 2010; 395(1):25–30. https://doi.org/10.1016/j.bbrc.2010.03.098.

4. Paolillo N, Piccirilli S, Giardina E, Rispoli V, Colica C, Nisticò S. Effects of paraquat and capsaicin on the expression of genes related to inflammatory, immune responses and cell death in immortalized human HaCat keratinocytes. Int J Immunopathol Pharmacol. 2011; 24(4):861–8. https://doi.org/10.1177/039463201102400405.

5. Cannarozzo G, Bonan P, Campolmi P. Epilation with Nd:Yag laser: a brief analysis of the technical application methods, results and pre-and-post treatment procedures. J Cosmet Laser

Ther. 2003; 5:189–91.

6. Haedersdal M, Wulf HC. Evidence-based review of hair removal using lasers and light sources. J Eur Acad Dermatol Venereol. 2006; 20:9–20. https://doi.org/10.1111/j.1468-3083.2005.01327.x.

7. Buddhadev RM. Standard guidelines of care: laser and IPL hair reduction. Indian J Dermatol Venereol Leprol. 2008; 74(Suppl):S68–74.

8. Nistico S, Tamburi F, Bennardo L, Dastoli S, Schipani G, Caro G, Fortuna MC, Rossi A. Treatment of telogen effluvium using a dietary supplement containing Boswellia serrata, Curcuma longa, and Vitis vinifera: results of an observational study. Dermatol Ther. 2019; 32(3):e12842. https://doi.org/10.1111/dth.12842.

9. Muscoli C, Lauro F, Dagostino C, Ilari S, Giancotti LA, Gliozzi M, Costa N, Carresi C, Musolino V, Casale F, Ventrice D, Oliverio E, Palma E, Nisticò S, Procopio A, Mollace V. Olea Europea-derived phenolic products attenuate antinociceptive morphine tolerance: an innovative strategic approach to treat cancer pain. J Biol Regul Homeost Agents. 2014; 28(1):105–16.

10. Chimento SM, Newland M, Ricotti C, Nistico S, Romanelli P. A pilot study to determine the safety and efficacy of monochromatic excimer light in the treatment of vitiligo. J Drugs Dermatol. 2008; 7(3):258–63.

11. Nisticò S, Saraceno R, Capriotti E, De Felice C, Chimenti S. Efficacy of monochromatic excimer light (308nm) for the treatment of atopic dermatitis in adults and children. Photomed Laser Surg. 2008; 26(1):14–8. https://doi.org/10.1089/pho.2017.2116.

12. Cannarozzo G, Sannino M, Tamburi F, Chiricozzi A, Saraceno A, Morini C, Nisticò S. Deep pulse fractional CO_2 laser combined with a radio-frequency system: results of a case series. Photomed Laser Surg. 2014; 32(7):409–12. https://doi.org/10.1089/pho.2014.3733.

13. Filippini M, Del Duca E, Negosanti F, Bonciani D, Negosanti L, Sannino M, Cannarozzo G, Nisticò S. Fractional CO2 laser: from skin rejuvenation to vulvo-vaginal reshaping. Photomed Laser Surg. 2017; 35(3):171–5. ISSN: 1549-5418. https://doi.org/10.1089/pho.2016.4173.

14. Mercuri SR, Brianti P, Dattola A, Bennardo L, Silvestri M, Schipani G, Nisticò SP. CO_2 laser and photodynamic therapy: study of efficacy in periocular BCC. Dermatol Ther. 2018; 31(4):e12616. https://doi.org/10.1111/dth.12616.

15. Chiricozzi A, Pitocco R, Saraceno R, Giunta A, Nisticò S, Chimenti S. New topical treatments for psoriasis. Exp Op Pharmacother. 2014; 15(4):461–70.

第 **7** 章　强脉冲光（宽光谱非相干光）

非相干高强度脉冲光（intensity pulsed light, IPL）系统发射的多色光波长范围在 500 ~ 1200 nm，这种光具有非选择性、高能量、非相干和非平行传播的特点，能量密度范围在 3 ~ 40 J/cm^2，可用单脉冲、双脉冲或三脉冲输出 2 ~ 100 ms 脉宽的脉冲光，脉冲间隔时间极不稳定（2 ~ 100 ms）[1]。输出光保留了针对血红蛋白（血管组织）和黑色素（内源性色素组织）等治疗用光谱，采用特异性滤光片滤掉了对治疗目标皮肤色基无用的谱段光。IPL 可用于治疗多种皮肤疾病（多毛症、表浅的色素增生、表浅血管性病变如酒渣鼻和皮肤异色病）。IPL 设备拥有集合蓝宝石晶体冷却头的形状各异的治疗手具[2]。多数情况下，治疗过程需要在晶体头和皮肤间使用无色冷凝胶来改善与皮肤间的接触条件并减少能量散射。

在目标病变经过短暂颜色（色素沉着）变化后，IPL 对面部或手部雀斑的治疗可获得很好的效果（图 7.1a，b）。由于皮肤类型存在差异，病变的大小或颜色也不同，治疗过程也势必会存在个体差异，因此很难在治疗之初就设定出准确的治疗参数。为了获得预想的治疗效果，建议初始治疗采用相对较低的能量密度。剂量设定正确，将使治疗部位出现表皮坏死松解（充血，色斑逐渐变黑，周围组织颜色正常的特殊征象）。可使用"多步走"的方法，不断以更高的剂量条件重复操作，直到确定最低有效治疗剂量。如果发现色斑与周边组织的颜色有明显不同，寻找最低有效治疗剂量的过程会容易些。反之，就更复杂[3]。此外，虽然医生的现场观察很重要，但为了在风险与副作用最小的情况下获得最佳的临床效果，医生参考设备已经编辑好的参数组合也能起到很好的帮助作用。

类似过程也可用于治疗浅表血管性病变。这类病例的治疗终点是在毛细血管扩张区呈显著弥散的红色，有时有微小的线状血肿[4]。

现如今，新型脉冲光是使用罗丹明作为活性介质（与 595 nm 染料激光使用的介质相同）。这种罗丹明脉冲光的发射波长在 550 ~ 670 nm，适用于治疗浅表血管性病变（酒渣鼻、脓皮病、细小的面部毛细血管扩张）以及年龄性老化或光老化。

治疗需要使用不同大小的晶体，以便治疗不同的部位，比如鼻子、上唇、眼眶[5]。

在浅表性色素、血管性病变与脱毛的治疗过程中大量使用 IPL，会出现各种并发症。最常见的是深肤色人群的色素减退或使用剂量过高导致的色素沉着。治疗过程中通过治疗后皮肤颜色变化来找到临床治疗的最低有效剂量非常重要。口服辅助性药物[6-7]或采用特异性治疗[8-9]有助于规避这类副作用。

能量密度过高会产生水疱样大疱病，并伴有色素沉着和瘢痕。这种情况可使用剥脱性 CO_2 激光治疗[10-12]。患者如果患有其他皮肤病或有遗传因素[13-14]，可能更易发生并发症[15-19]。术中冷却对避免这些并发症至关重要[20]。

致　谢：感谢 Luigi Bennardo 博士、Federica Tamburi 博士和 Francesca Negosanti 博士为本章的编写和修订所作出的宝贵贡献。

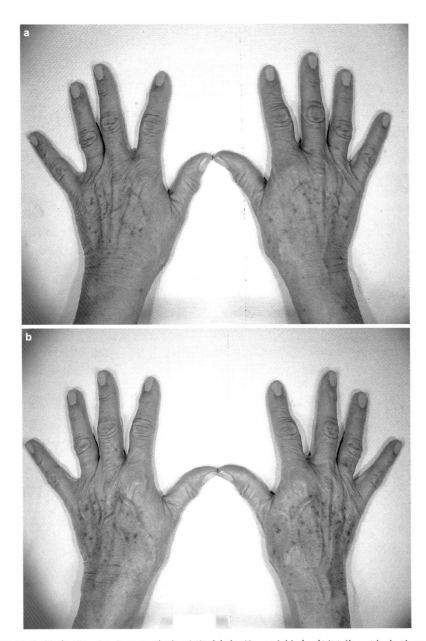

图 7.1　（a）手背日光性色斑；（b）IPL 治疗后即刻出现一过性色素沉着，滤光片 550 nm，能量密度 8 J/cm²，双脉冲 3.5-4.5 ms，脉冲间隔 10 ms，治疗头有冷却

参考文献

1. Raulin C, Greve B, Grema H. IPL technology: a review. Lasers Surg Med. 2003; 32:78–87. https://doi.org/10.1002/lsm.10145.

2. Ross EV. Laser versus intense pulsed light: competing technologies in dermatology. Lasers Surg Med. 2006; 38:261–72. https://doi.org/10.1002/lsm.20326.

3. Dierickx CC, Anderson RR. Visible light treatment of photoaging. Dermatol Ther. 2005; 18:191–208. https://doi.org/10.1111/j.1529-8019.2005.05019.x.

4. Hedelund L, Due E, Bjerring P, et al. Skin rejuvenation using intense pulsed light: a randomized controlled split-face trial with blinded response evaluation. Arch Dermatol. 2006; 142:985–90. https://doi.org/10.1001/archderm.142.8.985.

5. Babilas P, Schreml S, Szeimies RM, Landthaler M. Intense pulsed light (IPL): a review. Lasers Surg Med. 2010; 42:93–104.

6. Nistico S, Tamburi F, Bennardo L, Dastoli S, Schipani G, Caro G, Fortuna MC, Rossi A. Treatment of telogen effluvium using a dietary supplement containing Boswellia serrata, Curcuma longa, and Vitis vinifera: results of an observational study. Dermatol Ther. 2019; 32(3):e12842. https://doi.org/10.1111/dth.12842.

7. Muscoli C, Lauro F, Dagostino C, Ilari S, Giancotti LA, Gliozzi M, Costa N, Carresi C, Musolino V, Casale F, Ventrice D, Oliverio E, Palma E, Nisticò S, Procopio A, Mollace V. Olea

Europea-derived phenolic products attenuate antinociceptive morphine tolerance: an innovative strategic approach to treat cancer pain. J Biol Reg Homeost Ag. 2014; 28(1):105–16.

8. Chimento SM, Newland M, Ricotti C, Nistico S, Romanelli P. A pilot study to determine the safety and efficacy of monochromatic excimer light in the treatment of vitiligo. J Drugs Dermatol. 2008; 7(3):258–63. PMID: 18380207

9. Nisticò S, Saraceno R, Capriotti E, De Felice C, Chimenti S. Efficacy of Monochromatic Excimer Light (308nm) for the treatment of Atopic Dermatitis in adults and children. Photomed Laser Surg. 2008; 26(1):14–8. https://doi.org/10.1089/pho.2017.2116.

10. Cannarozzo G, Sannino M, Tamburi F, Chiricozzi A, Saraceno A, Morini C, Nisticò S. Deep pulse fractional CO_2 laser combined with a radio-frequency system: results of a case series. Photomed LaserSurg. 2014; 32(7):409–12. https://doi.org/10.1089/pho.2014.3733.

11. Filippini M, Del Duca E, Negosanti F, Bonciani D, Negosanti L, Sannino M, Cannarozzo G, Nisticò M. Fractional CO_2 laser: from skin rejuvenation to vulvo-vaginal reshaping. Photomed Laser Surg. 2017; 35(3):171–5. ISSN: 1549-5418. https://doi.org/10.1089/pho.2016.4173.

12. Mercuri SR, Brianti P, Dattola A, Bennardo L, Silvestri M, Schipani G, Nisticò SP. CO_2 laser and photodynamic therapy: study of efficacy in periocular BCC. Dermatol Ther. 2018; 31(4):e12616. https://doi.org/10.1111/dth.12616.

13. Terrinoni A, Codispoti A, Serra V, Bruno E, Didona B, Paradisi M, Nisticò S, Campione E, Napolitano B, Diluvio L, Melino G. Connexin 26 (GJB2) mutations as a cause of the KID syndrome with hearing loss. Biochem Biophys Res Commun. 2010; 395(1):25–30. https://doi.org/10.1016/j.bbrc.2010.03.098.

14. Paolillo N, Piccirilli S, Giardina E, Rispoli V, Colica C, Nisticò S. Effects of paraquat and capsaicin on the expression of genes related to inflammatory, immune responses and cell death in immortalized human HaCat keratinocytes. Int J Immunopathol Pharmacol. 2011; 24(4):861–8. https://doi.org/10.1177/039463201102400405.

15. Chiricozzi A, Pitocco R, Saraceno R, Giunta A, Nisticò S, Chimenti S. New topical treatments for psoriasis. Exp Op Pharmacother. 2014; 15(4):461–70.

16. Chiricozzi A, Saraceno R, Nisticò S, Giunta A, Cannizzaro MV, Chimenti S. Complete resolution of erythrodermic psoriasis in a HIV and HCV patient unresponsive to anti-psoriatic treatments after Highly Active Anti-Retroviral Therapy (ritonavir, atenzanavir, emtricitabine, tenofovir). Dermatology. 2012; 225(4):333–7.

17. Specchio F, Saraceno R, Chimenti S, Nisticò S. Management of non-melanoma skin cancer in solid organ transplant recipients. Int J Immunopath Pharmacol. 2014; 27(1):21–4. https://doi.org/10.1177/039463201402700104.

18. Specchio F, Carboni I, Chimenti S, Tamburi F, Nisticò S. Cutaneous manifestations in patients with chronic renal failure on hemodialysis. Int J Immunopath Pharmacol. 2014; 27(1):1–4. https://doi.org/10.1177/039463201402700101.

19. Bottoni U, Tiriolo R, Pullano S, Dastoli S, Amoruso G, Nistico S, Fiorillo A. Infrared saliva analysis of psoriatic and diabetic patients: similarities in protein components. IEEE Trans Biomed Eng. 2016; 63(2):379–84. https://doi.org/10.1109/TBME.2015.2458967.

20. Campolmi P, Bonan P, Cannarozzo G, et al. Intense pulsed light in the treatment of non-aesthetic facial and neck vascular lesion: report of 85 cases. J Eur Acad Dermatol Venereol. 2011; 25(1):68–73. https://doi.org/10.1111/j.1468-3083.2010.03700.x.

第 8 章　激光和准分子光源（紫外）

紫外线 B（UVB 290～320 nm）辐射已被用于治疗不同类型的皮肤病。为了提高治疗有效率，减少副作用，已开发出输出窄带 UVB 光谱的光源。大量使用荧光灯（TL01，311 nm ± 2 nm）进行窄带 UVB 光疗已有 10 年以上的历史。最初使用的窄带 UVB 是所谓的单色准分子光（monochromatic excimer light，MEL），在 UVB 光谱内发出波长 308 nm 的光。此光源目前是治疗不同免疫介导皮肤病的理想选择[1]。

8.1 作用机制

准分子激光发出的单色、相干光子束可选择把受到侵袭的银屑病病变作为靶组织，而避开未受到侵袭、未经治疗的皮肤。准分子激光的靶色基是细胞 DNA。T 淋巴细胞经 308 nm 激光照射后，可观察到 DNA 链的断裂以及与细胞死亡相关的线粒体蛋白表达[2]。银屑病皮损暴露于 308 nm 准分子光后，伴随着 T 细胞消耗，表皮增殖减少。尽管准分子激光的工作原理与 NB-UVB 相同，但准分子激光直接聚焦于银屑病的单个病变，并深入皮肤，可导致网状真皮 T 淋巴细胞凋亡。准分子激光的优点是只治疗病变的皮肤，因此将正常皮肤暴露在紫外线下照射的潜在风险降到了最低。因此，准分子激光不受医用的限制，当使用超致热剂量时，这种紫外线治疗模式反而更有效[3]。

8.2 皮肤适应证

临床使用 308 nm 的光进行治疗时，可以用相干光（激光），也可以用非相干光。两者都有效，但相干光的成本效益比非相干光高。治疗有效的疾病包括[4-8]：斑块型银屑病、屈侧银屑病、头皮银屑病、掌跖脓疱病、斑秃、扁平苔藓、白癜风和斑块期的蕈样肉芽肿。

最新的研究表明，使用这种新型光源可以精确定位病变，避免紫外线对健康皮肤的伤害，治疗时间短，清除速度快，降低了紫外线累积剂量和发生肿瘤的风险。

据报道，银屑病皮肤症状的临床缓解，部分是通过减少细胞因子的表达来实现的。事实上，准分子光治疗银屑病的疗效与显著的 T 细胞消耗和凋亡相关分子的改变有关，并伴随着增殖指数的降低。此外，许多报道都提到了免疫调节机制。这些假说类似于 TL01 和宽带 UVB 的机制，并提示准分子光在其他炎症皮肤病的治疗中可能具有潜在应用价值[9]。

在慢性、耐药性、局限性皮肤病的临床治疗中，有多篇使用准分子激光和非相干光的临床研究报告。病变包括银屑病、掌跖脓疱病、白癜风、真菌病、斑秃、生殖器苔藓、结节性瘙痒、局限性硬皮病和环状肉芽肿。在这些疾病中，很多都有共同的致病途径，这也可以解释它们对紫外线治疗产生反应的原因。遗传因素同样重要[10-11]。这些疾病治疗困难，效果通常也难以令人满意。目前的治疗可能会产生副作用，例如使用皮质类固醇导致的局部萎缩。此外，治疗也缺乏长期有效性。因此，临床需要使用安全有效的治疗方法[12]。

结节性瘙痒、局限性硬皮病、生殖器硬化性苔藓和环状肉芽肿对准分子光的反应反映了其治疗的显著进步。

308 nm 准分子辐射只在病变区有高剂量吸收。在非治疗的健康皮肤上进行测试，获取最小红斑剂量，以确定治疗初始能量密度（通常为0.5~0.7MED）。每周进行 1~2 次治疗，直到临床症状缓解。绝大多数病例治疗几次就有明显的临床改善（图 8.1）。

报道的副作用比较轻微。例如，在第一、二次治疗后，至少有 50% 的患者可观察到轻微红斑、轻度瘙痒和一过性色素沉着，多在治疗后 2 周内自行消退。治疗总体耐受良好。口服辅助用药[13-14]或采用特异性治疗[15-17]可能有助于避免这种副作用。

多项研究证实了准分子辐射治疗的有效性和临床优势。例如，与传统的光疗相比，在治疗银屑病、白癜风和蕈样肉芽肿时，选择性应用高剂量可减少治疗次数。尽管设备的实用性差，能提供使用数据的中心数量少，但获得的结果还是非常令人鼓舞。今后需要更多的研究数据来评估不同的治疗方案，以及远期副作用如 DNA 损害和是否存在致癌性[18]。

致谢：感谢 Luigi Bennardo 博士和 Ester Del Duca 博士为本章的编写和修订所作出的宝贵贡献。

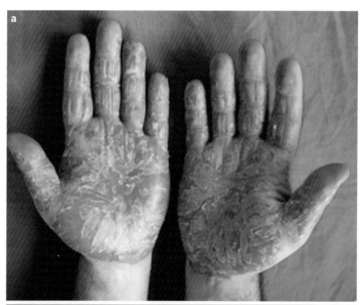

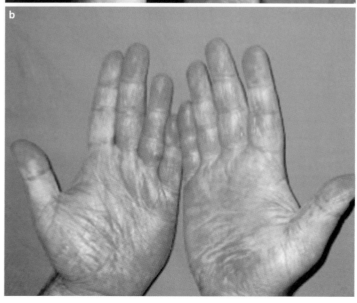

图 8.1 （a）掌部银屑病；（b）准分子单色光治疗，累积能量密度 12.5 J/cm²，8 次治疗，末次治疗 5 个月后评估

参考文献

1. Specchio F, Carboni I, Cannarozzo G, Tamburi F, Nisticò S. Excimer UV radiation in dermatology. Int J Immunopathol Pharmacol. 2014; 27(2):247–9. https://doi.org/10.1177/039463201402700217.

2. Nisticò SP, Chiricozzi A, Saraceno R, Schipani C, Chimenti S. Vitiligo treatment with monochromatic excimer light and tacrolimus: results of an open randomized controlled study. Photomed Laser Surg. 2012; 30:26–30. https://doi.org/10.1089/pho.2011.3029.

3. Nisticò SP, Saraceno R, Schipani C, Costanzo A, Chimenti S. Different applications of monochromatic excimer light in skin diseases. Photomed Laser Surg. 2009; 27(4):647–54. https://doi.org/10.1089/pho.2008.2317.

4. Chiricozzi A, Saraceno R, Nisticò S, Giunta A, Cannizzaro MV, Chimenti S. Complete resolution of erythrodermic psoriasis in a HIV and HCV patient unresponsive to anti-psoriatic treatments after highly active anti-retroviral therapy (ritonavir, atazanavir, emtricitabine, tenofovir). Dermatology. 2012; 225(4):333–7.

5. Specchio F, Saraceno R, Chimenti S, Nisticò S. Management of non-melanoma skin cancer in solid organ transplant recipients. Int J Immunopathol Pharmacol. 2014; 27(1):21–4. https://doi.org/10.1177/039463201402700104.

6. Specchio F, Carboni I, Chimenti S, Tamburi F, Nisticò S. Cutaneous manifestations in patients with chronic renal failure on hemodialysis. Int J Immunopathol Pharmacol. 2014; 27(1):1–4. https://doi.org/10.1177/039463201402700101.

7. Bottoni U, Tiriolo R, Pullano S, Dastoli S, Amoruso G, Nistico S, Fiorillo A. Infrared saliva analysis of psoriatic and diabetic patients: similarities in protein components. IEEE Trans Biomed Eng. 2016; 63(2):379–84. https://doi.org/10.1109/TBME.2015.2458967.

8. Chiricozzi A, Pitocco R, Saraceno R, Giunta A, Nisticò S, Chimenti S. New topical treatments for psoriasis. Expert Opin Pharmacother. 2014; 15(4):461–70.

9. Saraceno R, Nisticò SP, Capriotti E, Chimenti S. Monochromatic excimer light 308 nm in monotherapy and combined with topical khellin 4% in the treatment of vitiligo: a controlled study. Dermatol Ther. 2009; 22:391–4.

10. Terrinoni A, Codispoti A, Serra V, Bruno E, Didona B, Paradisi M, Nisticò S, Campione E, Napolitano B, Diluvio L, Melino G. Connexin 26 (GJB2) mutations as a cause of the KID syndrome with hearing loss. Biochem Biophys Res Commun. 2010; 395(1):25–30. https://doi.org/10.1016/j.bbrc.2010.03.098.

11. Paolillo N, Piccirilli S, Giardina E, Rispoli V, Colica C, Nisticò S. Effects of paraquat and capsaicin on the expression of genes related to inflammatory, immune responses and cell death in immortalized human HaCat keratinocytes. Int J Immunopathol Pharmacol. 2011; 24(4):861–8. https://doi.org/10.1177/039463201102400405.

12. Saraceno R, Nisticò SP, Capriotti E, de Felice C, Rhodes LE, Chimenti S. Monochromatic excimer light (308 nm) in the treatment of prurigo nodularis. Photodermatol Photoimmunol Photomed. 2009; 24:43–5. https://doi.org/10.1111/j.1600-0781.2008.00318.x.

13. Nistico S, Tamburi F, Bennardo L, Dastoli S, Schipani G, Caro G, Fortuna MC, Rossi A. Treatment of telogen effluvium using a dietary supplement containing Boswellia serrata, Curcuma longa, and Vitis vinifera: results of an observational study. Dermatol Ther. 2019; 32(3):e12842. https://doi.org/10.1111/dth.12842.

14. Muscoli C, Lauro F, Dagostino C, Ilari S, Giancotti LA, Gliozzi M, Costa N, Carresi C, Musolino V, Casale F, Ventrice D, Oliverio E, Palma E, Nisticò S, Procopio A, Mollace V. Olea Europea-derived phenolic products attenuate antinociceptive morphine tolerance: an innovative strategic approach to treat cancer pain. J Biol Regul Homeost Agents. 2014; 28(1):105–16.

15. Cannarozzo G, Sannino M, Tamburi F, Chiricozzi A, Saraceno A, Morini C, Nisticò S. Deep pulse fractional CO_2 laser combined with a radio-frequency system: results of a case series. Photomed Laser Surg. 2014; 32(7):409–12. https://doi.org/10.1089/pho.2014.3733.

16. Filippini M, Del Duca E, Negosanti F, Bonciani D, Negosanti L, Sannino M, Cannarozzo G, Nisticò S. Fractional CO2 laser: from skin rejuvenation to vulvo-vaginal reshaping. Photomed Laser Surg. 2017; 35(3):171–5 . ISSN: 1549-5418. https://doi.org/10.1089/pho.2016.4173.

17. Mercuri SR, Brianti P, Dattola A, Bennardo L, Silvestri M, Schipani G, Nisticò SP. CO_2 laser and photodynamic therapy: study of efficacy in periocular BCC. Dermatol Ther. 2018; 31(4):e12616. https://doi.org/10.1111/dth.12616.

18. Nisticò SP, Saraceno R, Stefanescu S, Chimenti S. A 308-nm monochromatic excimer light in the treatment of palmoplantar psoriasis. J Eur Acad Dermatol Venereol. 2006; 20:523–6. https://doi.org/10.1111/j.1468-3083.2006.01503.x.

第 9 章 黄褐斑

受遗传与环境因素影响，后天出现的色素沉着比较常见。这种色素沉着的特点是色素的性状和定量分布都有异常，最终导致皮肤颜色出现了改变[1]。最常见的色素沉着是黄褐斑、日光性色斑和炎症后色素沉着。不同类型的色素沉着在同一患者中可以共存。鉴别诊断非常重要，这样才能制订最适宜的治疗方案[2]。为了确定色素沉着的类型和评估治疗的有效性，有必要使用无创检测手段，特别是共聚焦式显微镜，来分析色素的聚集部位和分布特点，以识别不同类型的色素沉着[3]。这种方法还可用于患者的随访，通过显微镜下观察，明确临床改善与色素消失间的关系。共聚焦式显微镜是基于明暗对比的原理。因不同结构组织的光折射率不同而产生对比度，明亮的结构与背景形成了对比。黑色素和黑素小体是非常强烈的对比色基，使黑素细胞特别明显[4]。黑色素的存在使细胞内含有黑色素的细胞质显得非常明亮。

黄褐斑是一种获得性、多发的疾病，易复发，难以治愈，其特点是色素的定性和定量分布异常导致肤色发生了改变。黄褐斑分为：①浅表型，色素沉积在表皮基底层或基底浅层（临床表现呈棕色），需要与表皮黑变病鉴别；②真皮型，充满黑色素的巨噬细胞分布在真皮浅层和中层（临床表现呈灰蓝色）；③混合型，色素在表皮和真皮同时存在。但要判断清楚黄褐斑的色素分布深度并非易事[5]。通过共聚焦式显微镜可以区分光皮肤分型中除 V、VI 型之外的所有表皮和真皮的色素沉着。

黄褐斑的发病机制是活性黑素细胞密度改变和黑色素合成功能异常。其病因多样，包括紫外线、慢性炎症、α-黑素细胞刺激素释放异常、其他激素变化、口服避孕药、遗传、使用化妆品和药物等[6]。血管生成增多似乎是导致血管内皮生长因子（VEGF）表达增加以及血管数量和大小增加的一个主要因素。最新的观点认为，炎症过程与黄褐斑的发生有关[7]。外部刺激如太阳光辐射，似乎通过刺激具有黑色素生成、树突和细胞生长作用的炎症介质产生，使角质形成细胞和黑素细胞相互作用，在黄褐斑的色素沉着中发挥作用。

要获得最佳的治疗效果，需将化学治疗方法、物理治疗方法联合使用，还要使用脱色产品并做好严格光防护[8]。不同种类的脱色剂在色素合成的不同水平上起作用，包括：抑制酪氨酸酶的转录和活性；干扰黑素小体的转移；诱导黑色素和黑素小体降解；加速色素角质形成细胞的更新。由于酪氨酸酶是色素沉着的关键酶，因此酪氨酸酶抑制剂就成为一种主要用于治疗的脱色化合物[9]。

脱色剂通过不同的机制产生作用，联合应用的优势在于可降低每种成分的有效用量，减少副作用。亚洲研究已证实，氨甲环酸在局部、全身和病灶内应用时，均对黄褐斑有治疗改善作用。近期在治疗黄褐斑方面，我们评估了单极射频系统和含 1% 曲酸的植物复合物凝胶经皮给药的联合疗效和安全性[10]。

激光在黄褐斑治疗中占有重要地位，并且至今仍是很多课题的主要研究方向。第一类方法是使用 CO_2 和铒激光等剥脱型激光[11-13]和强脉冲光，这类激光发生并发症的风险很高，例如持续性炎症后色素沉着[14]。血管激光的使用是基于近期对黄褐斑的病因研究进展而提出的，它可针对黄褐斑血管增多与 VEGF 表达增加起作用。Grekin 等人未观察到使用染料激光治疗黄褐斑的效果。Fitzpatrick 等人使用染料激光成功治疗了炎症后色素沉着，但他们没有观察到黄褐斑的治疗结果[15]。Passeron 等人使用脉冲染料激光联合 Kligman 制剂，在 Ⅱ、Ⅲ 型皮肤患者中可获得良好效果，但在深色皮肤患者使用却观察到炎症后色素沉着[16]。

最近的研究表明，Q 开关激光对色素具有特异性，对与黄褐斑相关的黑素细胞病变有效，可以降低患者不适感，减少产生副作用和并发症的风险。这些在极短时间内发射以纳秒和皮秒为单位的高功率脉冲激光适合用于皮肤色素沉着的治疗。在 Q 开关激光中，治疗黄褐斑效果最好的是 Nd:YAG 激光，由于其波长是 1064 nm，达到的层次更深，对表皮的损伤最小，几乎没有炎症刺激，因此发生炎症后色素沉着的风险也最低[17]。

口服药物[18-19]或特殊治疗[20-21]可能对减少副作用有用。患有其他皮肤疾病或遗传因素[22-23]可使并发症发生的风险增大[24-28]。亚洲作者 Niwat Polnikorn 提出的方法可作参考。他发现采用 Q 开关激光以低能量密度，每周至少 10 次重复治疗，可对色素沉着治疗获得极佳的效果。真皮型黄褐斑或混合型黄褐斑经 Q 开关红宝石激光治疗后经常复发。浅表型黄褐斑效果最好。在其他形式的黄褐斑中，若存在深层色素，因不易受到激光作用，治疗起来非常困难[29]。强脉冲光治疗黄褐斑也有效，尽管随着时间的推移，色素沉着会加重（图 9.1 ~ 9.5）。

最新的强脉冲光技术采用微秒脉宽的低频点阵，作为替代或维持治疗方法显示出中等疗效，副作用减少。强脉冲光和 1064 nm Nd:YAG 低频激光的联合应用可产生更快、更好的结果。这种方法的疗效优于单独使用脉冲光，并表现出良好的临床耐受性，但复发依然不可避免。尽管如此，大家必须记住，无论是单独使用激光或脉冲光，还是联合使用，对于黄褐斑都不是首选的治疗方法。只有在证实传统治疗方法无效后，才能在经过筛选的病例中进行治疗[30]。

致谢：感谢 Federica Tamburi 博士和 Norma Cameli 博士为本章的编写和修订所作出的宝贵贡献。

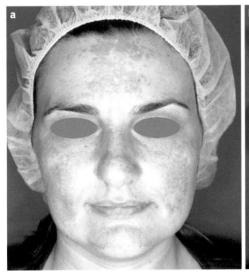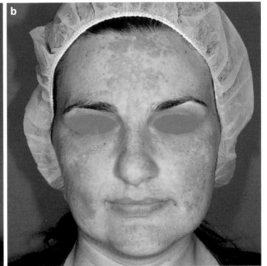

图 9.1 黄褐斑。（a）正常光线；（b）偏振光

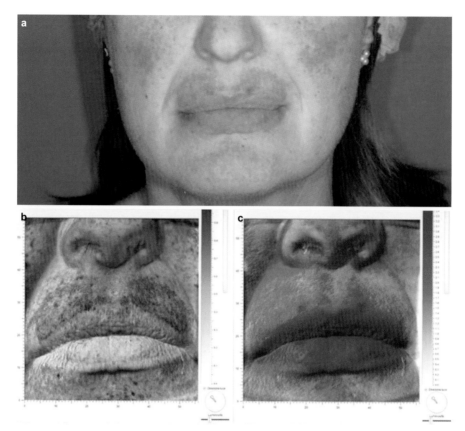

图 9.2　黄褐斑的临床图像（a）和多光谱图像：黑色素成分（b）和血管成分（c）

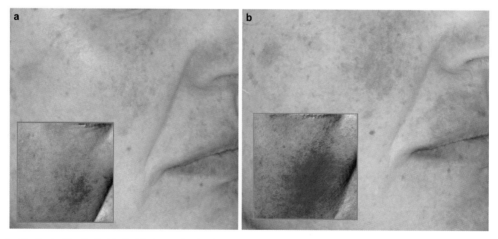

图 9.3　（a）带有血管成分的黄褐斑，右半脸；（b）强脉冲光治疗，滤光片 550 nm，能量密度 8.5～9.5 J/cm²，4.5-5.5 双脉冲，间隔 10 ms，综合冷却，3 次治疗（50 天后）。第 3 次治疗后 3 个月得到控制

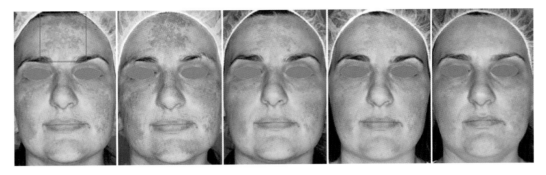

图 9.4　黄褐斑的分步治疗

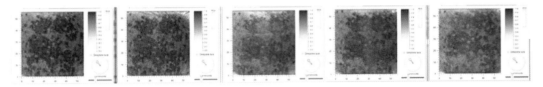

图 9.5　532 nm Q 开关点阵激光，光斑 6 mm，能量密度 0.6 J/cm² ，多光谱图像

参考文献

1. Cameli N, Abril E, Agozzino M, Mariano M. Clinical and instrumental evaluation of the efficacy of a new depigmenting agent containing a combination of a retinoid, a phenolic agent and an antioxidant for the treatment of solar lentigines. Dermatology. 2015; 230(4):360–6. https://doi.org/10.1159/000379746.

2. Ardigo M, Cameli N, Berardesca E, Gonzalez S. Characterization and evaluation of pigment distribution and response to therapy in melasma using in vivo reflectance confocal microscopy: a preliminary study. J Eur Acad Dermatol Venereol. 2010; 24(11):1296–303. https://doi.org/10.1111/j.1468-3083.2010.03633.x.

3. Chung JY, Lee JH, Lee JH. Topical tranexamic acid as an adjuvant treatment in melasma: side-by-side comparison clinical study. J Dermatolog Treat. 2015; 2:1–18. https://doi.org/10.3109/09546634.2015.1115812.

4. Cameli N, Abril E, Mariano M, Berardesca E. Combined use of monopolar radiofrequency and transdermal drug delivery in the treatment of melasma. Dermatol Surg. 2014; 40(7):748–55. https://doi.org/10.1111/dsu.0000000000000029.

5. Kim EH, Kim YC, Lee ES, Kang HY. The vascular characteristics of melasma. J Dermatol Sci. 2007; 46(2):111–6. https://doi.org/10.1016/j.jdermsci.2007.01.009.

6. Handel AC, Miot LD, Miot HA. Melasma: a clinical and epidemiological review. An Bras Dermatol. 2014; 89(5):771–82.

7. Li Y, Sun Q, He Z, Fu L, He C, Yan Y. Treatment of melasma with oral administration of compound tranexamic acid: a preliminary clinical trial. J Eur Acad Dermatol Venereol. 2014; 28(3):393–4. https://doi.org/10.1111/jdv.12209.

8. Polnikorn N. Treatment of refractory melasma with the MedLite C6 Q-switched Nd:YAG laser and alpha arbutin: a prospective study. J Cosmet Laser Ther. 2010; 12(3):126–31. https://doi.org/10.3109/14764172.2010.487910.

9. Grekin RC, Shelton RM, Geisse JK, Frieden I. 510 nm pigmented lesion dye laser. Its characteristics and clinical uses. J Dermatol Surg Oncol. 1993; 19(4):380–7.

10. Arora P, Sarkar R, Garg VK, Arya L. Lasers for treatment of melasma and post-inflammatory hyperpigmentation. J Cutan Aesthet Surg. 2012; 5(2):93–103. https://doi.org/10.4103/0974-2077.99436.

11. Cannarozzo G, Sannino M, Tamburi F, Chiricozzi A, Saraceno A, Morini C, Nisticò S. Deep pulse fractional CO2 laser combined with a radio-frequency system: results of a case series. Photomed Laser Surg. 2014; 32(7):409–12. https://doi.org/10.1089/pho.2014.3733.

12. Filippini M, Del Duca E, Negosanti F, Bonciani D, Negosanti L, Sannino M, Cannarozzo G, Nisticò S. Fractional CO2 Laser: From Skin Rejuvenation to Vulvo-Vaginal Reshaping. Photomed Laser Surg. 2017; 35(3):171–5. ISSN: 1549-5418. https://doi.org/10.1089/pho.2016.4173.

13. Mercuri SR, Brianti P, Dattola A, Bennardo L, Silvestri M, Schipani G, Nisticò SP. CO2 laser and photodynamic therapy: study of efficacy in periocular BCC. Dermatol Ther. 2018; 31(4):e12616. https://doi.org/10.1111/dth.12616.

14. Passeron T, Fontas E, Kang HY, Bahadoran P, Lacour JP, Ortonne JP. Melasma treatment with pulseddye laser and triple combination cream: a prospective, randomized, single-blind, split-face study. Arch Dermatol. 2011; 147(9):1106–8. https://doi.org/10.1001/archdermatol.2011.255.

15. Chung JY, Choi M, Lee JH, Cho S, Lee JH. Pulse in pulse intense pulsed light for melasma treatment: a pilot study. Dermatol Surg. 2014; 40(2):162–8. https://doi.org/10.1111/dsu.12414.

16. Yun WJ, Lee SM, Han JS, Lee SH, et al. A prospective, split-face, randomized study of the efficacy and safety of a novel fractionated intense pulsed light treatment for melasma in Asians. J Cosmet Laser Ther. 2015; 17(5):259–66. https://doi.org/10.3109/14764172.2015.1027227.

17. Bae MI, Park JM, Jeong KH, Lee MH, Shin MK. Effectiveness of low-fluence and short-pulse intense pulsed light in the treatment of melasma: a randomized study. J Cosmet Laser Ther. 2015; 17(6):292–5. https://doi.org/10.3109/14764172.2015.1027228.

18. Nistico S, Tamburi F, Bennardo L, Dastoli S, Schipani G, Caro G, Fortuna MC, Rossi A. Treatment of telogen effluvium using a dietary supplement containing Boswellia serrata, Curcuma longa, and Vitis vinifera: results of an observational study. Dermatol Ther. 2019; 32(3):e12842. https://doi.org/10.1111/dth.12842.

19. Muscoli C, Lauro F, Dagostino C, Ilari S, Giancotti LA, Gliozzi M, Costa N, Carresi C, Musolino V, Casale F, Ventrice D, Oliverio E, Palma E, Nisticò S, Procopio A, Mollace V. Olea Europea-derived phenolic products attenuate antinociceptive morphine tolerance: an innovative strategic approach to treat cancer pain. J Biol Reg Homeost Ag. 2014; 28(1):105–16.

20. Chimento SM, Newland M, Ricotti C, Nistico S, Romanelli P. A pilot study to determine the safety and efficacy of monochromatic excimer light in the treatment of vitiligo. J Drugs Dermatol. 2008; 7(3):258–63.

21. Nisticò S, Saraceno R, Capriotti E, De Felice C, Chimenti S. Efficacy of Monochromatic Excimer Light (308nm) for the treatment of Atopic Dermatitis in adults and children. Photomed Laser Surg. 2008; 26(1):14–8. https://doi.org/10.1089/pho.2017.2116.

22. Terrinoni A, Codispoti A, Serra V, Bruno E, Didona B, Paradisi M, Nisticò S, Campione E, Napolitano B, Diluvio L, Melino G. Connexin 26 (GJB2) mutations as a cause of the KID syndrome with hearing loss. Biochem Biophys Res Commun. 2010; 395(1):25–30. https://doi.org/10.1016/j.bbrc.2010.03.098.

23. Paolillo N, Piccirilli S, Giardina E, Rispoli V, Colica C, Nisticò S. Effects of paraquat and capsaicin on the expression of genes related to inflammatory, immune responses and cell death in immortalized human HaCat keratinocytes. Int J Immunopathol Pharmacol. 2011; 24(4):861–8. https://doi.org/10.1177/039463201102400405.

24. Chiricozzi A, Pitocco R, Saraceno R, Giunta A, Nisticò S, Chimenti S. New topical treatments for psoriasis. Exp Op Pharmacother. 2014; 15(4):461–70.

25. Chiricozzi A, Saraceno R, Nisticò S, Giunta A, Cannizzaro MV, Chimenti S. Complete resolution of erythrodermic psoriasis in a HIV and HCV patient unresponsive to anti-psoriatic treatments after Highly Active Anti-Retroviral Therapy (ritonavir, atenzanavir, emtricitabine, tenofovir). Dermatology. 2012; 225(4):333–7.

26. Specchio F, Saraceno R, Chimenti S, Nisticò S. Management of non-melanoma skin cancer in solid organ transplant recipients. Int J Immunopath Pharmacol. 2014; 27(1):21–4. https://doi.org/10.1177/039463201402700104.

27. Specchio F, Carboni I, Chimenti S, Tamburi F, Nisticò S. Cutaneous manifestations in patients with chronic renal failure on hemodialysis. Int J Immunopath Pharmacol. 2014; 27(1):1–4. https://doi.org/10.1177/039463201402700101.

28. Bottoni U, Tiriolo R, Pullano S, Dastoli S, Amoruso G, Nistico S, Fiorillo A. Infrared saliva analysis of psoriatic and diabetic patients: similarities in protein components. IEEE Trans Biomed Eng. 2016; 63(2):379–84. https://doi.org/10.1109/TBME.2015.2458967.

29. Yun WJ, Moon HR, Lee MW, Choi JH, Chang SE. Combination treatment of low-fluence 1064 nm Q-switched Nd: YAG laser with novel intense pulse light in Korean melasma patients: a prospective, randomized, controlled trial. Dermatol Surg. 2014; 40(8):842–50. https://doi.org/10.1097/DSS.0000000000000057.

30. Vachiramon V, Sirithanabadeekul P, Sahawatwong S. Low-fluence Q-switched Nd:YAG 1064 nm laser and intense pulsed light for the treatment of melasma. J Eur Acad Dermatol Venereol. 2015; 29(7):1339–46. https://doi.org/10.1111/jdv.12854.

第 **10** 章　激光和瘢痕

体表组织在创伤修复时，不仅要重建组织的连续性，恢复功能，还不能影响美观。如果损伤部位未按预期结果愈合，患者的生活质量就会下降[1]。遗传因素[2-3]、口服制剂[4-5]和皮肤疾病[6-9]会干扰瘢痕的形成过程。病理性瘢痕如增生性瘢痕、血管化增生性瘢痕、瘢痕疙瘩、痤疮后瘢痕和萎缩性瘢痕，有多种治疗方法（皮质类固醇、干扰素、外用维 A 酸、手术切除等）[10-11]。剥脱性 CO_2 激光[12-13]、10 600 nm 微剥脱点阵 CO_2 激光联合双极射频、595 nm 脉冲染料激光（pulsed dye laser，PDL）以及近中红外光（1320 nm、1540 nm 和 1450 nm），都非常有效（图 10.1a，b 和图 10.2a，b）[14]。

据估计，在发达国家，每年有超过 1 亿人次报告遗留了手术瘢痕，其中 5500 万例次以上是源自手术，2500 万例以上是源自外伤修复以后的创口。还有同样数量的创伤性瘢痕（包括烧伤），而大约 10% 的痤疮患者会发生痤疮瘢痕。由于痤疮的发病率较高，这就使瘢痕在人群中也非常多见。瘢痕可分为两类：因组织过度增生形成的瘢痕和因组织缺失导致的瘢痕。目前最常见的是后者[15]。

瘢痕疙瘩属于第一类，其特征是纤维组织过度沉积，超出了原组织损伤的大小。这种瘢痕不会自发消退，相反还会增大。它们常见于胸骨前部和耳廓，公认的影响因素是遗传。增生性瘢痕与瘢痕疙瘩不同，纤维组织不会超过组织损伤的范围，偶尔还会缩小。增生性瘢痕有多种治疗方法，例如类固醇药物和类似物质，它们具有免疫调节和抗炎作用，可改变与病变炎症过程相关的酶并影响细胞因子的表达[16]。现在这种治疗方法很少单独使用，而是多与激光等其他疗法联合应用。由于瘢痕疙瘩复发风险非常高（50%～100%），因此应避免实施

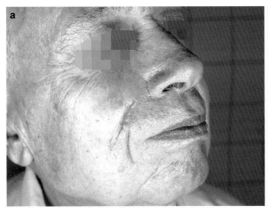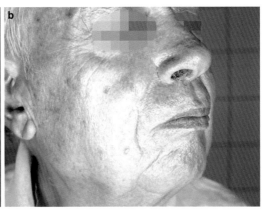

图 10.1 （a）面部手术后瘢痕；（b）采用 595 nm PDL 治疗，能量密度 8 J/cm², 光斑直径 10 mm，脉宽 0.5 ms，外部冷却，共 3 次治疗（间隔 2 个月），第 3 次治疗后 4 个月进行评估

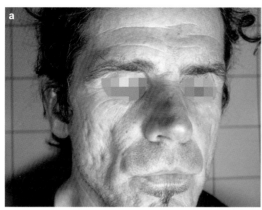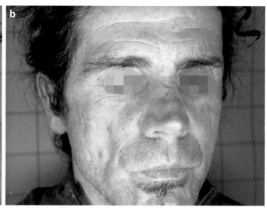

图 10.2 （a）右半脸滚轮形痤疮瘢痕；（b）采用 10 600 nm 点阵 CO_2 激光治疗，15 W，消融 - 热脉冲，脉宽 1.8 ms，点之间距离 600 μm，双极射频 30 W，3 s，共 4 次治疗（间隔 2 个月），第 4 次治疗后 5 个月进行评估

手术切除。硅胶敷料可以通过改善伤口的水化作用来改善瘢痕状况，而压力、温度和氧分压的变化不会起主要作用。还有作者建议，在病灶内注射化疗药物，如 5- 氟尿嘧啶和博来霉素[17]。这些治疗似乎效果还不错，但它们会伴发浸润性疼痛、治疗区组织坏死与溃疡，因此现在还不能将它们视为标准治疗方法。

因组织缺失造成的瘢痕在形态上主要分为三种："冰锥形""滚轮形"和"厢车形"。冰锥形瘢痕窄（直径＜2 mm）而深，病变底部可累及网状真皮，有时甚至到皮下组织，通常出现在面颊部；滚轮形瘢痕通常较大（直径＞4 mm），新生纤维组织将真皮与皮下组织粘连在一起，使面部表面呈波浪状，出现大量阴影区[18]；厢车形瘢痕凹陷，直径可达 5 mm，壁垂直，深达真皮，基底宽阔。这些病变可能有浅（0.1 ~ 0.5 mm）有深（＞5 mm）。针对萎缩性瘢痕，医生有几种治疗手段：手术切除、磨削、剥脱、激光，还可单独或联合使用填充材料[19]。

由于瘢痕组织临床表现多样（深度、厚度、光洁度），也就需要多种治疗方法。剥脱型激光换肤操作是去除表皮和真皮浅层，并同时保留皮肤附属器，这种操作可确保在皮肤再生的同时产生胶原蛋白。位于远红外的 CO_2 激光被认为是表皮重建的最佳设备，还可对未气化的真皮加热，使皮肤即刻受热而产生紧致效果[20]。尽管采用 CO_2 激光表皮重建可获得良好效果，但这种方法的恢复期较长，还有长时间红斑和色素沉着等多种并发症。

临床需要的设备是既要保证气化剥脱效果，又要恢复期短、并发症少。为了满足这一需求，目前已生产出光谱为近 / 中红外（1320 nm、1440 nm、1450 nm 和 1540 nm）的设备。这些激光会在真皮产生程度可控的热损伤而不造成皮肤表面连续性中断，从而引发生物化学级联反应，引起组织更新重塑和胶原蛋白新生[21]。然而，使用这类设备通常需要进行多次治疗，改善痤疮瘢痕尤其是萎缩性瘢痕（冰锥形）的效果不如剥脱型 CO_2 激光显著。因此，临床使用微剥脱点阵 CO_2 激光治疗痤疮瘢痕越来越多，这类激光可通过一系列气化剥脱和热脉冲，产生表浅的微剥脱和具有关键作用的、可控的真皮热损伤，随后通过细胞因子的激活对组织进行调节。一些设备还整合了双极射频，可增强组织刺激和重建的效果[22]。这种点阵修复重建的方法效果良好，可刺激胶原蛋白新生和组织重塑，尤其是针对浅表厢车形瘢痕，治疗后 12 个月的改善率＞70%。

近年来，在减轻瘢痕疼痛、瘙痒、瘢痕组织触痛或改善外观等方面，瘢痕治疗已取得了巨大进步。瘢痕的外观取决于以下因素：宽度、光洁度、颜色和厚度。其中一些表现可在伤口愈合过程中加以控制，并通过早期干预进行矫正。因此，除了治疗已经愈合的瘢痕外，对异常瘢痕进行评估，做到早期预防也很重要[23]。

伤口愈合过程异常会导致增生性瘢痕或瘢痕疙瘩的形成。瘢痕疙瘩常有家族史，多见于深肤色患者，在非洲人群的发病率为 6% ~ 16%。瘢痕疙瘩可以在之前没有病变的情况下出现，而且不会自行消退；相反，增生性瘢痕通常在皮肤创伤后 8 周内形成，一些病例通常在几年后消退。组织学上，两者都表现为胶原蛋白的过度增殖，但增生性瘢痕的特征是胶原纤维平行于表面呈细波浪束状排列，结节含有肌成纤维细胞，而瘢痕疙瘩的胶原束较薄且排列杂乱无章，没有过量肌成纤维细胞的结节。总的来说，瘢痕疙瘩的胶原蛋白合成比正常皮肤高 20 倍 [24]。

一项基因组关联研究发现，NEDD4 酶及其编码基因可能与瘢痕疙瘩的形成有关。瘢痕疙瘩形成的可能机制是成纤维细胞增殖过度与侵袭性增加，同时伴有 I 型胶原过度表达。成纤维细胞被认为是瘢痕疙瘩纤维化的关键细胞介质。

了解伤口愈合过程，对正确理解瘢痕治疗的时机与方法十分必要。瘢痕的形成可分为 3 个阶段：第 1 阶段是炎症期，发生于创伤后的 48 ~ 72 h，特点是伤口修复所需的各种细胞均参与其中；第 2 阶段是增殖期，持续 3 ~ 6 周，特点是细胞外基质作为结构框架，开始沉积（肌成纤维细胞开始收缩伤口）；第 3 阶段是成熟期，持续 1 年或几年，在此期间，新生组织的生物合成和降解达到平衡。

了解伤口的愈合过程，有助于在应用激光治疗萎缩性、增生性和瘢痕疙瘩时，是选择单独使用 595 nm PDL，还是联合剥脱或微剥脱点阵 CO_2 激光，做出合理规划。当瘢痕疙瘩体积较大时（例如在耳后区域），最佳治疗方案是：病灶使用 PDL 照射后，立即进行剥脱 CO_2 激光气化病灶，以便控制随后的伤口愈合过程。为维持治疗效果，PDL 可以定期重复治疗（每 2 ~ 3 个月一次）。如要最终停止治疗，需对患者进行评估。

PDL 是第一个根据选择性光热作用理论设计的治疗皮肤病变的激光器。PDL 能选择性地对富含血红蛋白的结构产生热损伤，而不破坏到达靶组织前所经过的其他组织。PDL 对瘢痕的作用机制尚未完全阐明。血管激光可针对特定的血红蛋白，损伤瘢痕组织的微循环，导致缺氧，增加胶原蛋白的降解。此外，胶原纤维的受热可能会导致二硫键的溶解和纤维的重排，进而减少成纤维细胞的增殖。在后续研究中，我们发现，能量密度在 6 ~ 10 J/cm^2 时，PDL 的能量密度与瘢痕生长的抑制程度成正比。组织学观察显示，治疗后的瘢痕血管壁有明显的坏死样改变，从而证实 PDL 的主要靶点是微血管 [25]。治疗后，肥大细胞还会减少，这有助于改变成纤维细胞的增殖状态，抑制瘢痕增生。事实上，对瘢痕疙瘩的活检研究显示，瘢痕疙瘩的肥大细胞呈增殖状态。肥大细胞可以通过释放组胺间接影响成纤维细胞的增殖，从而促进瘢痕疙瘩的形成。生化研究表明，在 595 nm PDL 治疗的瘢痕疙瘩组织中，转化生长因子 β1（transforming growth factor β1，TGF-β1）的诱导作用降低，基质中的金属蛋白酶（metalloproteinases，MMP）表达增加。这将加快胶原蛋白降解和成纤维细胞凋亡。研究表明，采用 PDL 治疗瘢痕疙瘩后，可降低 80% 以上患者结缔组织生长因子（connective tissue growth factor，CTGF）的表达。正常皮肤中未发现 CTGF，但在病理性瘢痕组织却可发现，尤其是在瘢痕疙瘩病例。阻断 TGF-β 可以影响正常和病理性瘢痕的形成，而阻断 CTGF 只能减缓病理性瘢痕的发展。这就解释了 PDL 在干扰导致瘢痕疙瘩形成作用机制中的作用。最佳治疗时间尚未明确，但大多数医生都认为应尽早治疗。

致谢：感谢 Luigi Bennardo 博士、Giuseppe Lodi 博士和 Francesca Negosanti 博士为本章的编写和修订所作出的宝贵贡献。

参考文献

1. Sund B. New developments in wound care, vol. 1. London: PJB Publications; 2000. p. 255.

2. Terrinoni A, Codispoti A, Serra V, Bruno E, Didona B, Paradisi M, Nisticò S, Campione E, Napolitano B, Diluvio L, Melino G. Connexin 26 (GJB2) mutations as a cause of the KID syndrome with hearing loss. Biochem Biophys Res Commun. 2010; 395(1):25–30. https://doi.org/10.1016/j.bbrc.2010.03.098.

3. Paolillo N, Piccirilli S, Giardina E, Rispoli V, Colica C, Nisticò S. Effects of paraquat and capsaicin on the expression of genes related to inflammatory, immune responses and cell death in immortalized human HaCat keratinocytes. Int J Immunopathol Pharmacol. 2011; 24(4):861–8. https://doi.org/10.1177/039463201102400405.

4. Nistico S, Tamburi F, Bennardo L, Dastoli S, Schipani G, Caro G, Fortuna MC, Rossi A. Treatment of telogen effluvium using a dietary supplement containing Boswellia serrata, Curcuma longa, and Vitis vinifera: Results of an observational study. Dermatol Ther. 2019; 32(3):e12842. https://doi.org/10.1111/dth.12842.

5. Muscoli C, Lauro F, Dagostino C, Ilari S, Giancotti LA, Gliozzi M, Costa N, Carresi C, Musolino V, Casale F, Ventrice D, Oliverio E, Palma E, Nisticò S, Procopio A, Mollace V. Olea europea-derived phenolic products attenuate antinociceptive morphine tolerance: an innovative strategic approach to treat cancer pain. J Biol Reg Homeost Ag. 2014; 28(1):105–16.

6. Chiricozzi A, Saraceno R, Nisticò SP, Chimenti S, Giunta A.

Complete resolution of erythrodermic psoriasis in a HIV and HCV patient unresponsive to antipsoriatic treatments after highly active anti-retroviral therapy (ritonavir, atenzanavir, emtricitabine, tenofovir). Dermatology. 2012; 225(4):333–7.

7. Specchio F, Saraceno R, Chimenti S, Nisticò S. Management of non-melanoma skin cancer in solid organ transplant recipients. Int J Immunopathol Pharmacol. 2014; 27(1):21–4. https://doi.org/10.1177/039463201402700104.

8. Specchio F, Carboni I, Chimenti S, Tamburi F, Nisticò S. Cutaneous manifestations in patients with chronic renal failure on hemodialysis. Int J Immunopathol Pharmacol. 2014; 27(1):1–4. https://doi.org/10.1177/039463201402700101.

9. Bottoni U, Tiriolo R, Pullano S, Dastoli S, Amoruso G, Nistico S, Fiorillo A. Infrared saliva analysis of psoriatic and diabetic patients: similarities in protein components. IEEE Trans Biomed Eng. 2016 Feb; 63(2):379–84. https://doi.org/10.1109/TBME.2015.2458967.

10. Chimento SM, Newland M, Ricotti C, Nistico S. Romanelli P. A pilot study to determine the safety and efficacy of monochromatic excimer light in the treatment of vitiligo. J Drugs Dermatol. 2008; 7(3):258–63.

11. Nisticò S, Saraceno R, Capriotti E, De Felice C, Chimenti S. Efficacy of monochromatic excimer light (308nm) for the treatment of atopic dermatitis in adults and children. Photomed Laser Surg. 2008; 26(1):14–8. https://doi.org/10.1089/pho.2017.2116.

12. Cannarozzo G, Sannino M, Tamburi F, Chiricozzi A, Saraceno A, Morini C, Nisticò S. Deep pulse fractional CO_2 laser combined with a radiofrequency system: results of a case series. Photomed Laser Surg. 2014; 32(7):409–12. https://doi.org/10.1089/pho.2014.3733.

13. Mercuri SR, Brianti P, Dattola A, Bennardo L, Silvestri M, Schipani G, Nisticò SP. CO_2 laser and photodynamic therapy: study of efficacy in periocular BCC. Dermatol Ther. 2018; 31(4):e12616. https://doi. org/10.1111/dth.12616.

14. Jalali M, Bayat A. Current use of steroids in management of abnormal raised skin scars. Surgeon. 2007; 5:175–80.

15. Gupta S, Kalra A. Efficacy and safety of intralesional 5-fluorouracil in the treatment of keloids. Dermatology. 2002; 204:130–2. https://doi.org/10.1159/000051830.

16. Mancini RE, Quaife JV. Histogenesis of experimentally produced keloids. J Invest Dermatol. 1962; 38:143–81.

17. Chung S, Nakashima M, Zembutsu H, Nakamura G. Possible involvement of NEDD4 in keloid formation; its critical role in fibroblast proliferation and collagen production. Proc Jpn Acad Ser B Phys Biol Sci. 2011; 87:563–73. https://doi.org/10.2183/pjab.87.563.

18. Cannarozzo G, Sannino M, Tamburi F, Morini C, Nisticò SP. Flash-lamp pulsed-dye laser treatment of keloids: results of an observational study. Photomed Laser Surg. 2015; 33(5):274–7. https://doi.org/10.1089/pho.2015.3895.

19. Bernstein EF. The pulsed-dye laser for treatment of cutaneous conditions. G Ital Dermatol Venereol. 2009; 144(5):557–72.

20. Cohen IK, Keiser HR, Sjoerdsmo A. Collagen synthesis in human keloid and hypertrophic scars. Surg Forum. 1971; 22:488.

21. Urioste SS, Arndt KA, Dover JS. Keloids and hypertrophic scars: review and treatment strategies. Semin Cutan Med Surg. 1999; 18:159–71.

22. Topol BM, Lewis VL Jr, Benveniste K. The use of antihistamine to retard the growth of fibroblasts derived from human skin, scar and keloid. Plast Reconstr Surg. 1981; 68:231–2. https://doi.org/10.1097/00006534-198108000-00018.

23. Kuo YR, Jeng SF, Wang FS, et al. Flashlamp pulsed dye lasers (PDL) suppression of keloid proliferation through down-regulation of TGFbeta1 expression and extracellular matrix expression. Lasers Surg Med. 2004; 34:104–8. https://doi.org/10.1002/lsm.10206.

24. Holmes A, Abraham DJ, Sa S. CTGF and SMADs, maintenance of scleroderma phenotype is independent of SMAD signaling. J Biol Chem. 2001; 276:10594–1601. https://doi.org/10.1074/jbc.M010149200.

25. Nouri K, Jimenez GP, Harrison-Balestra C, Elgart GW. 585-nm pulsed dye laser in the treatment of surgical scars starting on the suture removal day. Dermatol Surg. 2003; 29:65–73.

第 **11** 章　激光治疗诊所的管理与安全

激光治疗的场所和操作者都应有所规范。操作者应具有医学学位，应了解所治疗疾病的病理学和所用设备的相关知识；应深入了解治疗中遵循的安全规则以及诊所或专业诊室适用的相关法规，并意识到这些规则或法规会因从事激光治疗的医生岗位（公立、私立）不同、从事治疗的方向（疾病治疗、美容治疗、理疗康复）不同而有所不同。此外，激光治疗的场所和操作者还会受进入场所的方法和设备所有权（拥有、租赁、借用）的影响[1]。

激光安全不仅限于佩戴护目镜和在治疗室门上张贴标志。来自全国的调查报告中罗列了一些对激光治疗的误解、不符合标准的问题、潜在不安全的做法，以及发生事故时可能出现的法医学问题。激光治疗必须遵守安全措施。

激光的安全与风险取决于操作方式，医生的专业知识和操作技能水平决定了临床实践操作的安全性。医用激光无论在哪里使用，都具有相同的风险和危害，没有区别。因此，所有临床使用环境，包括医院、诊所或私人办公场所，相应的安全标准和指南都应该是相同的。

在所有危险中，"自鸣得意"是最大的危险，必须从风险管理的角度来看待激光安全。恰当的安全管理需要四个维度，包括正确的知识、危险和风险识别、适当控制措施的实施、统一的过程审查与管理[2]。

11.1 风险管理第一步：标准的知识、法规和实践指南

标准通常是非规范性的，但可以作为实践的共识文件。因此，它们通常被认为是某一特定领域的惯常做法，是对患者或工作人员受伤、事故或意外事件给出法医学定论的基础。由于这些标准具有的基础地位，所以标准应该得到临床激光医生的承认，并用于指导个人安全操作激光。

从专业层面的最佳方案到强制遵守的法律，美国有多层次的治理。

11.2 美国国家标准

国家安全要求是基于美国国家标准协会（American National Standards Institute，ANSI）Z136.3《医疗保健中的激光安全使用指南》。这是美国安全操作的基本标准。虽然没有监管，也没有法律强制执行性，但该文件是基于证据，被认为是最佳实践的指导性文件，也因此成为国家法律、职业安全和健康管理局（Occupational Safety and Health Administration，OSHA）指导、联合委员会（Joint Commission，TJC）调查和专业推荐做法的基础性文件。它适用于所有医用激光系统（healthcare laser systems，HCLS）和所有机构设置，包括非医院场所、移动激光设备和私人机构[3]。

美国国家标准协会（ANSI）要求，发布的标准每5年要经过专家委员会审查一次，必要时要

进行修订，以确保其准确反映当前的使用状况。Z136.3 刚刚进行过广泛修订，现可供医务界使用。本章中的指南是基于标准 Z136.3-2011 的最新修订版，自 2012 年 1 月 1 日起可供使用。

激光安全指导文件、法律、法规、规则、标准和操作建议形成一个不断发展的领域，在各州之间以不同的形式存在。各州可能都有自己的条例，规定从设备登记到工作人员资格核查等一系列要求。但遗憾的是，却没有关于医疗激光的国家法律或执行的国家指导，因此各地差别很大。用户必须查阅并遵守各州自己的关于激光安全的法律。

由于这些法律不一致并可能发生变化，因此用户必须登录国家网站并找到管理激光使用的机构，可能是卫生部、辐射安全局、核安全部、应急管理部或其他国家部门。

用于搜索当前和待定立法的关键词包括：非电离辐射、医疗激光法规或医疗激光安全。

各类机构的医疗激光用户都必须了解他们与标准相关的责任。ANSI Z136.3 中明确规定了这些责任和要求。该文件包含美国食品和药品管理局以及设备和辐射健康中心要求的工程控制、行政控制和程序控制，并为制定和实施基于危险及操作的政策和程序提供指导[4]。

标准中的材料可以是信息性的（附录、与临床应用相关的叙述性文本和参考文献），也可以是规范性的（包含强制性要求）。标准的规范部分各处可见术语"应该（should）"和"应（shall）"。

术语"应该"是指强烈推荐的内容，但如果用户有选择不遵守的理由，则不一定强制，因为强烈建议遵守以实际操作为准，由激光安全官员（laser safety officer，LSO）酌情决定是否实施。

术语"应"是指监管内容中必须遵守的部分，但不包括表格和附录中的"应"。

如果在监管声明之后有"注释（NOTE）"，则该内容旨在进一步解释或提供证据，但不能包含"应"。

虽然 ANSI 标准没有发布的办事机构，也没有执法能力，但其内容与 OSHA 工作场所安全法规中的要求相似。事实上，美国有一个国家标准来定义 HCLS 的风险和危害，将这些已知的危害归类为工作场所安全问题是恰当的，因此 OSHA 法律可以作为强制遵守 ANSI 的基础。

OSHA 将一般责任条款作为引用违规设施的机制。一般责任条款规定了雇员和雇主的注意义务。该法律要求雇主为其雇员提供一个没有已知危险的工作场所，确保对工作场所的危险进行过适当的教育和培训，并强制使用能够消除危险的个人防护设备和减少工作过程暴露在这些危险中的机会[5]。

OSHA 要求消除或控制工作场所的已知危险。就激光安全而言，这些已知的危害可能包括但不限于：可能的眼部暴露和伤害、易燃物、反射性伤害，暴露在空气中的污染物、手术烟雾、光束，以及电气伤害。

OSHA 和 TJC 都使用 ANSI 标准作为其法规和指南的基础。因此，确保遵守这些法规取决于对 ANSI 标准的了解。

OSHA 使用 ANSI 标准的原因源于其对标准的定义：

- 1910.2（f）："标准"需要有条件，或者采用，或者使用一种或多种合理必要或适当的做法、手段、方法、操作或流程，以提供安全或健康的就业和就业场所。
- 1910.2（g）："国家共识标准"是指那些由国家认可的标准制定机构根据劳工部长或助理劳工部长确定的程序，采用、修改和颁布的标准，受标准范围或规定影响的人员均已表达不同观点并最终达成实质性协议[6]。

OSHA 和 ANSI 同时要求：

（1）全员教育培训

教育要非盈利化、信息化，以专业水平呈现，并通过考试验收。培训要以能力为基础，通过演示操作的熟练程度进行验收。这两项工作都是为用户、操作员和激光治疗室内可能存在的所有辅助人员做好准备，以便安全地使用医用激光系统。

（2）设备维护

用户有责任确保所有设备保持正常工作状态。用户能够编写证明设备使用和维护保养历史的资料。编写的资料应符合所在联邦、州和地方的注册要求与法规。

（3）用于实施和执行的安全计划

激光安全计划应涵盖管理层和可能参与的全体职工，应遵守全部标准、法规、教育培训、检查和质量保证的要求。

激光安全计划可纳入设备安全计划，但必须包含与医用激光系统相关的特定危害和防范措施。

如果职业健康安全部进行激光安全项目调查，

重点将放在审查行政控制措施、文件和采访人员，以评估他们的知识水平。通过查看安全管理流程，调查员可评估该项目是否已完成以下工作：①制定书面安全制度和流程；②确定防护装备选择标准；③为所有可能暴露于风险中的工作人员进行充分的教育与培训；④执行并记录文件以备定期安全检查。

职业健康安全部应被视为安全生产的倡导者，可以为从业者提供教育、帮助、建议和资源，引导从业者的执业生涯符合标准和法规。激光用户在项目规划的早期就能利用这些资源，远早于治疗第一位患者或决定购买或租用激光设备。这对每个人尤其是患者都是有益的。

许多医疗机构包括门诊手术中心和私人诊所，都已获得 TJC 或门诊医疗保健认证协会等国家认证机构之一的认可，或已申请获得认证。这个证书是医疗机构经过严格准备，然后通过大量的现场审核，证明符合设备、管理、临床操作等标准后才能发放的。认证该机构能够在各个方面以较高的水准为社区服务。

TJC 标准，护理环境 02.02.01：医院管理与危险品和废物相关风险中，可以找到实施正式激光安全计划所要求的依据。医院应将选择和使用危险能源的风险降到最低，包括但不限于电离和非电离辐射设备及激光。检查员将要求设备销售商提供激光审计报告和必要的行政文件来证明其合规性。

每个使用场所都应保留标准，以便用户和操作人员在激光使用过程中参考。

所有教育和培训计划应包括 ANSI 标准中的指导知识。

11.3　皮肤激光治疗诊所的安全性

除了直接实施激光治疗的医生，现行法规还确定了两类专业人员，他们会进行与光辐射源使用有关的直接和间接风险的物理监测和（或）评估：一类是为激光设立的激光安全员（employee laser safety，ELS），另一类是为非相干光辐射设立的光辐射专家（optical radiation expert，ORE）。

如果所用设备是 3B 级和 4 级激光器，以及用于非相干光辐射的 1 级和 2 级激光器，两类人员都必须存在。但是，在发射相干和非相干光辐射

装置的场所中，由于激光安全法还包括了规范非相干光辐射装置的内容，因此 ELS 可以承担唯一安全责任人的职能。

在"小诊所"，激光安全员的角色可由使用激光的人员承担，前提是他 / 她具备必要的技能，了解安全使用激光的要求，并愿意承担激光安全员的管理责任，特别是控制激光范围的管理责任，以及正确使用个人防护设备，为患者和其他人员采取安全措施，进行所有必要的操作，以确保正在使用的设备安全运行。

然而，在国家、州、地区层面实施监管生产，并附带指导条例、备忘录和实施法规，仍无法完全管理激光使用中遇到的无数问题和由此产生的安全需求。

因此，人们会经常提到"好的做法"一词，用来定义"符合现行立法和良好技术规范的组织或流程的解决办法，自愿采用，旨在通过减少风险和改善工作条件来促进工作场所的健康和安全"。

11.4　激光性能的风险管理

为了评估设备存在的潜在风险、工作人员暴露于危险的风险以及预防这些危险的防范措施，所有使用激光设备的人员（医生、护士、技术人员、助理）必须已经接受过基本的科学教育，接受过完整的专业教育，完成过理论和实践课的学习，这些要求超出了设备供应商在工作培训期间给出的技术说明。由于不同激光器存在的危险不同，因此上述评估、培训、教育仅限于正在使用的设备及其预期用途[7]。

11.5　激光控制区

为了判定和限制危险区域，首先必须限制激光控制区（laser zone controlled，LZC），即激光将要使用的区域，并在其内部划定控制区，通常称为眼风险区（nominal area of ocular risk，NAOR）。这是光束照射或能量暴露（包括存在激光光束非正确指向角膜的可能性）超过角膜的最大允许暴露剂量（maximum allowed exposure，MAE）的区域。角膜是全身暴露于光束风险时最脆弱的器官。

激光控制区内的安全流程包括：

（1）必须在眼风险区的每个入口放置警告标志，指示小心（危险）或警告（危险）。

（2）在进入的治疗房间附近必须提供适当的眼睛防护，并附上警告标志。只有在治疗结束时才能去除保护。

（3）对于能够穿透玻璃的激光波长，窗户必须用窗帘、百叶窗或其他不可燃屏障覆盖，这些屏障能够将光束传输降低到最大允许曝光量以下的可接受水平。对于能被水分子吸收的长波，不需要安装保护屏障。

（4）进入眼风险区内的所有人，都必须获得激光安全员的授权。

（5）激光使用时，门必须处于关闭状态，但不能上锁。

在标识为眼风险区的每个区域的入口处以及相应的警告标志处，必须提供与所用激光类型兼容的防护眼镜，任何进入房间的人都必须佩戴防护眼镜，以防发生紧急情况。警告标志应只在使用激光时出现，当关闭激光并取下开关钥匙后，警告标志应被拿走或盖上。这些警告标志是用于向房间内的人员传达有关房间存在潜在风险的情况，并且正在执行安全流程。如果这个标志是永久性张贴的，它就失去了意义，工作人员往往会毫无顾忌地进入房间。当标志被正确使用时，无须锁门或连接联锁激光。危险设备绝不应在医疗卫生环境中使用。

门窗必须被屏障覆盖以屏蔽所有能穿透玻璃的波长的光。

激光控制面板绝不能在无人看管的情况下打开。如果操作人员必须离开房间，则应关闭激光，取下钥匙并存放在安全的地方，或直接与操作人员或激光安全员一起离开。如果操作人员对激光进行测试，但仍需等待患者到达诊所，则激光必须保持待机状态。此模式禁用快门并防止激光意外启动。只有当医生准备好对组织进行治疗并开始治疗时，激光才能被激活。

11.6 眼部伤害和相关防护

眼睛的损伤取决于光与组织的相互作用程度，以及暴露结构中存在的吸光色基。通过分析激光

系统、能量和功率密度以及临床应用技术的特点，也有助于确定可能发生的损伤类型和严重程度。

必须始终佩戴专为所用激光的波长和类别设计的眼保护装置，并采用其他控制措施，以确保环境内的人员眼睛接受剂量不超过最大允许暴露水平。这意味着所有在激光治疗诊所内以及在已建立的控制区域内的人员在使用激光设备时必须始终佩戴护目镜。上述设备包括所有的医用激光，包括 CO_2 激光和 Er:YAG 激光。

保护操作者眼睛免受激光辐射的眼保护装置在设计规格上，必须确保通过透镜到达眼睛的辐射量低于最大允许暴露水平。

护目镜提供的保护通过特定标记来识别，该标记必须显示以下数据：功率（W）、能量（J）、波长λ（nm）、制造商 ID、机械阻力水平。

护目镜还必须具有：侧面防护罩、抗冲击和划痕、前表面膜抗反射、贴合（防滑）紧密舒适、镜头或框架无损坏、充分透射自然光。

无论光辐射专家进行的例行安全检查或租赁公司技术人员提供的保证如何，每次使用护目镜时，每个人都必须确保护目镜的类型正确，处于最佳状态才是安全的。

使用安全的护目镜是保护患者眼睛的最好方法。护目镜必须配有弹性束带，以确保患者在移动或重新定位时依然保持牢固接触和位置正确。如果患者因在眶周区域进行手术而不能佩戴防护眼镜，则有必要使用金属角膜保护器或贴合眶周的护目镜，以避免可能的眼损伤。

塑料可能无法承受激光的冲击，最重要的是，它尚未针对此类用途进行充分测试。

11.7 易燃性和反射性

治疗室内的患者和其他人员都要注意皮肤与身体组织的防护，避免受到激光的意外照射。

激光（尤其是高功率激光）可能造成的危险之一就是燃烧。临床治疗中通常会用到多种易燃物品，激光安全员以及治疗团队所有成员均需时刻判断激光治疗时的所用物品和设备，是否可在激光照射下使用以及可能发生的危险。这些物品包括：干织物或无纺布、塑料、橡胶、含酒精溶液、胶带除胶剂、皮肤脱脂剂、一次性物品和皮肤消毒剂。

含有碘伏（Hibiclens、Betadine 等）的溶液必须等干燥后才能使用激光照射，否则潮湿的碘伏溶液就会受激光作用产热，存在发生化学烧伤的风险。

此外，一些纺织物虽然不易燃，但受热会融化。在这种情况下，即使没有火焰，发生烧伤的风险还是很高。对这些织品上可能发生的火情有必要使用防火毯闷熄灭它们。

每次使用激光时，必须始终准备一桶水，放在操作者的身边，用于扑灭操作区域内织物、海绵等可能发生的火情。

在激光治疗室附近，必须为电器安装标准灭火器。灭火器不必固定在激光器、仪器推车、排烟机上或激光治疗室内，因为如果激光治疗室内着火，房间充满烟雾，工作人员可能无法识别其具体位置。如果将灭火器放在房间外，一旦着火，房间内外的工作人员可以立即轻松找到并快速使用。

当患者的治疗部位位于发际线附近时，该区域必须进行清洗，并且不得使用任何可能含有酒精的化妆品。

所有氧气管路（鼻插管）必须远离激光治疗部位。激光治疗室内不得使用任何易燃气体。

光反射也会造成伤害。反射性表面或镜面、仪器或物品都可能会干扰光束行进的路径。该路径是指从激光出口（发射设备的发射点）到治疗区域之间的整个长度。

反射面包括窥镜阀、牵开器、黑色非阳极氧化器具、铝面罩或表层玻璃镜片。

经喷砂、阳极氧化或金属腐蚀剂处理的不透明表面没有变黑或乌化，可吸收入射激光且防反射。如果使用没有阳极氧化处理的器具，暴露的表面必须用床单或毛巾盖住，以预防激光反射和意外烧伤。

不得在光通道上使用塑料或橡胶器具（牙齿护垫、开口器、压舌板），除非在治疗前，这些物品已经经过了与所用激光波长、功率相关的安全测试。

外部织物通常不能用激光照射，但如果在光路上有不需要照射的组织，就必须用湿毛巾或毛巾保护。这种保护垫不能使用铝制或可能反光的物品，也不能使用激光接触后会发热的材料。

11.8 电气危害

激光是电气设备，因此应谨慎对待。

激光操作人员必须在安装和测试期间就检查设备，以确保所有电线、插座和连接均完好无损，并处于最佳工作状态。

激光设备不得使用插线板接线取电，多数情况下，只能使用墙电绝缘电路，以避免治疗室内因用电功率过高造成危险。

检查脚踏开关的连接，确保没有损坏或电线裸露非常重要。错误使用会损坏脚踏开关。如果维修不当，就会在使用脚踏开关时发生触电。

11.9 空气污染物

研究表明，无论使用何种设备，都会对人体生命细胞产生热损伤，导致致癌和致基因突变物质的释放，诸如碳颗粒、病毒、细菌、DNA、血液气溶胶、血源性病原体，以及超过 41 种像苯、甲醛、甲苯、丙烯醛等已知有害气体。像 Q 开关 Nd:YAG 激光和红宝石激光所产生的组织微爆破，或像 Er:YAG 激光那样在组织上进行的图形扫描，也会造成空气污染，其程度往往比组织热损伤引起的危害更大。因此，需要配置合适的过滤吸烟装置，例如距离激光作用点不超过 2 cm 的吸烟装置、用于腹腔镜的封闭系统以及局部排气通风系统等。

过滤材料必须能够去除最小 0.1 μm 的微粒[8]，这是手术烟雾中能检测到的病毒微粒的平均直径。为了消除病毒危害，需要效率为 99.999% 的超细微粒过滤器。

过滤材料还必须配备使用情况监测系统，以便提示进行更换的时间。目前市场上的口罩均无法过滤空气中的污染物。此外，高效过滤材料只有在干燥时才有效，因此如果激光治疗时间过长，口罩就会因呼吸而受潮，过滤材料也就会因此失效，使其无法实现防护目的。

工作人员必须正确佩戴口罩，检查口罩的贴合度，以确保密封性能，以便有效保护呼吸道。

所有用于收集和管理手术烟雾的物品都必须被视为具有生物危害性，并根据感染控制流程进行处理。更换和处理过滤器时必须戴口罩、护目镜和手套。所有更换的物品都必须放在用于存放生物危险品的袋子里密封处理。

致谢：感谢 Giovanni Lombardi 和 Ester Del Duca 对本章编写所作的贡献。

参考文献

1. American National Standards Institute, ANSI Z136.3–2011, ISBN #978-0-9122035-69-7. 2. The Joint Commission, Environment of Care Standards EC: 02.02.01.
2. The Joint Commission, Environment of Care Standards EC: 02.02.01.
3. United States Department of Labor, Occupational Safety and Health Administration: 29CFR 1910, OSH Act 1970.
4. Blood Borne Pathogens 29CFR1910.1030.
5. 1910.2(f) "Standard" definitions (basis for using ANSI standards). Available from: www.OSHA.gov.
6. Canadian Standards Association, Z305–13.09 Plume scavenging in surgical, diagnostic, therapeutic, and aesthetic settings.
7. International Federation of Perioperative Nurses Guideline for Management of Surgical Plume. Available from: www.IFPN.org.uk.
8. Cannarozzo G, Sannino M, Tamburi F, Chiricozzi A, Saraceno A, Morini C, Nisticò S. Deep pulse fractional CO_2 laser combined with a radio-frequency system: results of a case series. Photomed Laser Surg. 2014; 32(7):409–12. https://doi.org/10.1089/pho.2014.3733.

第 12 章 临床摄影与无创光学系统

多年来，数码摄影已被证实是一种低成本、易于使用、多功能的技术，使其在医学领域中被广泛应用。医务人员借助电脑，在显示器上观察、分析摄影图像，对临床工作具有重要的协助作用，可使医患沟通更加清晰、客观。

用正确的方法查看那些记录了缺陷和皮肤病的治疗前、后照片，进行对比观察，有助于更快、更精确地评估治疗效果，有助于与患者的沟通。这些资料从法医学的角度也是必要的，还可为教学和专业学习提供合格的素材[1]。

多年来，数码摄影已被证明是一种有用的、必需的、可以支持医生临床活动的技术。与外显性显影检查相结合，它对色素性病变的诊断和定位作出了巨大贡献，记录了患者皮肤上的病变随时间发生的变化。借助特定的软件，计算机可以按日期、治疗类型和临床效果进行分类，便捷、自动地整理图像，用于后续的治疗、评估与咨询[2]。

随后，数字图像处理工具会对血管、色素和皮肤纹理特征进行强化处理。遗憾的是，仅靠按动相机无法获得对图像临床效果的正确评估结果，必须引入摄像标准化系统，以获得颜色、患者位置和能随时间选择的治疗参数。这些技术在对接受美容矫正的患者进行随访评估时是最需要的，因为这些矫正有时特别精细（纹理、细纹、毛孔大小）。这意味着需要一个专用的摄影环境，在这个环境中，患者、相机、支架和照明系统可以更好地保持相同的操作控制。如果有软件辅助，还可以自动设置摄影参数，如胶片或数字传感器的变焦、分辨率和灵敏度[3]。

在皮肤科日常工作和临床研究中，视觉信息对于皮肤病变的精确诊断和分类至关重要。但是，视觉检测是主观的，没有逻辑规律，有时是半定量的。例如，人眼能够分辨颜色，但如果没有仪器辅助，单凭眼睛，我们无法对感知的颜色进行准确量化。因此，为了评估色素沉着的成分（图12.1a，b和图12.2a，b）和皮肤的血管化程度，有必要进行客观、定量、无创的测量[4]。此外，在进行皮肤激光治疗的日常工作中，可借助激光的选择性吸收，单纯去除良性色素沉着，效果良好。在这方面，多光谱研究可为治疗者提供色素沉着数量和同一部位是否存在血管组织（血红蛋白）的可靠信息。针对这两种病变，可以分别观察，获得的图像可协助正确评估预后（术后病程、愈合时间、疗程数和可能的最终结果）并制订精确的治疗方案。在针对血管性病变的治疗中，如毛细血管畸形、毛细血管扩张、酒渣鼻和皮肤异色病，多光谱研究有助于我们跟踪病变经激光治疗后随时间可能发生的改善，以及记录下病变随治疗次数增加逐渐缩小的客观事实（单凭临床观察，首次治疗后有时效果并不太明显，图12.3a，b）[5]。

在应用激光对非原发的血管性皮肤病变（瘢痕疙瘩、增生性血管化瘢痕、痤疮后持续血管充血，图12.4a，b和图12.5a，b）进行治疗时，针对血管组织实施的定量和定性分析非常重要。为了获得正确诊断并制订最佳治疗方案（例如选用的激光波长、联合治疗时的治疗次序和间隔时间等），非常重要的环节就是需要系统评估皮肤病变的色素沉着和血管形成情况[6]。

即使设备的图像分辨率非常高，再标准的照片也无法准确再现病变或皮肤缺陷的三维状况和精

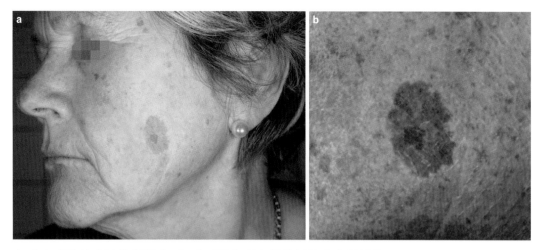

图 12.1 （a）左半脸日光性雀斑样痣；（b）对黑色素定量分析的多光谱图像

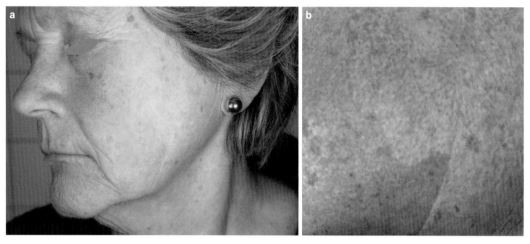

图 12.2 （a）Q 开关 532 nm 激光治疗，能量密度 1.7 J/cm²，光斑直径 3 mm，频率 1 Hz，外部冷却，1 次治疗，6 个月随访；（b）对黑色素定量分析的多光谱图像，6 个月随访

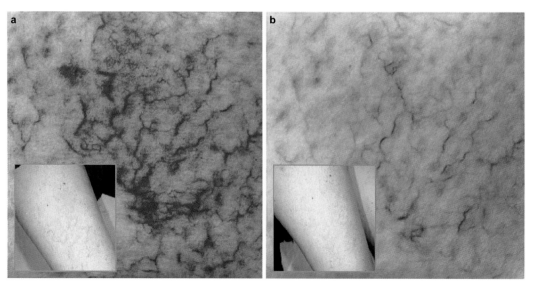

图 12.3 （a）下肢毛细血管扩张，血红蛋白定量分析的多光谱图像（Antera 3D Miravex）；（b）1064 nm Nd:YAG 激光治疗，能量密度 85 ~ 105 J/cm²，光斑直径 5 mm，双脉冲 5-15 ms，间隔 20 ms，外部冷却，1 次治疗，4 个月随访，多光谱图像

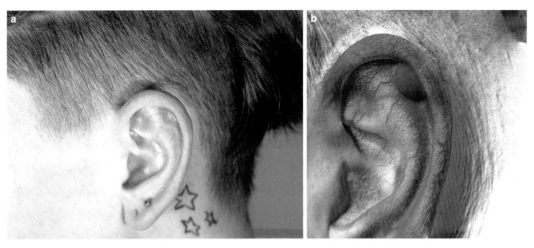

图 12.4 （a）左耳廓瘢痕疙瘩（既往穿刺伤）；（b）血红蛋白定量分析的多光谱图像

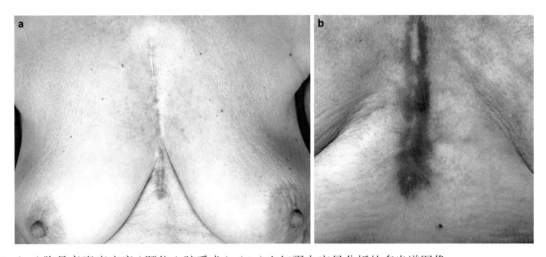

图 12.5 （a）胸骨旁瘢痕疙瘩（既往心脏手术）；（b）血红蛋白定量分析的多光谱图像

准的细节（比如皱纹、痤疮瘢痕、妊娠纹的深度），因此，就更无法正确评估激光治疗后皮肤表面平整度和肤质均匀性方面的变化。在这方面，新的非侵入性诊断系统开发了一种能够解决上述问题的3D 光学测量系统，并为操作者提供了可对临床图像数据进行存储、分析、再现和处理的设备[7]。

致谢：感谢 Ester Del Duca 博士和 Tiziano Zingoni 博士为本章的编写和修订所作出的宝贵贡献。

参考文献

1. Mann T, Colven R. A picture is worth more than a thousand words: enhancement of a pre-exam telephone consultation in dermatology with digital images. Acad Med. 2002; 77:742–3. PMID: 12114161.

2. Hollenbeak CS, Kokoska M, Stack BC Jr. Cost considerations of converting to digital photography. Arch Facial Plast Surg. 2000; 2:122–3. PMID: 10925437.

3. Sasson M, Schiff T, Stiller MJ. Photography without film: low-cost digital cameras come of age in dermatology. Int J Dermatol. 1994; 33:113–5. PMID: 8157391.

4. Cannarozzo G, Sannino M, Tamburi F, Chiricozzi A, Saraceno A, Morini C, Nisticò S. Deep pulse fractional CO_2 laser combined with a radio-frequency system: results of a case series. Photomed Laser Surg. 2014; 32(7):409–12. https://doi.org/10.1089/pho.2014.3733.

5. Jean JL, Pons F, Agopian L, Besson R. Subjective evaluation and objective measurement methods in cosmetic dermatology. In: Jean LL, Frédéric P, Lise A, Regis B, editors. Medical laser application, vol. 19. Munich: Urban & Fischer; 2004. p. 223–9.

6. Miller PJ, Light J. A comparison of digital cameras. Facial Plast Surg. 1999; 15:111–7. https://doi.org/10.1055/s-2008-1064307.

7. Rizova E, Pagnoni PA, Stoudemayer T, et al. Polarized light photography and videomicroscopy greatly enhance the capability of estimating the therapeutic response to atopical retinoid (adapalene) in acne vulgaris. Cutis. 2001; 68:25–33.

第 **13** 章 敷料

伤口愈合是一种身体修复损伤组织的能力。当组织的完整性受到损害，伤者身体状况又不是很差，导致组织损伤或伤口的因素已被移除时，组织就会开始进入创伤修复的过程。创伤修复可通过两种机制实现：当受损组织被相同类型的细胞替换时，称为再生；当受损组织被具有纤维形成的结缔组织取代时，称为替代[1]。

伤口愈合也有两种不同的方式：一期愈合，如切割伤，再如边缘锋利的线性手术伤口，可通过创缘直接靠拢和皮瓣缝合来促进愈合；二期愈合，像伴有组织缺失的烧伤、裂伤和挫伤，或者边缘无法靠拢的伤口[2]。在这些情况下，创伤愈合所必需的肉芽组织开始在伤口最深处形成，并逐渐向上生长，直至表面。

伤口可被认为是皮肤屏障之外和覆盖敷料之间的一个特定微环境。二期愈合中的细胞再生是通过同一病变的真皮细胞从边缘和最深处向中心迁移来实现的。新形成的细胞相互滑动，以填补因组织缺失造成的空隙。由坏死组织和碎片形成的"蜕皮"（痂）会延缓这种愈合进程[3]。

口服辅助用药[4-5]和特殊治疗[6-7]可促进伤口愈合。既往的皮肤状况[8-12]和遗传因素[13-14]也可对伤口愈合产生影响。伤口必须在局部处理前清洗干净。还需要清除组织碎片以及之前残留的敷料，这样可以减少细菌。伤口清洁可确保准确评估伤口。

应使用无菌盐水清洁剥脱激光治疗后的创面。理想的敷料应能吸收多余的渗出物、提供潮湿的微环境、无菌、无伤口残留物、减轻疼痛，要使用不过敏、移除过程中无创伤、能隔绝微生物和隔热的敷料[15]。

敷料选择是否恰当应考虑如下因素，如伤口类型、位置、大小、是否存在感染、渗出物的类型和渗液量。敷料的选择直接影响组织修复。由于细菌生长是最重要的危险因素，因此敷料应首先防止病原微生物在伤口内的生长[16]。

13.1 剥脱性手术激光、微剥脱点阵和非剥脱点阵激光治疗后的敷料

使用 10 600 nm CO_2 和 2940 nm Er:YAG 的剥脱性手术激光（手工或扫描）进行治疗，都会对皮肤或黏膜产生或多或少的损伤[17-19]。因此，进行创面护理是必要的。

对于采用二期愈合方式愈合的创面，目标是不能在治疗区中心或边缘形成结痂残留物。因此，伤口必须保持清洁和一定程度的湿润，以使创面快速愈合，且没有副作用（与黏膜相比，皮肤区护理更重要）[20]。

可借助两类敷料处理创面来实现这一目标：开放式敷料和封闭式敷料。

（1）开放式敷料：要求每天用生理溶液（或类似溶液）浸湿的纱布清洁伤口，以清除碎屑、渗出物和纤维蛋白；在适当清洁后和没有出血的情况下，推荐使用软膏（如有必要，可使用抗生素软膏），并可与酶制剂混合使用。如果这一过程进展顺利，且病变不太深，组织就会再生，并从边缘向气化区中心逐渐愈合。这样就能完美恢复皮肤的完整性（激光手术患者期待的高质量结果）。粉红

色的皮肤表明已经痊愈，但仍然需要患者严格使用防晒霜[21]。

（2）封闭式敷料：使用无菌湿盐水纱布像清洁伤口一样清洁创面。在这种情况下，除非在出血后直接涂抹软膏，否则不用软膏。外用透明合成膜片（市场上有多种可用材料），不使用任何软膏。这种薄膜能吸收伤口产生的物质（在薄膜下可看到典型的白色渗出物）。薄膜每 24 ~ 48 h 更换一次，直到创面愈合。同样，根据皮肤类型、部位和季节的不同，粉红色组织也要注意防晒，通常不能少于2 ~ 3 个月。

使用手术激光也可进行换肤治疗或矫正其他皮肤缺陷（剥脱性表皮重建）。治疗面积可能相当大（例如全面部或面部部分区域）。因此，有必要预防性口服药物（抗病毒药和抗生素）[22]。

至于外用敷料，可以使用封闭式敷料（形状和成分不同），但根据我们的经验，一般都会用清洁包装的开放式敷料，用无菌纱布、氯化钠溶液和保湿软膏覆盖创面，直到临床愈合（重新上皮化）。

鉴于治疗区的宽度较大，粉红色组织的防晒必须至少 4 ~ 5 个月[23]。

进行微剥脱点阵治疗（远红外光：10 600 nm CO_2 和 2940 nm Er:YAG，点阵扫描）或非剥脱点阵治疗（近红外和中红外光：1320 nm、1450 nm、1540 nm 等）时，对于有疱疹感染史的患者，特别提示要预防疱疹感染。

外用敷料包括使用保湿软膏 3 ~ 4 天。如果在秋季或春季进行治疗，防晒霜必须持续使用 1 ~ 2个月。对于只是出于美观目的进行的剥脱或微剥脱点阵激光治疗，建议避开夏季。

13.2　血管激光治疗后的敷料

用于治疗血管畸形的激光具有光选择性（色基为血红蛋白），不会对皮肤造成损伤（585 nm 染料激光、595 nm 染料激光）。肉眼可见的效果是紫色和红斑样水肿反应，表皮完整、无破损[24]。因此，有必要在治疗后前 3 天每天用生理盐水浸湿的无菌纱布进行冷敷（而非冰敷），之后使用润肤霜或软膏，并每天重复 2 ~ 3 次。随着水肿和紫色的逐渐吸收，润肤霜每天涂抹 1 ~ 2 次就足够了。最后，在完全恢复后就开始使用防晒霜。

针对面部和下肢毛细血管扩张的治疗，可选用对血红蛋白能选择性吸收的激光（1064 nm Nd:YAG 激光、半导体激光、532 nm KTP 激光）。热效应很少引起红斑、水肿和线状血肿。因此，适合用无菌纱布和氯化钠溶液冷敷 2 ~ 3 天，润肤霜每天涂抹 2 次。避免阳光照射至少 7 天，采用光保护措施至少 1 个月。

酒渣鼻、皮肤异色病、单纯面部毛细血管扩张可选用合适滤光片的脉冲光和染料激光治疗。这类治疗的术后护理也要冷敷 3 ~ 4 天，涂抹润肤产品和做好光保护。

13.3　色素激光和文身激光治疗后的敷料

Q 开关激光的热效应会导致红斑、水肿，并有可能出现水疱。冷却并涂抹 4 ~ 8 天的清爽润肤霜是有用的。对可能的副作用，必须根据具体情况进行评估后再治疗。

13.4　激光脱毛后的敷料

多余的毛发可使用选择性激光（色基是黑色素）或带有适当滤光片的脉冲光进行治疗。热效应可导致弥漫性红斑和毛囊周围水肿。可使用冷却并涂抹保湿清爽的面霜 3 ~ 4 天。避免阳光照射至少7 天。在治疗开始前，正确评估患者的皮肤分型和时刻注意待治疗部位的色泽非常重要。

致谢：感谢 Luigi Bennardo 博士、Federica Tamburi 博士和 Giovanna Galdo 博士为本章的编写和修订所作出的宝贵贡献。

参考文献

1. Goldman MP, Roberts TL, et al. Optimizing wound healing in the face after laser abrasion. J Am Acad Dermatol. 2002; 46:399–407. https://doi.org/10.1067/mjd.2002.118358.
2. Ruiz-Esparza J, Barba Gomez JM, Gomez de la Torre OL. Wound care after laser skin resurfacing: a combination of open and closed methods using a new polyethylene mask. Dermatol Surg. 1998; 24:79–81. PMID: 9464294.
3. Suarez M, Fulton JE. A novel occlusive dressing for skin resurfacing. Dermatol Surg. 1998; 24:567–70. PMID: 9598013.

4. Nistico S, Tamburi F, Bennardo L, Dastoli S, Schipani G, Caro G, Fortuna MC, Rossi A. Treatment of telogen effluvium using a dietary supplement containing Boswellia serrata, Curcuma longa, and Vitis vinifera: results of an observational study. Dermatol Ther. 2019; 32(3):e12842. https://doi.org/10.1111/dth.12842.

5. Muscoli C, Lauro F, Dagostino C, Ilari S, Giancotti LA, Gliozzi M, Costa N, Carresi C, Musolino V, Casale F, Ventrice D, Oliverio E, Palma E, Nisticò S, Procopio A, Mollace V. Olea Europea-derived phenolic products attenuate antinociceptive morphine tolerance: an innovative strategic approach to treat cancer pain. J Biol Regul Homeost Agents. 2014; 28(1):105–16.

6. Chimento SM, Newland M, Ricotti C, Nistico S, Romanelli P. A pilot study to determine the safety and efficacy of monochromatic excimer light in the treatment of vitiligo. J Drugs Dermatol. 2008; 7(3):258–63. PMID: 18380207.

7. Nisticò S, Saraceno R, Capriotti E, De Felice C, Chimenti S. Efficacy of monochromatic excimer light (308 nm) for the treatment of atopic dermatitis in adults and children. Photomed Laser Surg. 2008; 26(1):14–8. https://doi.org/10.1089/pho.2017.2116.

8. Chiricozzi A, Pitocco R, Saraceno R, Giunta A, Nisticò S, Chimenti S. New topical treatments for psoriasis. Expert Opin Pharmacother. 2014; 15(4):461–70.

9. Chiricozzi A, Saraceno R, Nisticò S, Giunta A, Cannizzaro MV, Chimenti S. Complete resolution of erythrodermic psoriasis in a HIV and HCV patient unresponsive to anti-psoriatic treatments after highly active anti-retroviral therapy (ritonavir, atazanavir, emtricitabine, tenofovir). Dermatology. 2012; 225(4):333–7.

10. Specchio F, Saraceno R, Chimenti S, Nisticò S. Management of non-melanoma skin cancer in solid organ transplant recipients. Int J Immunopathol Pharmacol. 2014; 27(1):21–4. https://doi.org/10.1177/039463201402700104.

11. Specchio F, Carboni I, Chimenti S, Tamburi F, Nisticò S. Cutaneous manifestations in patients with chronic renal failure on hemodialysis. Int J Immunopathol Pharmacol. 2014; 27(1):1–4. https://doi.org/10.1177/039463201402700101.

12. Bottoni U, Tiriolo R, Pullano S, Dastoli S, Amoruso G, Nistico S, Fiorillo A. Infrared saliva analysis of psoriatic and diabetic patients: similarities in protein components. IEEE Trans Biomed Eng. 2016; 63(2):379–84. https://doi.org/10.1109/TBME.2015.2458967.

13. Terrinoni A, Codispoti A, Serra V, Bruno E, Didona B, Paradisi M, Nisticò S, Campione E, Napolitano B, Diluvio L, Melino G. Connexin 26 (GJB2) mutations as a cause of the KID syndrome with hearing loss. Biochem Biophys Res Commun. 2010; 395(1):25–30. https://doi.org/10.1016/j.bbrc.2010.03.098.

14. Paolillo N, Piccirilli S, Giardina E, Rispoli V, Colica C, Nisticò S. Effects of paraquat and capsaicin on the expression of genes related to inflammatory, immune responses and cell death in immortalized human HaCat keratinocytes. Int J Immunopathol Pharmacol. 2011; 24(4):861–8. https://doi.org/10.1177/039463201102400405.

15. Martin P. Wound healing-aiming for perfect skin regeneration. Science. 1997; 276:75–81. https://doi.org/10.1126/science.276.5309.75.

16. Singer AJ, Clark RA. Cutaneous wound healing. N Engl J Med. 1999; 341:738–46. https://doi.org/10.1056/NEJM199909023411006.

17. Cannarozzo G, Sannino M, Tamburi F, Chiricozzi A, Saraceno A, Morini C, Nisticò S. Deep pulse fractional CO_2 laser combined with a radio-frequency system: results of a case series. Photomed Laser Surg. 2014; 32(7):409–12. https://doi.org/10.1089/pho.2014.3733.

18. Filippini M, Del Duca E, Negosanti F, Bonciani D, Negosanti L, Sannino M, Cannarozzo G, Nisticò S. Fractional CO_2 laser: from skin rejuvenation to vulvo-vaginal reshaping. Photomed Laser Surg. 2017; 35(3):171–5. ISSN: 1549-5418. https://doi.org/10.1089/pho.2016.4173.

19. Mercuri SR, Brianti P, Dattola A, Bennardo L, Silvestri M, Schipani G, Nisticò SP. CO_2 laser and photodynamic therapy: study of efficacy in periocular BCC. Dermatol Ther. 2018; 31(4):e12616. https://doi.org/10.1111/dth.12616.

20. Hermanson A, Dalsgaard CJ, Bjorklund H, Lindblom U. Sensory reinnervation and sensibility after superficial skin wounds in human patients. Neurosci Lett. 1987; 74:377–82. https://doi.org/10.1016/0304-3940(87)90327-2.

21. Graf RM, Bernardes A, Auerswald A, Noronha L. Full-face laser resurfacing and rhytidectomy. Aesthet Plast Surg. 1999; 23:101–6. PMID: 10227909.

22. Geronemus R, Alster T, Brandt F, et al. Table talk: common questions about laser resurfacing. Dermatol Surg. 1998; 24:123–4.

23. Wanitphakdeedecha R, Phuardchantuk R, Manuskiatti W. The use of sunscreen starting on the first day after ablative fractional skin resurfacing. J Eur Acad Dermatol Venereol. 2014; 28(11):1522–8. https://doi.org/10.1111/jdv.12332.

24. Cannarozzo G, Morini C, Sannino M, Campolmi P, Nisticò SP. Postablative laser management: mupirocin 2% vs. gentamicin 0.1% ointment. Dermatol Exp. 2014; 16:1–2.

第 **14** 章 麻醉

某些激光治疗可能不需要麻醉就能完成[1-3]。这取决于几个因素：治疗的类型、使用的操作参数、病变的位置和大小、患者年龄以及配合程度。准分子光治疗就可以在没有麻醉的情况下进行[4-5]。然而，由于患者对疼痛的敏感性不同，使非麻醉下激光治疗存在局限性。这种现象常见于儿童血管畸形的治疗。儿童和成人都会抱怨治疗次数越多，痛感越强。对于幼儿，在镇静或全身麻醉下可使较大的病变获得更好的治疗。就常规和必要性而言，全身麻醉很少用于皮肤激光手术。多数情况下，大多数治疗包括门诊治疗完全可以通过局部麻醉或镇静麻醉来完成[6]。

14.1 局部麻醉

局部麻醉就是可逆性地阻断一块皮肤的神经传导，这是由于麻醉药物干扰了神经细胞膜的离子通透性，特别是阻断了钠离子的跨膜通道，从而阻断了动作电位的传递。皮肤敏感性的不同类型不受同类局部麻醉药作用的影响：对痛觉敏感的直径细小的神经纤维最先被阻断，对触觉敏感的直径较粗大的神经纤维被阻断后产生作用的范围较小，速度也稍慢。化学结构上，局部麻醉药由三部分组成：亲脂基团（芳香环）、亲水基团（胺基）和连接前两个基团的中间基团，它们的特征决定了麻醉剂的种类和性质（酯键或酰胺键）。

如今，常用的是含有人工合成淀粉的局部麻醉药，它满足有效、快速、低毒和低致敏性的基本要求。

酰胺类（利多卡因、甲哌卡因、布比卡因、地布卡因、阿替卡因、普鲁卡因、罗哌卡因）被肝微粒体酶水解灭活，作用时间长，每种药物的效力、速度和作用持续时间有所不同[7]。

在确定局部麻醉药的最大用量时，必须考虑其稀释度、浸润面积和深度，以及是否添加了血管收缩剂（会延迟吸收进入血液循环）。对于局部麻醉药，通常会添加血管收缩剂（浓度为 1:100 000 或更稀的肾上腺素，稀释至 1:1 000 000 时仍有血管收缩作用），以达到止血的目的，同时还可降低血药浓度，将麻醉药毒性降到最低，并延长局部麻醉的持续时间。

肾上腺素与局部麻醉药的弱血管舒张作用（罗哌卡因无此作用）不同，其有持续 15 ~ 20 min 的缩血管作用。由于存在发生缺血性坏死的可能，必须避免在循环终末的皮肤区域（手指、阴茎）使用血管收缩剂；其他可能的禁忌证包括外周血管供血不足，高血压，缺血性心脏病，服用抗单胺氧化酶（MAO）、吩噻嗪类药物和 β 受体阻滞剂，甲状腺功能亢进，嗜铬细胞瘤，急性闭角型青光眼和妊娠[8]。

门诊局部麻醉过程中最常见的不良反应是晕厥（心动过缓、低血压、意识模糊），这种不良反应可通过卧位手术来预防，也可给予简单的术前用药（苯二氮䓬类，阿托品 0.5 mg 肌内注射或静脉注射）。

如果出现了麻醉药中毒症状（心血管，如低血压和心脏抑制；神经系统，如嗜睡、感觉异常、耳鸣、眼球震颤、复视、震颤、抽搐、呼吸抑制等），需要立即进行对症药物治疗（强心剂、抗高血压药、苯二氮䓬类药物等），同时进行辅助通气、吸氧等处置。真正的酰胺类麻醉药过敏或特异性反应很少见。

14.2 局部麻醉技术

最常见的方法是在准备切除的病灶周围和下方进行简单的真皮 - 皮下浸润。这种方法的一种变化方式是"环形阻滞"，即在手术区域的周围注射麻醉药。

皮内浸润麻醉即刻起效，持续时间长；皮下注射时最痛，可作用较粗大的神经干。由于大多数管径的血管对麻醉药有"冲洗"作用，因此可使起效减缓且作用持续时间缩短。

使用一些简单的步骤可减轻麻醉药浸润造成的疼痛，这样会使麻醉过程变得更容易接受，例如使用小口径针头（在眼睑等敏感部位，可用 25 ~ 27 G 或 30 G 针头），尽可能利用毛囊开口进针，使用小注射器以降低注射压力，缓慢进行浸润，在真皮 - 皮下交界处开始浸润（真皮浅层不易扩张，疼痛更明显），并将随后每次进针的位置选择在已经注射过麻醉药的区域（在肢端区域从近端向远端方向推注麻醉药）。

14.3 神经干阻滞麻醉

神经干阻滞麻醉是在骨膜上区域注射 1 ~ 3 ml 高浓度麻醉药（如 1% ~ 2% 甲哌卡因），适用于所有的骨神经急症。推药前一定要进行回抽，最好不要直接穿刺神经干，以避免即刻出现感觉障碍和造成损伤。额部可行眶上和滑车上神经阻滞，颧部和上唇区域可行眶下神经阻滞，鼻部可行眶下、滑车下和鼻背神经阻滞，下唇和颏部可行颏神经阻滞，耳后和乳突部可行耳大神经阻滞[9]。

指神经阻滞（两背侧和两掌侧）和阴茎环形阻滞也很常用。

14.4 表面麻醉

传统意义的表面麻醉是通过使用冷冻剂喷雾

（氯乙烷、二氯四氟乙烷）来实现的，这种喷雾剂可起到轻微的短暂麻醉，并可用于快速的浅表治疗。缺点是在激光作用时无法调节皮肤的冷却温度。表皮温度的降低在某些情况下可以防止激光的非特异性热损伤。

在治疗部位涂抹厚厚的一层麻醉乳膏（EMLA®，5% 利多卡因和普鲁卡因混合物；Plipaglis®，70 mg/g 利多卡因和 70 mg/g 丁卡因混合物）并保持 1 ~ 2 h（取决于表皮厚度），很容易获得更持久的表面麻醉效果[10]。

麻醉乳膏可作为皮肤表面治疗的唯一麻醉方法，还可作为浸润麻醉注射前的准备步骤。在黏膜使用麻醉乳膏尤其快速、有效。

14.5 肿胀麻醉

肿胀麻醉是在大量生理盐水中加入低浓度的麻醉药和血管收缩剂，再将这些溶液浸润注射到皮下组织，使组织"膨胀"。例如，利多卡因最低稀释浓度为 0.05% ~ 0.1%，肾上腺素的稀释浓度为 1 ∶ 10。由于麻醉药全身吸收缓慢，稀释液浓度又相当低，因此就可以使用更大剂量的麻醉药（35 mg/kg）。这种麻醉方法主要用于美容手术（吸脂塑形、激光溶脂等）。

遗传因素[11-12]和既往皮肤条件[13-16]可能会影响麻醉的效果。

致谢：感谢 Luigi Bennardo 博士和 Giovanna Galdo 博士为本章的编写和修订所作出的宝贵贡献。

参考文献

1. Cannarozzo G, Sannino M, Tamburi F, Chiricozzi A, Saraceno A, Morini C, Nisticò S. Deep pulse fractional CO₂ laser combined with a radio-frequency system: results of a case series. Photomed Laser Surg. 2014; 32(7):409–12. https://doi.org/10.1089/pho.2014.3733.

2. Filippini M, Del Duca E, Negosanti F, Bonciani D, Negosanti L, Sannino M, Cannarozzo G, Nisticò S. Fractional CO₂ laser: from skin rejuvenation to vulvo-vaginal reshaping. Photomed Laser Surg. 2017; 35(3):171–5. ISSN: 1549-5418. https://doi.org/10.1089/pho.2016.4173.

3. Mercuri SR, Brianti P, Dattola A, Bennardo L, Silvestri M, Schipani G, Nisticò SP. CO₂ laser and photodynamic therapy: study of efficacy in periocular BCC. Dermatol Ther. 2018;

31(4):e12616. https://doi.org/10.1111/dth.12616.

4. Chimento SM, Newland M, Ricotti C, Nistico S, Romanelli P. A pilot study to determine the safety and efficacy of monochromatic excimer light in the treatment of vitiligo. J Drugs Dermatol. 2008; 7(3):258–63. PMID: 18380207.

5. Nisticò S, Saraceno R, Capriotti E, De Felice C, Chimenti S. Efficacy of monochromatic excimer light (308 nm) for the treatment of atopic dermatitis in adults and children. Photomed Laser Surg. 2008; 26(1):14–8. https://doi.org/10.1089/pho.2017.2116.

6. Baron E, Harris L, Redpath WS, et al. Laser-assisted penetration of topical anesthetic in adults. Arch Dermatol. 2003; 139:1288–90. https://doi.org/10.1001/archderm.139.10.1288.

7. Guidelines for the elective use of conscious sedation, deep sedation, and general anesthesia in pediatric patients. Committee on drugs. Section on anesthesiology. Pediatrics. 1985; 76:317–21.

8. Arendt-Nielsen L, Bjerring P. Laser-induced pain for evaluation of local analgesia: a comparison of topical application and local injection (lidocaine). Anesth Analg. 1988; 67:115.

9. Uhlin L, Hagglund G, Evers H. Absorption of lidocaine and prilocaine after application of a eutectic mixture of local anesthetics (EMLA) on normal and diseased skin. Acta Derm Venereol. 1989; 69:18.

10. Alster T, Lupton J. Evaluation of a novel topical anesthetic agent for cutaneous laser resurfacing: a randomized comparison study. Dermatol Surg. 2002; 28:1004–6. PMID: 12460293.

11. Paolillo N, Piccirilli S, Giardina E, Rispoli V, Colica C, Nisticò S. Effects of paraquat and capsaicin on the expression of genes related to inflammatory, immune responses and cell death in immortalized human HaCat keratinocytes. Int J Immunopathol Pharmacol. 2011; 24(4):861–8. https://doi.org/10.1177/039463201102400405.

12. Terrinoni A, Codispoti A, Serra V, Bruno E, Didona B, Paradisi M, Nisticò S, Campione E, Napolitano B, Diluvio L, Melino G. Connexin 26 (GJB2) mutations as a cause of the KID syndrome with hearing loss. Biochem Biophys Res Commun 2010; 395(1):25–30. https://doi.org/10.1016/j.bbrc.2010.03.098.

13. Chiricozzi A, Pitocco R, Saraceno R, Giunta A, Nisticò S, Chimenti S. New topical treatments for psoriasis. Expert Opin Pharmacother. 2014; 15(4):461–70.

14. Chiricozzi A, Saraceno R, Nisticò S, Giunta A, Cannizzaro MV, Chimenti S. Complete resolu-tion of erythrodermic psoriasis in a HIV and HCV patient unresponsive to anti-psoriatic treatments after highly active anti-retroviral therapy (ritonavir, atazanavir, emtricitabine, tenofovir). Dermatology. 2012; 225(4):333–7.

15. Specchio F, Saraceno R, Chimenti S, Nisticò S. Management of non-melanoma skin cancer in solid organ transplant recipients. Int J Immunopathol Pharmacol. 2014; 27(1):21–4. https://doi.org/10.1177/039463201402700104.

16. Specchio F, Carboni I, Chimenti S, Tamburi F, Nisticò S. Cutaneous manifestations in patients with chronic renal failure on hemodialysis. Int J Immunopathol Pharmacol. 2014; 27(1):1–4. https://doi.org/10.1177/039463201402700101.

17. Bottoni U, Tiriolo R, Pullano S, Dastoli S, Amoruso G, Nistico S, Fiorillo A. Infrared saliva analysis of psoriatic and diabetic patients: similarities in protein components. IEEE Trans Biomed Eng. 2016; 63(2):379–84. https://doi.org/10.1109/TBME.2015.2458967.

第 **15** 章 日光性角化病

日光性角化病（actinic keratose，AK）是慢性日晒损伤皮肤而引起的一种常见病变，其形态学特征为表皮角质形成细胞从下 1/3 乃至全层的异型性改变。

日光性角化病在长期暴露于阳光的皮肤上出现不同程度的增厚和红斑，界线不清，有时有色素沉着。其患病率随着年龄的增长而稳步上升，瑞士最近的一项研究发现，普通门诊患者中有 25.3% 患有日光性角化病[1]。

日光性角化病的临床意义在于其不适症状、美容损害以及有进展为浸润性鳞状细胞癌（squamous cell carcinoma，SCC）的可能性。传统观点认为，发展成侵袭性鳞状细胞癌需要表皮全层发生异型性改变，临床表现通常为病变明显增厚[2]。然而，最近的一项研究表明，I 级日光性角化病在表皮下 1/3 的形态学特征是非典型角质形成细胞，是覆盖在浸润性鳞状细胞癌上最常见的日光性角化病类型[3]。

其发病机制与紫外线辐射引发的角质形成细胞累积损伤有关，主要是 UVB（290~320 nm）。主要危险因素是易感人群长期和反复暴露在阳光下。某些皮肤病变[4-8]和皮肤治疗[9-10]也存在诱发日光性角化病的风险。UVB 辐射损伤可导致角质形成细胞 DNA 突变，形成胸腺嘧啶二聚体；负责调控细胞复制的端粒酶基因发生突变，端粒酶活性增加可延缓细胞凋亡。

紫外线照射使编码肿瘤抑制蛋白的 p53 基因失活，是产生遗传不稳定角质形成细胞的关键步骤。在 90% 以上的人类皮肤鳞状细胞癌中发现了 p53 基因突变[11]。

在缺乏功能性修复基因（如 p53）的情况下，其他 DNA 突变可继续促进致癌作用[12-13]。吸收的紫外线可增加花生四烯酸及其代谢物和其他促炎细胞因子的产生。活性氧簇引起脂质过氧化和细胞破坏。因此，日光性角化病发生的主要机制有炎症、氧化应激、免疫抑制、细胞凋亡障碍、基因突变、细胞生长和增殖失调、组织重建等多重因素[14]。

口服补充剂可以降低日光性角化病的新发风险[15-16]。

15.1 临床表现

病变表现为角化过度的斑块，大小不一，表面粗糙，红斑基底上可有黄褐色的鳞屑紧密附着；可单发，但以多个病变同时出现最常见。日光性角化病生长缓慢，直径可达 1~2.5 cm。其好发于容易受到阳光照射的部位，如面部、手背、躯干前后、头皮、耳廓和下唇[17]。目前的共识是：日光性角化病的特点是存在一个底部的红斑，并围绕毛囊开口构成一个红色的网状 / 假网状的结构。毛囊位于红色背景上，周围有典型的白色光环，而且许多出口似乎被黄色角质栓占据，呈"靶形"外观。红色假网状网络和毛囊开口的形态学特征的组合被描述为"草莓征"[18]。某些皮肤镜下表现有助于明确病变的严重程度以及是否已经发展成鳞状细胞癌。因此，病变显著发展的表现被确定为进入了"红色星爆模式"（red starburst pattern），即毛囊开口的均匀性丧失，病变中心存在角蛋白和"黄白色不透明鳞屑"，即角化过度鳞屑。此外，迁曲扩张的新生血管和溃疡形成也是进一步诱发鳞状细胞癌的因素[19]。

15.2　病程和预后

日光性角化病的临床过程可以说是多变莫测的。最新研究表明，25%～63% 的病变不能自然消退。同时，对多发性日光性角化病患者的纵向研究表明，平均有 7.7 处日光性角化病病变的个体中，至少 1 处皮损约有 10% 的概率发展为鳞状细胞癌。评估日光性角化病的转归，进而选择最佳治疗方案，需要考虑如下风险因素：存在多发性增厚性病变、既往有非黑色瘤皮肤癌（non-melanoma skin cancer，NMSC）病史、广泛的光损伤、免疫抑制状态及病变发展速度[20]。

15.3　治疗

并非所有的日光性角化病都能用相同的方法进行治疗。日光性角化病治疗的关键环节是区分单一病变和多发病变，或者是否已发生"区域癌变"（field cancerization）。目前还没有一种方法可以提前预判多发性病灶中何种情况的日光性角化病会发展为侵袭性的恶性肿瘤。由于日光性角化病好发于某些区域（如头颈部）的皮肤，因此用"区域"（field）一词来描述受累的皮肤范围。治疗要针对整个"区域"内的可见病变以及与日光性角化病相邻的皮肤，因为暴露于类似风险因子的皮肤发生日光性角化病的风险均会增加[21]。

孤立的单一病变可以用物理疗法治疗，如冷冻、刮除、手术切除、电灼、光动力和激光疗法。伴发浸润性癌症的多发性损伤可通过局部治疗获益。

新的治疗方案结合了物理疗法和外用药物，例如剥脱性激光和外用药的联合治疗[22]。

目前批准用于治疗日光性角化病的外用药有：

- 5- 氟尿嘧啶（5-FU）：有软膏或液体制剂，浓度为 0.5%～5%，是 FDA 批准的治疗日光性角化病的常见外用药。它不仅对浅表损伤有效，对亚临床损伤也有效。治愈率在 93%以上。其可能的副作用包括充血、肿胀、结痂，通常都是暂时性的。病变通常可在治疗结束后 2 周内愈合。很少形成瘢痕[23]。
- 咪喹莫特：由 FDA 批准，是一种浓度为 5%的乳膏，可刺激免疫系统产生干扰素，进而杀伤癌细胞和癌前细胞。乳膏有时会导致皮肤泛红、溃疡和疼痛，但通常耐受性良好。
- 双氯芬酸：是一种非甾体类抗炎药，与透明质酸联合使用。双氯芬酸可阻止炎症反应，耐受性好；透明质酸可延缓双氯芬酸的吸收，使其在皮肤中保持高浓度。其通常用于对其他外用药过敏的患者[24]。
- 大戟醇甲基丁烯酸酯：是 EMA 最近批准的一种从大戟植物中分离出来的有机化合物。局部外用，可渗透进入皮肤，具有表皮浓度高、真皮浓度低的特点。在表皮浅层，高浓度的大戟醇甲基丁烯酸酯可通过诱发线粒体肿胀进而破坏细胞膜完整性，从而诱导细胞死亡（原发性坏死）。在表皮深层，该药物可引起中性粒细胞和其他免疫细胞特异性诱导、激活和浸润，诱发炎症反应[25]。该治疗的优点是治疗时间短，安全性好，局部皮肤反应轻（图 15.1）。

物理疗法包括：

- 冷冻治疗（冷冻外科）：在皮损数量较少的情况下，冷冻治疗是日光性角化病最常用的治疗方式，不需要皮肤切开与麻醉。用棉签或喷头将液氮涂于患处。随后，病灶结痂、自行脱落。治疗后可出现短暂红肿，有时会产生永久性的色素脱失[26]。
- 激光治疗：CO_2 激光[27-29] 或铒激光可直接对日光性角化病进行治疗，能在不出血的状态下去除病变组织。

临床上，激光治疗是外科手术的一种很好的替代方法，特别适用于有多个病灶且对其他"常规"治疗方法产生"抵抗"的情况[30]。

对于范围小且位于难以治疗部位的病灶，激光是一个很好的选择。激光对面部、头皮角化病和光化性唇炎有效。对正在使用抗凝剂或其他方法治疗无效的患者，也推荐进行激光治疗。

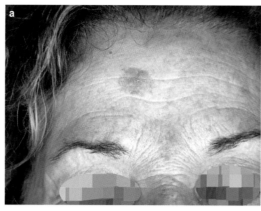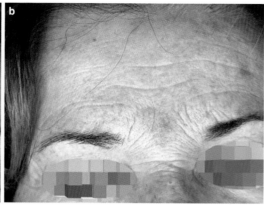

图 15.1 （a）日光性角化病；（b）激光辅助透皮给药，点阵 CO_2 激光，功率 18 W，光斑直径 500 μm + 大戟醇甲基丁烯酸酯，1 个疗程，1 个月后评估

15.4 激光辅助给药

微剥脱点阵激光可以去除表皮的浅层，这层是阻止活性成分透入皮肤的物理屏障[31]。因此，近年来，经常会有人推荐利用激光或其他光电设备来辅助进行透皮给药，希望能借此增加局部外用药的药理活性成分渗透进入皮肤。关于激光辅助给药治疗日光性角化病的效果，已有相关报道显示，用 CO_2 激光进行微剥脱预处理可提高光动力疗法（PDT）中所用氨基乙酰丙酸（5-ALA）和甲基氨基乙酰丙酸（MAL）的疗效[32]。

- PDT：PDT 特别适用于面部和头皮病变的治疗。将光敏剂即 5-ALA 涂于皮损部位。随后，施药部位在高强度光下进行照射，激活5-ALA。该治疗可以选择性地破坏日光性角化病，周围健康皮肤除经常出现红肿外，几乎没有损害[33]。

- 联合疗法：两种不同的治疗方法联合使用可以确保更好的疗效。有些疗法在联合使用或按顺序使用时特别有效。事实上，这样既能提高治愈率，又能减少副作用或复发率。大量研究证实，物理和化学疗法联合使用可以获得协同效应[34]。近期有研究表明，先用点阵 CO_2 激光处理后，接着使用大戟醇甲基丁烯酸酯治疗，可以显著增强后者对日光性角化病的治疗效果，同时不会加重可能与治疗相关的不良反应。对于目前治疗日光性角化病的各种方法，如何选择取决于专科医生及

其对专业知识的把控[35]。现如今，物理和化学联合疗法是一种开创性的新疗法，但重视预防和光保护仍然是减少日光性损伤发生的关键[36]。

致谢：感谢 Giuseppe Lodi 和 Federica Tamburi 对本章的编写所作出的贡献。

参考文献

1. Rowert-Huber J, et al. Actinic keratosis is an early in situ squamous cell carcinoma: a proposal for reclassification. Br J Dermatol. 2007; 156(Suppl 3):8–12.
2. Spencer J. Understanding actinic keratosis: epidemiology, biology, and management of the disease. J Am Acad Dermatol. 2013; 68(1 Suppl 1):S1. https://doi.org/10.1016/j.jaad.2012.10.006.
3. Lebwohl M. Actinic keratosis: epidemiology and progression to squamous cell carcinoma. Br J Dermatol. 2003; 149(Suppl 66):31–3. https://doi.org/10.1046/j.0366-077x.2003.05621.x.
4. Chiricozzi A, Pitocco R, Saraceno R, et al. New topical treatments for psoriasis. Exp Opin Pharmacother. 2014; 15(4):461–70.
5. Chiricozzi A, Saraceno R, Nisticò S, et al. Complete resolution of erythrodermic psoriasis in a HIV and HCV patient unresponsive to antipsoriatic treatments after Highly Active Anti-Retroviral Therapy (ritonavir, atenzanavir, emtricitabine, tenofovir). Dermatology. 2012; 225(4):333–7.
6. Specchio F, Saraceno R, Chimenti S, et al. Management of non-melanoma skin cancer in solid organ transplant recipients. Int J Immunopathol Pharmacol. 2014; 27(1):21–4. https://doi.org/10.1177/039463201402700104.
7. Specchio F, Carboni I, Chimenti S, et al. Cutaneous manifestations in patients with chronic renal failure on hemodialysis. Int J Immunopathol Pharmacol. 2014; 27(1):1–4. https://doi.org/10.1177/039463201402700101.
8. Bottoni U, Tiriolo R, Pullano S, et al. Infrared saliva analysis of psoriatic and diabetic patients: similarities in protein components.

IEEE Trans Biomed Eng. 2016; 63(2):379–84. https://doi.org/10.1109/TBME.2015.2458967.

9. Chimento SM, Newland M, Ricotti C, et al. A pilot study to determine the safety and efficacy of monochromatic excimer light in the treatment of vitiligo. J Drugs Dermatol. 2008; 7(3):258–63.

10. Nisticò S., Saraceno R., Capriotti et al. Efficacy of monochromatic excimer Light (308nm) for the treatment of atopic dermatitis in adults and children Photomed Laser Surg. 2008; 26(1):14–8. https://doi.org/10.1089/pho.2017.2116.

11. Schwartz RA, et al. Actinic keratosis: an occupational an environmental disorder. J Eur Acad Dermatol Venereol. 2008; 22:606–15. https://doi.org/10.1111/j.1468-3083.2008.02579.x.

12. Terrinoni A, Codispoti A. Serra et al Campione E, Napolitano B, Diluvio L, Melino G. Connexin 26 (GJB2) mutations as a cause of the KID syndrome with hearing loss. Biochem Biophys Res Commun. 2010; 395(1):25–30. https://doi.org/10.1016/j.bbrc.2010.03.098.

13. Paolillo N, Piccirilli S, Giardina E, Rispoli V, Colica C, Nisticò S. Effects of paraquat and capsaicin on the expression of genes related to inflammatory, immune responses and cell death in immortalized human HaCat keratinocytes. Int J Immunopathol Pharmacol. 2011; 24(4):861–8. https://doi.org/10.1177/039463201102400405.

14. Cantisani C, et al. Actinic keratosis pathogenesis update and new patients. Recent Pat Inflamm Allergy Drug Discov. 2016; 10(1):40–8.

15. Nistico S, Tamburi F, Bennardo L, Dastoli S, Schipani G, Caro G, Fortuna MC, Rossi A. Treatment of telogen effluvium using a dietary supplement containing Boswellia serrata, Curcuma longa, and Vitis vinifera: Results of an observational study. Dermatol Ther. 2019; 32(3):e12842. https://doi.org/10.1111/dth.12842.

16. Muscoli C, Lauro F, Dagostino C, Ilari S, Giancotti LA, Gliozzi M, Costa N, Carresi C, Musolino V, Casale F, Ventrice D, Oliverio E, Palma E, Nisticò S, Procopio A, Mollace V. Olea europea-derived phenolic products attenuate antinociceptive morphine tolerance: an innovative strategic approach to treat cancer pain. J Biol Regul Homeost Agents. 2014; 28(1):105–16.

17. Basset-Seguin N. The real face of actinic keratosis: field of cancerisation and squamous cell carcinoma. Eur J Dermatol. 2012; 22(Suppl 1):5–9. https://doi.org/10.1684/ejd.2012.1872.

18. Hommel T, et al. Actinic keratoses. Hautarzt. 2016; 67(11):867–75.

19. Goldberg LH, et al. Review of actinic keratosis. Part I: etiology, epidemiology and clinical presentation. J Drugs Dermatol. 2010; 9(9):1125–32.

20. Zalaudek I, et al. Dermoscopy of actinic keratosis, intraepidermal carcinoma and squamous cell carcinoma. Curr Probl Dermatol. 2015; 46:70–6.

21. Lee JH, et al. Dermoscopic features of actinic keratosis and follow up with dermoscopy: a pilot study. J Dermatol. 2014; 41(6):487–93.

22. Dodson JM, et al. Malignant potential of actinic keratoses and the controversy over treatment. A patient-oriented perspective. Arch Dermatol. 1991; 127:1029–31.

23. Dréno B, et al. Management of actinic keratosis: a practical report and treatment algorithm from AKTeam™ expert clinicians. J Eur Acad Dermatol Venereol. 2014; 28(9):1141–9. https://doi.org/10.1111/jdv.12434.

24. Huth S, et al. Ablative non-sequential fractional ultrapulsed CO_2 laser pretreatment improves conventional photodynamic therapy with methyl aminolevulinate in a novel human in vitro 3D actinic keratosis skin model. Exp Dermatol. 2016; 25(12):997–9.

25. Stockfleth E, et al. Low-dose 5-fluorouracil in combination with salicylic acid as a new lesiondirected option to treat topically actinic keratoses: histological and clinical study results. Br J Dermatol. 2011; 165:1101–8. https://doi.org/10.1111/j.1365-2133.2011.10387.x.

26. Swanson N, et al. Imiquimod 2.5% and 3.75% for the treatment of actinic keratoses: results of two placebocontrolled studies of daily application to the face and balding scalp for two 2-week cycles. J Am Acad Dermatol. 2010; 62:582–90. https://doi.org/10.1016/j.jaad.2009.07.004.

27. Cannarozzo G, Sannino M, Tamburi F, Chiricozzi A, Saraceno A, Morini C, Nisticò S. Deep pulse fractional CO_2 laser combined with a radio-frequency system: results of a case series. Photomed Laser Surg. 2014; 32(7):409–12. https://doi.org/10.1089/pho.2014.3733.

28. Filippini M, Del Duca E, Negosanti F, Bonciani D, Negosanti L, Sannino M, Cannarozzo G, Nisticò S. Fractional CO_2 laser: from skin rejuvenation to vulvo-vaginal reshaping. Photomed Laser Surg. 2017; 35(3):171–5. https://doi.org/10.1089/pho.2016.4173.

29. Mercuri SR, Brianti P, Dattola A, Bennardo L, Silvestri M, Schipani G, Nisticò SP. CO_2 laser and photodynamic therapy: Study of efficacy in periocular BCC. Dermatol Ther. 2018; 31(4):e12616. https://doi.org/10.1111/dth.12616.

30. Martin GM, Stockfleth E. Diclofenac sodium 3% gel for the management of actinic keratosis: 10+ years of cumulative evidence of efficacy and safety. J Drugs Dermatol. 2012; 11(5):600–8.

31. Lebwohl M, et al. Ingenol mebutate gel for actinic keratosis. N Engl J Med. 2012; 366:1010–9.

32. Berman B, et al. Variables in cryosurgery technique associated with clearance of actinic keratosis. Dermatol Surg. 2017; 43(3):424–30.

33. De Vries K, et al. Laser treatment and its implications for photodamaged skin and actinic keratosis. Curr Probl Dermatol. 2015; 46:129–35.

34. Dirschka T, et al. Photodynamic therapy with BF-200 ALA for the treatment of actinic keratosis: results of a multicentre, randomized, observer-blind phase III study in comparison with a registered methyl-5-aminolaevulinate cream and placebo. Br J Dermatol. 2012; 166:137–46. https://doi.org/10.1111/j.1365-2133.2011.10613.x.

35. Nissen CV, et al. Pretreatment with 5-fluorouracil cream enhances the efficacy of daylightmediated photodynamic therapy for actinic keratosis. Acta Derm Venereol. 2017; 17 https://doi.org/10.2340/00015555-2612.

36. Nisticò SP, et al. Ablative fractional laser improves treatment of actinic keratoses with Ingenol Mebutate. Eur J Inflamm. 2016; 14(3):200–5. https://doi.org/10.1177/1721727X16674219.

第 **16** 章 蓝光治疗

自然阳光一直是被用于治疗目的。古希腊人采用这种天然技术来治疗溃疡和某些皮肤疾病，如银屑病[1]。光可以分为可见光和不可见光。在电磁波光谱中，可见光范围介于红色部分和紫色部分之间：人眼仅对波长在 380～780 nm（可见光谱）的电磁波敏感[2]。可见光能被哺乳动物细胞中的光感受器吸收。无线电波、X 射线、紫外线（UV）和可见光是电磁辐射的不同表现形式，是由于在正交平面上振荡的电场和磁场的周期性扰动同时传播而产生的波现象[3]。

1704 年，艾萨克·牛顿（Isaac Newton）在其所著的《光学》论文中，以及 1810 年由约翰·沃尔夫冈·冯·歌德（Johann Wolfgang von Goethe）发表的论文《颜色理论》中，对可见光谱进行了第一次和最重要的研究[4]。

光辐射在皮肤内的穿透能力与波长成反比：紫外辐射穿透不到 1 mm 后即发生衰减，而红外辐射可穿透几毫米[5]。在评估使用光源进行医用治疗的可行性时，必须确保能够提供可重复的能量。光源的能量输出必须始终辐射相同的光谱和相同的功率：光动力疗法（PDT）就是一个例子[6]。

在分子水平上，蓝光可被亚硝化蛋白质、黄素、卟啉和视蛋白吸收，并诱导活性氧、一氧化氮（NO）的释放以及 G 蛋白偶联信号的激活[7]。用波长 453 nm 的蓝光照射可使亚硝化蛋白质产生 NO，这是已知的启动皮肤细胞分化的物质：蓝光照射可调节人类皮肤细胞的增殖和分化[8]。虽然蓝光的治疗效果在慢性炎症性皮肤病（如银屑病）中已得到过广泛证实，但最新的研究表明，蓝光的急性刺激可对健康的人体皮肤产生生物学效应[9]。

与 UVA（400～315 nm）相反，不含紫外线的蓝光（440～490 nm）诱导生成的 NO 可治疗由于 NO 生理合成或生物学利用障碍而引起的全身和局部血流动力学紊乱[10]。蓝光疗法可用于 PDT（利用高强度光能激活光敏剂）[11]。在可见光谱范围内，蓝光具有多种作用机制和不同的治疗适应证，包括光子嫩肤、寻常痤疮、增生性瘢痕和瘢痕疙瘩[12]。

激光也可用于治疗瘢痕[13-15]。至于光子嫩肤，蓝光可诱导胶原蛋白的产生，消除细纹，缩小毛孔和改善瘢痕。蓝光可以通过非热效应激活成纤维细胞：此作用是通过线粒体的细胞色素氧化酶机制来实现的。皮肤质地的改善伴随着 I 型胶原沉积的增加和真皮乳头中基质金属蛋白酶 -1（成纤维细胞胶原酶）活性的降低。发光二极管（light-emitting diode，LED）的抗炎成分与细胞调节成分相结合，有助于提升其他基于热效应的嫩肤治疗效果。LED 光调作用是改善光老化的一种安全有效的无痛治疗方式[16]。

就蓝光的抗菌作用而言，细菌感染有一个治疗窗口期，其间，细菌可被蓝光选择性地杀灭，而不伤害宿主组织细胞[17]。蓝光在革兰氏阴性菌（鲍曼不动杆菌）的生物膜和铜绿假单胞菌烧伤感染中具有抗菌活性[18]。蓝光照射是美国食品和药品监督管理局（FDA）批准的一种用于治疗某些类型感染（如痤疮）的方法，而且它作为一种抗菌手段正变得越来越有吸引力[19]。激光（红外波长和脉冲染料激光）和光技术（蓝光）已成为治疗痤疮和痤疮瘢痕的一种非常重要的治疗手段[20]。痤疮丙酸杆菌是皮肤上的一种共生菌，存在于皮脂腺中[21]。痤疮是一种由痤疮丙酸杆菌感染引发的炎症性疾病，具有抗菌性能的蓝光似乎是一种极佳的治疗手段。蓝光 PDT 可用于治疗深肤色患者的痤疮[22]。

蓝光也可以与光转化凝胶联合使用。痤疮的治疗是在使用光转化凝胶后，用高强度的治疗灯进行照射以杀死细菌并促进愈合[23]。这种凝胶可将蓝光的一部分转化成从绿色到红色的不同波长的光，以穿入真皮的不同深度并击中不同的靶目标（如血管）[24]。LED 蓝光光疗使用光转化发色团，为寻常痤疮提供了一种疗效持久且安全的治疗方法。这类设备的平均无故障时间超过 50 000 h，因此确保了设备的长期使用寿命（20～30 年）[25]。强脉冲光（intense pulsed light，IPL）也可以治疗痤疮。420 nm 的 IPL 通过降低痤疮丙酸杆菌数量，从而减轻细菌引发的炎症，发挥其对炎性痤疮的治疗作用[27]。该过程也能促进胶原蛋白的沉积，可能有助于痤疮瘢痕的修复（图 16.1～16.3）。

增生性瘢痕和瘢痕疙瘩的特征是胶原酶活性降低和胶原沉积增加[28]。增生性瘢痕的组织学与其他皮肤瘢痕非常相似。瘢痕疙瘩却呈瘤状和紫红色丘疹，生长超出了伤口的界线。组织学上，无细胞的透明粗大胶原纤维束呈轮状排列[29]。蓝光能抑制成人真皮成纤维细胞的增殖及迁移速度。在不改变活性的条件下，蓝光的使用剂量与活性氧的生成增加成正比。410 nm 弱光照射可降低瘢痕疙瘩成纤维细胞内Ⅰ型胶原的表达。它可在不影响愈合的情况下有效预防瘢痕疙瘩的形成，并有望治疗皮肤瘢痕[30]。

蓝光不会引起与皮肤癌和光老化相关的脱氧核糖核酸损伤。蓝光对正常皮肤的生物学效应表现为短暂的黑色素生成且不会诱发细胞凋亡的空泡形成（尚待研究）。临床研究表明，新生儿因黄疸而使用蓝光照射不会引起黑痣的增多，也不会导致黑痣增大[31]。

蓝光治疗被证明是安全、有效和舒适的[32]。

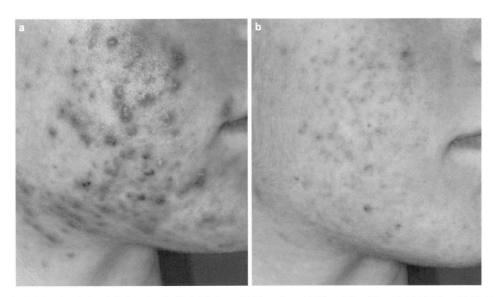

图 16.1 （a）右侧面部丘疹型痤疮；（b）蓝光治疗，每周 2 次，连续 6 周。第 1 次治疗后 6 周的对比照片：炎症显著减轻

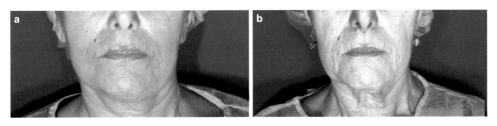

图 16.2 （a）颈部皮肤松弛；（b）蓝光治疗，每周 1 次，连续 4 周。第 1 次治疗后 2 个月的对比照片

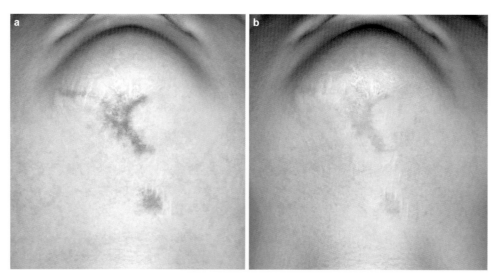

图 16.3 （a）额外伤后瘢痕疙瘩；（b）蓝光治疗，每周 2 次，连续 6 周。第 1 次治疗后 8 周的对比照片：炎症明显减轻，瘢痕疙瘩的临床症状得到改善

其疗效持久，误工期也可忽略不计或完全没有。唯一的副作用可能是一过性红斑和色素沉着。在某些情况下，蓝光还有一定的美容效果[33]。口服药物[34-35] 和遗传因素[36-37] 可能有助于预防这些副作用。有些皮肤病[38-42] 或治疗[43-44] 可能会减轻这些副作用。

　　致谢：感谢 Luigi Bennardo 博士和 Giuseppe Lodi 博士为本章的编写和修订所作出的宝贵贡献。

参考文献

1. Garza ZCF, Born M, PAJ H, van Riel NAW, Liebmann J. Visible light therapy: molecular mechanisms and therapeutic opportunities. Curr Med Chem. 2018; 25(40):5564–77.
2. Liebmann J, Born M, Kolb-Bachofen V. Bluelight irradiation regulates proliferation and differentiation in human skin cells. J Invest Dermatol. 2010; 130(1):259–69. https://doi.org/10.1038/jid.2009.194.
3. Pfaff S, Liebmann J, Born M, Merk HF, von Felbert V. Prospective randomized long-term study on the efficacy and safety of UV-free blue light for treating mild psoriasis vulgaris. Dermatology. 2015; 231(1):24–34. https://doi.org/10.1159/000430495.
4. Ansaripour A, Thio HB, Maessen R, Redekop WK. The cost-effectiveness of blue-light therapy in the treatment of mild-to-moderate psoriasis. J Comp Eff Res. 2017; 6(4):325–35. https://doi.org/10.2217/cer-2017-0007.
5. Félix Garza ZC, Liebmann J, Born M, Hilbers PA, van Riel NA. A dynamic model for prediction of psoriasis management by blue light irradiation. Front Physiol. 2017; 8(28) https://doi.org/10.3389/fphys.2017.00028.
6. Falcone D, Uzunbajakava NE, van Abeelen F, Oversluizen G, Peppelman M, van Erp PEJ, van de Kerkhof PCM. Effects of blue light on inflammation and skin barrier recovery following acute perturbation. Pilot study results in healthy human subjects. Photodermatol Photoimmunol Photomed. 2017; 34:184. https://doi.org/10.1111/phpp.12367.
7. Opländer C, Deck A, Volkmar CM, Kirsch M, Liebmann J, Born M, van Abeelen F, van Faassen EE, Kröncke KD, Windolf J, Suschek CV. Mechanism and biological relevance of blue-light (420–453 nm)-induced nonenzymatic nitric oxide generation from photolabile nitric oxide derivatives in human skin in vitro and in vivo. Free Radic Biol Med. 2013; 65:1363–77. https://doi.org/10.1016/j.freeradbiomed.2013.09.022.
8. Nikolis A, Bernstein S, Kinney B, Scuderi N, Rastogi S, Sampalis JS. A randomized, placebo-controlled, single-blinded, split-faced clinical trial evaluating the efficacy and safety of KLOX-001 gel formulation with KLOX light-emitting diode light on facial rejuvenation. Clin Cosmet Investig Dermatol. 2016; 9:115–25. https://doi.org/10.2147/CCID.S100697.
9. Wheeland RG, Koreck A. Safety and effectiveness of a new blue light device for the self-treatment of mild-to-moderate acne. J Clin Aesthet Dermatol. 2012; 5(5):25–31.
10. Tzung TY, Wu KH, Huang ML. Blue light phototherapy in the treatment of acne. Photodermatol Photoimmunol Photomed. 2004; 20(5):266–9. https://doi.org/10.1111/j.1600-0781.2004.00109.x.
11. Alexiades M. Laser and light-based treatments of acne and acne scarring. Clin Dermatol. 2017; 35(2):183–9. https://doi.org/10.1016/j.clindermatol.2016.10.012.
12. Opländer C, Hidding S, Werners FB, Born M, Pallua N, Suschek CV. Effects of blue light irradiation on human dermal fibroblasts. J Photochem Photobiol B. 2011; 103(2):118–25. https://doi.org/10.1016/j.jphotobiol.2011.02.018.
13. Cannarozzo G, Sannino M, Tamburi F, Chiricozzi A, Saraceno A, Morini C, Nisticò S. Deep pulse fractional CO_2 laser combined with a radio-frequency system: results of a case series. Photomed Laser Surg. 2014; 32(7):409–12. https://doi.org/10.1089/

pho.2014.3733.

14. Filippini M, Del Duca E, Negosanti F, Bonciani D, Negosanti L, Sannino M, Cannarozzo G, Nisticò S. Fractional CO_2 laser: from skin rejuvenation to vulvo-vaginal reshaping. Photomed Laser Surg. 2017; 35(3):171–5. https://doi.org/10.1089/pho.2016.4173.

15. Mercuri SR, Brianti P, Dattola A, Bennardo L, Silvestri M, Schipani G, Nisticò SP. CO_2 laser and photodynamic therapy: Study of efficacy in periocular BCC. Dermatol Ther. 2018; 31(4):e12616. https://doi.org/10.1111/dth.12616.

16. Weiss RA, Weiss MA, Geronemus RG. McDaniel DH. A novel non-thermal non-ablative full panel LED photomodulation device for reversal of photoaging: digital microscopic and clinical results in various skin types. J Drugs Dermatol. 2004; 3(6):605–10.

17. Dai T, Gupta A, Huang YY, Sherwood ME, Murray CK, Vrahas MS, Kielian T, Hamblin MR. Blue light eliminates community-acquired methicillin-resistant Staphylococcus aureus in infected mouse skin abrasions. Photomed Laser Surg. 2013; 31(11):531–8. https://doi.org/10.1089/pho.2012.3365.

18. Wang Y, Wu X, Chen J, Amin R, Lu M, Bhayana B, Zhao J, Murray CK, Hamblin MR, Hooper DC, Dai T. Antimicrobial blue light inactivation of Gramnegative pathogens in biofilms: in vitro and in vivo studies. J Infect Dis. 2016; 213(9):1380–7. https://doi.org/10.1093/infdis/jiw070.

19. Amin RM, Bhayana B, Hamblin MR, Dai T. Antimicrobial blue light inactivation of Pseudomonas aeruginosa by photo-excitation of endogenous porphyrins: in vitro and in vivo studies. Lasers Surg Med. 2016; 48(5):562–8. https://doi.org/10.1002/lsm.22474.

20. Dai T, Gupta A, Huang YY, Yin R, Murray CK, Vrahas MS, Sherwood ME, Tegos GP, Hamblin MR. Blue light rescues mice from potentially fatal Pseudomonas aeruginosa burn infection: efficacy, safety, and mechanism of action. Antimicrob Agents Chemother. 2013; 57(3):1238–45. https://doi.org/10.1128/AAC.01652-12.

21. Abana CM, Brannon JR, Ebbott RA, Dunigan TL, Guckes KR, Fuseini H, Powers J, Rogers BR, Hadjifrangiskou M. Characterization of blue light irradiation effects on pathogenic and nonpathogenic Escherichia coli. Microbiology. 2017; 6:e00466. https://doi.org/10.1002/mbo3.466.

22. Bagherani N. Efficacy of blue light in treatment of acne. Dermatol Ther. 2016; 29(3):210. https://doi.org/10.1111/dth.12291.

23. Terrell S, Aires D, Schweiger ES. Treatment of acne vulgaris using blue light photodynamic therapy in an African-American patient. J Drugs Dermatol. 2009; 8(7):669–71.

24. Antoniou C, Dessinioti C, Sotiriadis D, Kalokasidis K, Kontochristopoulos G, Petridis A, Rigopoulos D, Vezina D, Nikolis A. A multicenter, randomized, split-face clinical trial evaluating the efficacy and safety of chromophore gel-assisted blue light phototherapy for the treatment of acne. Int J Dermatol. 2016; 55(12):1321–8. https://doi.org/10.1111/ijd.13349.

25. Nikolis A, Fauverghe S, Scapagnini G, Sotiriadis D, Kontochristopoulos G, Petridis A, Rigopoulos D, Dessinioti C, Kalokasidis K, Antoniou C. An extension of a multicenter, randomized, split-face clinical trial evaluating the efficacy and safety of chromophore gel-assisted blue light phototherapy for the treatment of acne. Int J Dermatol. 2017; 57(94) https://doi.org/10.1111/ijd.13814.

26. Fan X, Xing YZ, Liu LH, Liu C, Wang DD, Yang RY, Lapidoth M. Effects of 420-nm intense pulsed light in an acne animal model. J Eur Acad Dermatol Venereol. 2013; 27(9):1168–71. https://doi.

27. Fabbrocini G, Annunziata MC, D'Arco V, De Vita V, Lodi G, Mauriello MC, Pastore F, Monfrecola G. Acne scars: pathogenesis, classification and treatment. Dermatol Res Pract. 2010; 2010:893080. https://doi.org/10.1155/2010/893080.

28. Mamalis A, Garcha M, Jagdeo J. Light emitting diode-generated blue light modulates fibrosis characteristics: fibroblast proliferation, migration speed, and reactive oxygen species generation. Lasers Surg Med. 2015; 47(2):210–5. https://doi.org/10.1002/lsm.22293.

29. Lee HS, Jung SE, Kim SK, Kim YS, Sohn S, Kim YC. Low-level light therapy with 410 nm light emitting diode suppresses collagen synthesis in human keloid fibroblasts: an in vitro study. Ann Dermatol. 2017; 29(2):149–55. https://doi.org/10.5021/ad.2017.29.2.149.

30. Lev-Tov H, Brody N, Siegel D, Jagdeo J. Inhibition of fibroblast proliferation in vitro using low-level infrared light-emitting diodes. Dermatol Surg. 2013; 39(3 Pt 1):422–5. https://doi.org/10.1111/dsu.12087.

31. Bauer J, Büttner P, Luther H, Wiecker TS, Möhrle M, Garbe C. Blue light phototherapy of neonatal jaundice does not increase the risk for melanocytic nevus development. Arch Dermatol. 2004; 140(4):493–4. https://doi.org/10.1001/archderm.140.4.493.

32. Lai YC, Yew YW. Neonatal blue light phototherapy and melanocytic nevus count in children: a systematic review and meta-analysis of observational studies. Pediatr Dermatol. 2016; 33(1):62–8. https://doi.org/10.1111/pde.12730.

33. Kleinpenning MM, Smits T, Frunt MH, van Erp PE, van de Kerkhof PC, Gerritsen RM. Clinical and histological effects of blue light on normal skin. Photodermatol Photoimmunol Photomed. 2010; 26(1):16–21. https://doi.org/10.1111/j.1600-0781.2009.00474.x.

34. Nistico S, Tamburi F, Bennardo L, Dastoli S, Schipani G, Caro G, Fortuna MC, Rossi A. Treatment of telogen effluvium using a dietary supplement containing Boswellia serrata, Curcuma longa, and Vitis vinifera: Results of an observational study. Dermatol Ther. 2019; 32(3):e12842. https://doi.org/10.1111/dth.12842.

35. Muscoli C, Lauro F, Dagostino C, Ilari S, Giancotti LA, Gliozzi M, Costa N, Carresi C, Musolino V, Casale F, Ventrice D, Oliverio E, Palma E, Nisticò S, Procopio A, Mollace V. Olea europea-derived phenolic products attenuate antinociceptive morphine tolerance: an innovative strategic approach to treat cancer pain. J Biol Reg Homeost Ag. 2014; 28(1):105–16.

36. Terrinoni A, Codispoti A, Serra V, Bruno E, Didona B, Paradisi M, Nisticò S, Campione E, Napolitano B, Diluvio L, Melino G. Connexin 26 (GJB2) mutations as a cause of the KID syndrome with hearing loss. Biochem Biophys Res Commun. 2010; 395(1):25–30. https://doi.org/10.1016/j.bbrc.2010.03.098.

37. Paolillo N, Piccirilli S, Giardina E, Rispoli V, Colica C, Nisticò S. Effects of paraquat and capsaicin on the expression of genes related to inflammatory, immune responses and cell death in immortalized human HaCat keratinocytes. Int J Immunopathol Pharmacol. 2011; 24(4):861–8. https://doi.org/10.1177/039463201102400405.

38. Chiricozzi A, Pitocco R, Saraceno R, Giunta A, Nisticò S, Chimenti S. New topical treatments for psoriasis. Exp Op Pharmacother. 2014; 15(4):461–70.

39. Chiricozzi A, Saraceno R, Cannizzaro MV, Nisticò SP, Chimenti S, Giunta A. Complete resolution of erythrodermic psoriasis in a HIV and HCV patient unresponsive to anti-psoriatic treatments after highly active anti-retroviral therapy (ritonavir, atenzanavir, emtricitabine, tenofovir). Dermatology. 2012; 225(4):333–7.

40. Specchio F, Saraceno R, Chimenti S, Nisticò S. Management of non-melanoma skin cancer in solid organ transplant recipients. Int J Immunopathol Pharmacol. 2014; 27(1):21–4. https://doi.org/10.1177/039463201402700104.

41. Specchio F, Carboni I, Chimenti S, Tamburi F, Nisticò S. Cutaneous manifestations in patients with chronic renal failure on hemodialysis. Int J Immunopathol Pharmacol. 2014; 27(1):1–4. https://doi.org/10.1177/039463201402700101.

42. Bottoni U, Tiriolo R, Pullano S, Dastoli S, Amoruso G, Nistico S, Fiorillo A. Infrared saliva analysis of psoriatic and diabetic patients: similarities in protein components. IEEE Trans Biomed Eng. 2016; 63(2):379–84. https://doi.org/10.1109/TBME.2015.2458967.

43. Chimento SM, Newland M, Ricotti C, Nistico S, Romanelli P. A pilot study to determine the safety and efficacy of monochromatic excimer light in the treatment of vitiligo. J Drugs Dermatol. 2008; 7(3):258–63.

44. Nisticò S, Saraceno R, Capriotti E, De Felice C, Chimenti S. Efficacy of monochromatic excimer light (308nm) for the treatment of atopic dermatitis in adults and children. Photomed Laser Surg. 2008; 26(1):14–8. https://doi.org/10.1089/pho.2017.2116.

第**17**章 激光在生殖器部位的应用

近几年来，人们对生殖器-肛门区域的关注呈指数级增长，不仅在疾病的预防和治疗方面，还包括美容领域，患者要求行美容妇科手术数量的增加便证明了这一点（图 17.1）[1]。之所以出现这一现象，与社会风气的开放、互联网上内容浏览的便捷以及色情电影的涌现有关。这些可归结于是时尚带来的变化，而更暴露的服饰及新的脱毛技术的出现，也对既往身体隐秘部位的外露起到了推波助澜的作用[2]。

目前，CO_2 点阵激光被认为是治疗绝经后妇女和接受肿瘤治疗的患者外阴阴道黏膜萎缩的金标准，同时也是外阴阴道年轻化治疗的金标准[3]。

激光也是多种会阴区疾病的治疗选择，包括男性和女性生殖器硬化萎缩性苔藓（lichen sclerosus et atrophicus，LSA）、外阴痛和泌尿生殖系统综合征。CO_2 点阵激光配合肛门生殖器扫描器使用，可派生出多种新技术，包括阴唇整形术（一篇论文报告了 6 种外阴手术方法）、生殖器区域透明质酸填充、富血小板血浆治疗、含/不含干细胞的脂肪填充、大阴唇阴阜激光溶脂术、生殖器美塑疗法、经阴道和直肠臭氧疗法以及阴道内射频治疗等[4]。

其他商业方法还包括 G 点治疗（用激光、富血小板血浆和透明质酸填充物刺激或注射 G 点）和 O 点治疗（在阴蒂和阴道注射富血小板血浆以改善

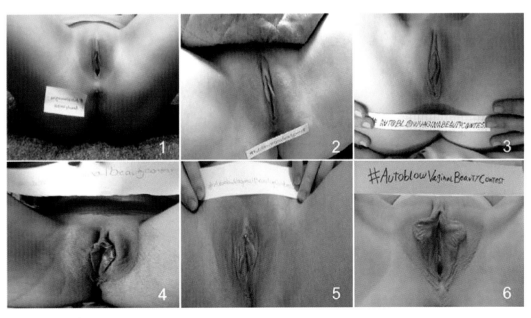

图 17.1 不同的阴唇类型

女性高潮）[5]。

可在生殖器 - 肛门区域进行的激光治疗包括：

- 激光脱毛（翠绿宝石激光、Nd:YAG 激光、半导体激光、强脉冲光）
- 血管激光（Nd:YAG 和染料激光）
- CO_2 手术激光
- CO_2 点阵激光
- 铒激光

激光脱毛在医疗美容常用治疗方法中排名第三，在男性中排名第二[6]。从美学角度看，激光脱毛是有效的，而且它还有助于治疗因拔毛造成的毛囊炎和改变变性手术前男性患者阴囊（男变女）的皮肤性状[7]。

激光脱毛的靶目标是真黑素，它存在于毛干、毛乳头处的毛囊和隆突部位（含干细胞）[8]。激光脱毛的原理是选择性光热效应：色基（黑色素）被迅速加热，随即热量从靶目标的色基扩散到生物学目标（隆突和毛乳头的干细胞），从而破坏毛囊。黑色素对从红光到近红外光之间谱段的光都比较敏感。

目前用于激光脱毛的有长脉冲 1064 nm Nd:YAG 激光、强脉冲光（400～1200 nm）和作为金标准的长脉冲 810 nm 半导体激光及长脉冲 755 nm 翠绿宝石激光[9]。

在生殖器 - 肛门区域，可用 Nd:YAG 血管激光去除该区域常见的血管角化瘤（图 17.2）。此外，595 nm 染料激光在腹股沟部位可用于治疗毛囊角化病（Darier's disease），Q 开关激光用于治疗阴阜

和耻骨上区的文身（20 世纪 60 年代模仿阴毛）。

CO_2 激光是生殖器 - 肛门区域治疗最常用的一种激光[10]。CO_2 激光优于铒激光，因为后者对水具有更高的亲和力，进而减少了对深层组织的穿透和加热[11]。CO_2 激光的波长为 10 600 nm，采用 CO_2、N 和 He 的混合气体作为活性介质。它的靶目标是细胞内、外的水，而水占皮肤重量的 77%。CO_2 激光作用人体组织的效果是能量吸收高、组织穿透浅。它还可用于封闭小神经末梢以减轻疼痛，封闭淋巴管以减轻水肿，以及封闭血管起到止血作用。

30 年来，CO_2 激光已成为皮肤外科采用激光技术治疗皮肤和黏膜病变的金标准[12]。由于人们对美容治疗的需求日益增长，激光技术在过去 10 年已成功用于痤疮瘢痕等美容疾病的治疗，并大量用于改善面部皮肤光老化。

微剥脱点阵技术的出现整合了剥脱型点阵激光的优势，使创面愈合时间缩短，副作用减少[13]。通过技术研究可以让我们使用不同类型的脉冲，从产生的气化与凝固特性中进行选择，以获得愈合快、无瘢痕并刺激新生胶原的效果。

由于微剥脱点阵技术具有组织重建的功能，从 2008 年开始，有多项研究都是围绕 CO_2 激光在阴道组织的使用进行的[14]。使用传统外科手具，CO_2 激光可用于切除外阴、阴茎和肛周尖锐湿疣（图 17.3～17.5），以及进行精确的系带切除和小阴唇及阴道口周围的局部整形。新的外阴和阴道内扫描手具也被用于外阴阴道的年轻化治疗。

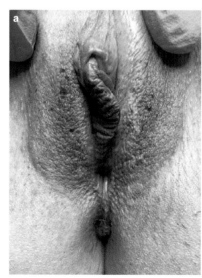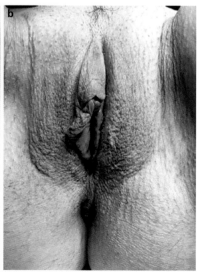

图 17.2 （a）外阴血管角化瘤；
（b）Nd:YAG 激光治疗后

图 17.3 （a）包皮尖锐湿疣；（b）CO_2 激光治疗后

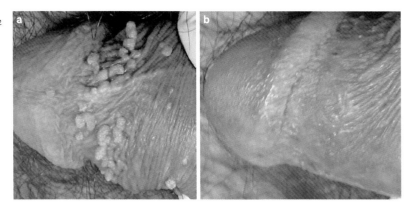

图 17.4 （a）肛周尖锐湿疣；（b）CO_2 激光治疗后

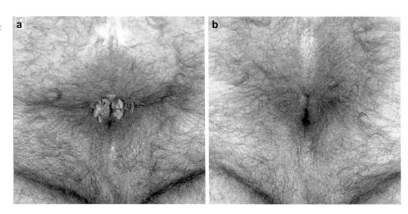

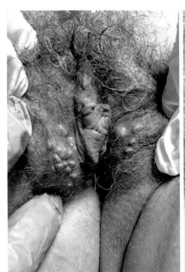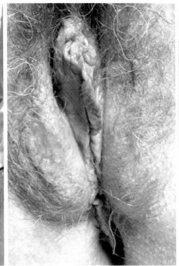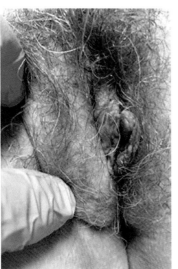

图 17.5　CO_2 激光切除外阴皮脂腺囊肿

外阴阴道激光塑形术使用一种特殊设备，可输出一种特殊类型的脉冲，即 D-脉冲。这种脉冲原本用于皮肤，但也兼顾了阴道上皮的特殊性[15]。D-脉冲的初始部分具有恒定且高的峰值功率，用于快速、无痛地去除黏膜表面萎缩的上皮成分，这些上皮成分的特征是含水量低。接下来为可变脉冲部分，具有较低的峰值功率和较长的发射时间，使激光能量可穿透黏膜并对深部组织进行适当的刺激。

利用脉冲的叠加模式，能够精确控制皮肤的气化深度和热作用。该方法可以在同一点上连续发出 1~5 个脉冲，以减少副作用。阴道年轻化是一种快速、无痛的微创手术，可刺激女性下生殖道内部黏膜再生，改善组织营养，恢复正常功能。

在女性的一生中，有76%的女性报告存在生殖器感觉下降、性功能受损和心理不适。据报道，有几种方法可促进阴道年轻化，既有手术方法，也有非手术方法[16]。手术的目的是解决美学问题，比如肥大的小阴唇、多余的大阴唇或肥大的阴蒂皱褶；当然还有功能问题，比如阴道松弛、变宽。最常见的手术是阴唇成形术、阴蒂包皮缩小术、阴道成形术和会阴成形术。使用合成或自体材料如脂肪填充，也有用于治疗阴道增宽的报道，但这一手术有感染的风险以及其他并发症[17]。

更年期妇女的雌激素分泌逐渐减少，导致许多代谢和组织学变化，这种变化在对性激素非常敏感的生殖道改变尤为明显。女性会出现阴道壁变薄、阴道壁弹性减弱和典型的生育期阴道口形态消失。整个阴道逐渐变紧、缩短，阴道上皮变脆，即使很小的创伤也会引起出血。同时，女性外阴萎缩、脆弱，易受伤。

外阴和阴道萎缩（vulvar and vaginalatrophy，VVA）的典型症状是阴道干燥、瘙痒、灼热、酸痛、排尿困难、性交困难、尿失禁、夜尿多和频繁的膀胱炎。VVA随着时间的推移会逐渐加重，对患者的生活质量产生严重影响。近年来，为了改善VVA症状，医学界已推出了多种治疗方案，例如对轻症病例使用非激素类药物，对中重症活动期病例使用局部或全身激素治疗[18]。

全身治疗可明显改善症状，但可能会有禁忌证和副作用。此外，这些治疗一旦停止，症状就会再次出现。激素疗法效果好，而且并发症发生率低。据报道，有研究曾尝试恢复阴道的解剖结构，减轻女性一生中都在不断发展的阴道扩张。但主要问题是，这些方法不能用于更年期或病理原因导致的阴道萎缩，比如LSA[19]。

在这种情况下，真正的阴道年轻化应该是恢复阴道功能，改善性活力，减少症状，从而提高患者的生活质量。从这个角度说，使用激光进行治疗似乎是获得上述结果的最佳方法。采用微剥脱点阵CO_2激光照射阴道黏膜，早期即可出现组织重塑，这为其临床应用奠定了基础。如前所述，在人体的许多部位，如面、胸和颈部的皮肤以及在动物模型中，微剥脱点阵CO_2激光照射可以促进新生胶原蛋白和细胞外基质等成分，具有良好的应

用前景。这些变化的发生机制最近得到了证实[20]。

阴道上皮的特点是缺乏角蛋白和高含水量。由CO_2激光产生的微剥脱和热效应所引发的组织损伤可刺激纤维细胞转化为具有分泌能力的成纤维细胞，从而使胶原纤维在含水量充足的无规则排列状态中恢复正常分布[21]。

点阵CO_2激光作用于黏膜时，主要影响的组织集中在中央气化区、产生胶原纤维变性和收缩的中间区（在黏膜下层形成热屏障）及周围的高温区。在高温区，热可以激活热休克蛋白，特别是HSP43-47-70。这些蛋白质可在局部诱导不同细胞因子的增加：转化生长因子-α（TGF-α）、碱性成纤维细胞生长因子（bFGF）、表皮生长因子（EGF）、血小板衍生生长因子（PDGF）和血管内皮生长因子（VEGF）；刺激像胶原蛋白等基质蛋白，刺激内皮细胞迁移、增殖和再上皮化，提高血管生成活性；调节新血管生成；激活成纤维细胞产生新的胶原和细胞外基质的其他成分。利用偏振光，可以高亮显示一层由变性胶原生成的细小胶原纤维。此外，激光在作用深度内不会造成不可逆转的损伤：事实上，光纤的口径很小，组织完好无损[22]。

最终效果是恢复结缔组织的正常通透性，增加黏膜营养，改善阴道壁的充盈度；含水量增加可减轻瘙痒和灼热感，阴道渗出液增加可减轻干燥和性交困难；随着细胞内糖原增加，乳酸杆菌增殖和阴道pH值降低，恢复了黏膜的内环境。单次激光治疗1个月后进行的组织学研究显示，随着细胞表面的脱离和糖原增加，阴道黏膜厚度显著增加。

治疗过程中，副作用和并发症发生率很低（一般会自发消失）。这使我们认为激光治疗是一种安全的方法。治疗前需要进行妇科检查，确定阴道黏膜萎缩程度和临床症状，排除盆腔器官脱垂（不能超过二度）和妇科炎症，并进行宫颈细胞学检查（巴氏试验），结果必须是阴性，以除外宫颈癌的可能性[23]。

最新研究[23]表明，阴道使用CO_2激光可获得显著效果。配有DOT（微剥脱）的CO_2激光（SmartXide2V2LR，Monalisa Touch，DEKA，佛罗伦萨，意大利）功率40 W，作用时间1000 μs，点间距1000 μm，重复扫描2遍。激光探头插入阴道时不需要使用窥镜、润滑剂或局部麻醉药。患者反馈只在探头插入阴道时有轻微不适，治疗期间无

痛感。治疗时长只有几分钟。然后使用点阵扫描手具（SmartXide2V2LR，外阴探头，DEKA，佛罗伦萨，意大利）对阴道内口和外阴进行治疗。该激光具备 DOT 功能，功率 30 W，作用时间 1000 μs，点间距为 1000 μm，重复扫描 1 遍。与无痛的阴道治疗不同，外阴治疗非常疼痛。治疗后，建议患者使用保湿霜。不建议在 24 h 内洗热水澡和发生性行为[24]。

该方案要进行 3 次激光治疗。许多患者在第 1 次治疗后就开始看到了症状改善，特别是那些只有阴道萎缩而无性交困难和 LSA 导致阴道症状的患者。

治疗中最常见的副作用是探头插入阴道时导致的不适、至少 1～2 天的血清渗出以及治疗后 1～2 h 的轻度灼热感。大多数患者在治疗过程中无痛感（表 17.1）。3 次治疗后，患者的临床症状完全改善（59.4% 的干燥、56.26% 的疼痛、48.75% 的性交困难、56.37% 的瘙痒、73.15% 的烧灼感和 48.79% 的阴道内疼痛）（表 17.2）[25]。第 1 次治疗

后，患者反馈阴道润滑情况与更年期前相似；灼热、不适、瘙痒和干燥症状有所改善；可以再次进行无痛和令人满意的性生活（图 17.6）。一半患者治疗后尿路症状（尿急、排尿困难、尿失禁、膀胱炎）显著改善。鉴于阴道内和外阴扫描器在绝经后器官萎缩治疗中所获得的意想不到的效果，目前也经常对男女生殖器 LSA（增加黏膜水合作用和黏膜厚度，改善黏膜充血和弹性，减少瘙痒、灼热感和乳膏使用量减少）、外阴痛（增加黏膜厚度可以保护外阴前庭细小神经末梢的触痛点）和肛周瘙痒进行类似的治疗。用于不同区域的治疗参数如表 17.3 所示。

17.1　生殖器硬化萎缩性苔藓

不同类型的炎症性疾病，如围绝经期和绝经后 VVA、LSA、扁平苔藓、慢性单纯性苔藓、银屑病、脂溢性皮炎、刺激性和过敏性皮炎，都会

表 17.1　外阴阴道 CO₂ 激光治疗的副作用

治疗过程中的副作用	发生率
无	66%
烧灼感	11%
探头移动时的不适感	6%
探头移动时的疼痛感	5%
外阴内翻导致的疼痛	4%
外阴内翻导致的烧伤	4%
外阴疼痛	3%

表 17.2　治疗后症状改善情况

症状	改善率
阴道干燥	59.94%
阴道烧灼感	56.26%
性交困难	48.75%
瘙痒	56.37%
酸痛	73.15%
阴道内翻疼痛	48.79%

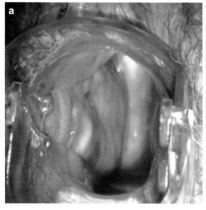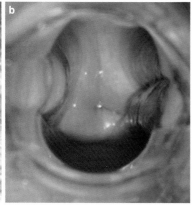

图 17.6　激光治疗前（a）、后（b）的阴道镜图像

表 17.3 用于阴道内和外阴治疗的激光装置

	脉冲	功率 （W）	作用时间 （ms）	DOT间距 （μm）	遍数
阴道内	DP	40	1000	1000	2
外阴	DP	30	1000	1000	1

累及生殖器区域，尤其是外阴。

LSA 又称为白斑病和外阴干燥症，首次报道于 1888 年，被认为是一种慢性炎症和复发性疾病，发病机制尚未完全阐明。病因是多因素的，免疫系统似乎参与了疾病的所有阶段。在遗传易感患者中，抗原通过激活 T 淋巴细胞和巨噬细胞诱导具有胶原生成活性的细胞因子的形成来引发皮肤免疫反应。

在组织病理学上，LSA 的特征为真皮中可见淋巴细胞、树突状细胞和巨噬细胞的带状浸润。此外，由于硬化，表皮萎缩、变平和进行性真皮增厚。LSA 这个名字本身揭示了在正常上皮中多见萎缩、增厚和增生[26]。

通常，在外阴萎缩的演变过程中还可观察到伴发症状，如结构破坏、瘢痕和功能障碍（小阴唇融合、阴蒂帽闭塞、阴道内口狭窄）。

在疾病初始阶段，外阴结构未受侵犯。可观察到红斑（炎症期）、糜烂、色素减退（白色黏膜）和紫癜。宫颈和阴道虽未受累，但可能存在阴道萎缩。LSA 可能完全没有症状，最典型的症状是非特异性外阴瘙痒，继而由于长期搔抓而导致苔藓样变。肛门和肛周瘙痒常伴有肛裂、排便障碍和直肠出血。烧灼感、疼痛、性交困难、性冷淡和膀胱排空障碍是由于结构改变引起的晚期症状[27]。

该病主要累及生殖器和肛门部位，多见于女性 [性别比为（6～10）：1]。外生殖器的 LSA 占 6%。LSA 呈双峰表现：青春期前的女孩或绝经后的妇女。男性主要在 40 多岁发病。针对 LSA 的治疗，目前尚无确切的治愈方法，但如果诊断及时并长期随访治疗，可使症状消失，疾病停止发展。可能的并发症包括：假性囊肿、慢性疼痛、感觉障碍、性功能障碍、抑郁和转为肿瘤（鳞状细胞癌占 4%～5%）。诊断通常为临床诊断，但可能需要活检进行组织学确认，以排除鳞状细胞癌或疑似病例。诊断和治疗必须采用多学科方法：皮肤科、妇科、内分泌科、泌尿科、激光科、外科、儿科以及心理科医生都会参与其中[28]。

鉴别诊断中最重要的是扁平苔藓。扁平苔藓通常累及皮肤和口腔，指甲也可受累，但很少累及肛周。在扁平苔藓中，通常不会发生硬化和组织狭窄，但有与鳞状细胞癌相关的报道。

LSA 的病因尚不清楚，其发病机制存在争议，主要与免疫和激素因素有关。自身免疫性疾病在女性的患病率较高，LSA 常伴有甲状腺炎、斑秃、白癜风、贫血，以及与生殖上皮慢性刺激和疾病进展相关的细胞外基质的循环 IgG 自身抗体的存在，这似乎强化了免疫学理论。相反，在以低雌激素（青春期前和绝经后）为特征的生命阶段，尽管 LSA 与妊娠、子宫切除术、口服避孕药或激素替代疗法之间没有关联，但 LSA 的高发病率似乎也强化了激素理论。关于感染（伯氏疏螺旋体或EB 病毒）、慢性创伤或刺激因素的致病作用仍有争议。

治疗的目的是及时消除症状和阻止疾病发展。迄今为止，一线治疗包括局部外用高效类固醇制剂，每天使用一小段时间（1～2 个月），然后逐渐减少；同时口服抗真菌药，以防止黏膜念珠菌病。通常需要长期局部使用类固醇，但可能会诱发多种副作用，如皮肤萎缩、变薄、过敏、接触性皮炎、皮肤感染恶化和伤口愈合延迟。全身副作用可能包括高血糖、高血压、青光眼和下丘脑 - 垂体 - 肾上腺轴抑制[29]。

可外用钙调神经磷酸酶抑制剂（吡美莫司 / 他克莫司）、DHEA 和睾酮，但作用尚有争议，主要适用于不能接受类固醇治疗的患者。某些病例可以局部或全身使用维 A 酸。润肤和温和的局部疗法也被广泛使用（即使没有证据显示有效）。手术可用于晚期病例，但对男性而言，包皮环切术可能有治疗作用。据报道，光疗对于生殖器外 LSA，光动力疗法对于生殖器 LSA 的治疗均是成功的。使用特制内衣和注意生殖器卫生有重要意义。富血小板血浆与脂肪填充可改善外阴萎缩和增加弹性，而气化美塑和臭氧疗法可改善黏膜趋向性。

CO_2 激光[30-31] 在治疗中起着重要作用。使用 CO_2 激光外科手具（图 17.7）在男性可以进行精确的系带切除术，女性可以在晚期对隐匿性阴蒂或小阴唇进行整形术（图 17.8 和图 17.9）。

在男性和女性生殖器 LSA 的治疗上，最大的

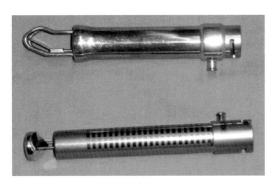

图 17.7　阴道激光探头

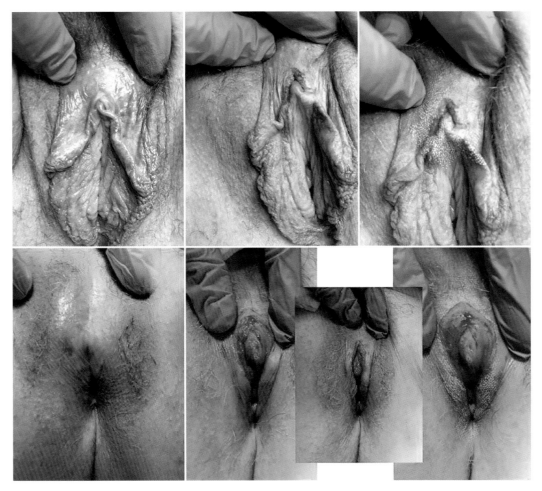

图 17.8　CO$_2$ 激光治疗晚期 LSA——隐匿性阴蒂及小阴唇整形术

惊喜就是使用 CO$_2$ 点阵激光。如前所述，CO$_2$ 点阵激光是一种微创治疗，可以促进外阴阴道黏膜再生及功能恢复。口服补充剂[32-34] 和采用其他皮肤措施[35-36] 可降低发生副作用的风险。伴发皮肤疾病[37-41] 和遗传性疾病[42-43] 的患者出现副作用的概率可能会增大。治疗后，多数患者都能减少保湿和润滑剂的使用。

致谢：感谢 Francesca Negosanti 博士和 Federica Tamburi 博士为本章的编写和修订所作出的宝贵贡献。

图 17.9 CO_2 激光外阴整形术

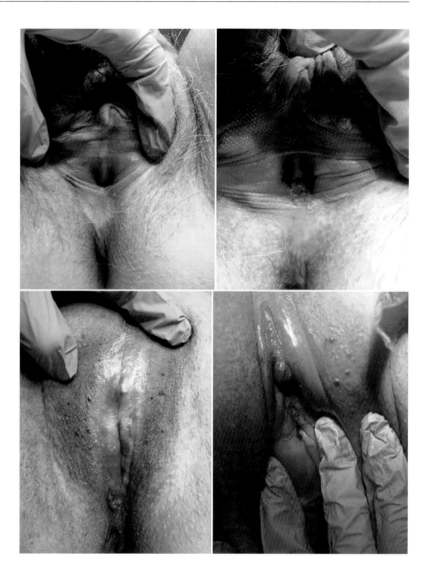

参考文献

1. Campolmi P, Bonan P, Cannarozzo G. Laser e sorgenti luminose in dermatologia. Maggio: Ed. Masson; 2003.
2. Sturdee DW, Panay N. International Menopause Society Writing Group. Recommendations for the management of postmenopausal vaginal atrophy. Climacteric. 2010; 13:509–22. https://doi.org/10.3109/13697137.2010.522875.
3. Fredman M. Vaginal pH, estrogen and genital atrophy. Menopause Manage. 2008.
4. Mehta A, Bachmann G. Vulvovaginal complaints. Clin Obstet Gynecol. 2008; 51:549–55. https://doi.org/10.1097/GRF.0b013e3181809a26.
5. Panay N, Maamari R. Treatment of postmenopausal vaginal atrophy with 10-μg estradiol vaginal tablets. Menopause Int. 2012; 18:15–9. https://doi.org/10.1258/mi.2012.011120.
6. Parish SJ, Nappi RE, Krychman ML, Kellogg-Spadt S, Simon JA, Goldstein JA, Kingsberg SA. Impact of vulvovaginal health on postmenopausal women: a review of surveys on symptoms of vulvovaginal atrophy. Int J Womens Health. 2013; 5:437–47. https://doi.org/10.2147/IJWH.S44579.
7. Archer DF. Efficacy and tolerability of local estrogen therapy for urogenital atrophy. Menopause. 2010; 17:194–203. https://doi.org/10.1097/gme.0b013e3181a95581.
8. Johnston SL, Farrell SA, Bouchard C, et al. The detection and management of vaginal atrophy. J Obstet Gynaecol Can. 2004; 26:503–15.
9. Bygdeman M, Swahn M. Replens versus dienoestrol cream in the symptomatic treatment of vaginal atrophy in postmenopausal women. Maturitas. 1996; 23:259–63.
10. Rees M, Pérez-lòpez FR, Ceasu I, et al. EMAS clinical guide: low-dose vaginal estrogens for postmenopausal vaginal atrophy. Maturitas. 2012; 73:71–4. https://doi.org/10.1016/j.maturitas.2012.06.009.
11. Barton DL, Ganz PA. Symptoms: menopause, infertility, and sexual health. Adv Exp Med Biol. 2015; 862:115–41. https://doi.org/10.1007/978-3-319-16366-6_9.
12. Fistarol SK, Itin PH. Diagnosis and treatment of lichen sclerosus an update. Am J Clin Dermatol. 2013; 14:27–47. https://doi.org/10.1007/s40257-012-0006-4.
13. Gaspar A, Addamo G, Brandi H. Vaginal fractional CO_2 laser: a minimally invasive option for vaginal rejuvenation. Am J Cosmetic Surg. 2011; 28:156–62.
14. Perino A, Calligaro A, Forlani F, Tiberio C, Cucinella G, Svelato A, Saitta S, Calagna G. Vulvo-vaginal atrophy: a new treatment modality using thermo-ablative fractional CO_2

laser. Maturitas. 2015; 80:296–301. https://doi.org/10.1016/j.maturitas.2014.12.006.

15. Salvatore S, Nappi RE, Parma M, Chionna R, Lagona F, Zerbinati N, Ferrero S, Origoni M, Candiani M, Leone Roberti Maggiore U. Sexual function after fractional microablative CO2 laser in women with vulvovaginal atrophy. Climacteric. 2015; 18:219–25. https://doi.org/10.3109/13697137.2014.97519.

16. Stefano S, Stavros A, Massimo C. The use of pulsed CO_2 lasers for the treatment of vulvovaginal atrophy. Curr Opin Obstet Gynecol. 2015; 27:504–8. https://doi.org/10.1097/GCO.0000000000000230.

17. Salvatore S, Leone Roberti Maggiore U, Athanasiou S, Origoni M, Candiani M, Calligaro A, Zerbinati N. Histological study on the effects of microablative fractional CO_2 laser on atrophic vaginal tissue: an ex vivo study. Menopause. 2015; 22:845–9. https://doi.org/10.1097/GME.0000000000000401.

18. Zerbinati N, Serati M, Origoni M, Candiani M, Iannitti T, Salvatore S, Marotta F, Calligaro A. Microscopic and ultrastructural modifications of postmenopausal atrophic vaginal mucosa after fractional carbon dioxide laser treatment. Lasers Med Sci. 2015; 30:429–36. https://doi.org/10.1007/s10103-014-1677-2.

19. Salvatore S, Nappi E, Zerbinati N, Calligaro A, Ferrero S, Candiani M, Maggiore UL. A 12-week treatment with fractional CO2 laser for vulvovaginal atrophy: a pilot study. Climacteric. 2014; 17:363–9. https://doi.org/10.3109/13697137.2014.899347.

20. Longo C, Galimberti M, De Pace B, Pellacani G, Bencini PL. Laser skin rejuvenation: epidermal changes and collagen remodeling evaluated by in vivo confocal microscopy. Lasers Med Sci. 2013; 28(76) https://doi.org/10.1007/s10103-012-1145-9.

21. Filippini M, Del Duca E, Negosanti F, Bonciani D, Negosanti L, Sannino M, Cannarozzo G, Nisticò SP. Fractional CO_2 laser: from skin rejuvenation to vulvo-vaginal reshaping. Photomed Laser Surg. 2017; 35(3):171–5. https://doi.org/10.1089/pho.2016.4173.

22. Origoni M. Fractional carbon dioxide laser in recalcitrant vulvar lichen sclerosus. Australas J Dermatol. 2017; 58(3):e157–8. https://doi.org/10.1111/ajd.12538.

23. Lee A, Lim A, Fischer G. Fractional carbon dioxide laser in recalcitrant vulval lichen sclerosus. Australas J Dermatol. 2016; 57(1):39–43. https://doi.org/10.1111/ajd.12305.

24. Aynaud O, Plantier F. Genital lichen sclerosus treated by carbon dioxide laser. Eur J Dermatol. 2010; 20(3):387–8. https://doi.org/10.1684/ejd.2010.0896.

25. Peterson CM, Lane JE, Ratz JL. Successful carbon dioxide laser therapy for refractory anogenital lichen sclerosus. Dermatol Surg. 2004; 30(8):1148–51.

26. Hackenjos K, Schröder W, Schöpf E. Vanscheidt therapy of lichen sclerosus et atrophicus vulvae with the CO_2 silk touch laser. Hautarzt. 2000; 51(7):502–4.

27. Kartamaa M, Reitamo S. Treatment of lichen sclerosus with carbon dioxide laser vaporization. Br J Dermatol. 1997; 136(3):356–9.

28. Volz J, Blanke M, Melchert F. Treatment of therapy refractory squamous epithelial hyperplasia of the vulva by CO_2 laser vaporization. Geburtshilfe Frauenheilkd. 1994; 54(7):406–8.

29. Stuart GC, Nation JG, Malliah VS, Robertson N. Laser therapy of vulvar lichen sclerosus et atrophicus. Can J Surg. 1991; 34(5):469–70.

30. Cannarozzo G, Sannino M, Tamburi F, Chiricozzi A, Saraceno A, Morini C, Nisticò S. Deep pulse fractional CO_2 laser combined with a radio-frequency system: results of a case series. Photomed Laser Surg. 2014; 32(7):409–12. https://doi.org/10.1089/pho.2014.3733.

31. Mercuri SR, Brianti P, Dattola A, Bennardo L, Silvestri M, Schipani G, Nisticò SP. CO2 laser and photodynamic therapy: study of efficacy in periocular BCC. Dermatol Ther. 2018; 31(4):e12616. https://doi.org/10.1111/dth.12616.

32. Nistico S, Tamburi F, Bennardo L, Dastoli S, Schipani G, Caro G, Fortuna MC, Rossi A. Treatment of telogen effluvium using a dietary supplement containing Boswellia serrata, Curcuma longa, and Vitis vinifera: Results of an observational study. Dermatol Ther. 2019; 32(3):e12842. https://doi.org/10.1111/dth.12842.

33. Muscoli C, Lauro F, Dagostino C, Ilari S, Giancotti LA, Gliozzi M, Costa N, Carresi C, Musolino V, Casale F, Ventrice D, Oliverio E, Palma E, Nisticò S, Procopio A, Mollace V. Olea europea-derived phenolic products attenuate antinociceptive morphine tolerance: an innovative strategic approach to treat cancer pain. J Biol Reg Homeost Ag. 2014; 28(1):105–16.

34. Chimento SM, Newland M, Ricotti C, Nistico S, Romanelli P. A pilot study to determine the safety and efficacy of monochromatic excimer light in the treatment of vitiligo. J Drugs Dermatol. 2008; 7(3):258–63.

35. Nisticò S, Saraceno R, Capriotti E, De Felice C, Chimenti S. Efficacy of monochromatic excimer light (308nm) for the treatment of atopic dermatitis in adults and children. Photomed Laser Surg. 2008; 26(1):14–8. https://doi.org/10.1089/pho.2017.2116.

36. Chiricozzi A, Pitocco R, Saraceno R, Giunta A, Nisticò S, Chimenti S. New topical treatments for psoriasis. Exp Op Pharmacother. 2014; 15(4):461–70.

37. Chiricozzi A, Saraceno R, Cannizzaro MV, Nisticò SP, Chimenti S, Giunta A. Complete resolution of erythrodermic psoriasis in a HIV and HCV patient unresponsive to anti-psoriatic treatments after Highly Active Anti-Retroviral Therapy (ritonavir, atenzanavir, emtricitabine, tenofovir). Dermatology. 2012; 225(4):333–7.

38. Specchio F, Saraceno R, Chimenti S, Nisticò S. Management of non-melanoma skin cancer in solid organ transplant recipients. Int J Immunopathol Pharmacol. 2014; 27(1):21–4. https://doi.org/10.1177/039463201402700104.

39. Specchio F, Carboni I, Chimenti S, Tamburi F, Nisticò S. Cutaneous manifestations in patients with chronic renal failure on hemodialysis. Int J Immunopathol Pharmacol. 2014; 27(1):1–4. https://doi.org/10.1177/039463201402700101.

40. Bottoni U, Tiriolo R, Pullano S, Dastoli S, Amoruso G, Nistico S, Fiorillo A. Infrared Saliva Analysis of Psoriatic and Diabetic Patients: Similarities in Protein Components. IEEE Trans Biomed Eng. 2016; 63(2):379–84. https://doi.org/10.1109/TBME.2015.2458967.

41. Terrinoni A, Codispoti A, Serra V, Bruno E, Didona B, Paradisi M, Nisticò S, Campione E, Napolitano B, Diluvio L, Melino G. Connexin 26 (GJB2) mutations as a cause of the KID syndrome with hearing loss. Biochem Biophys Res Commun. 2010; 395(1):25–30. https://doi.org/10.1016/j.bbrc.2010.03.098.

42. Paolillo N, Piccirilli S, Giardina E, Rispoli V, Colica C, Nisticò S. Effects of paraquat and capsaicin on the expression of genes related to inflammatory, immune responses and cell death in immortalized human HaCat keratinocytes. Int J Immunopathol Pharmacol. 2011; 24(4):861–8. https://doi.org/10.1177/039463201102400405.

43. Kaufman RH, Friedrich EG Jr. The carbon dioxide laser in the treatment of vulvar disease. Clin Obstet Gynecol. 1985; 28(1):220–9.

第**18**章 激光在罕见皮肤疾病中的应用

18.1 结节性硬化症

结节性硬化症（tuberous sclerosis，TSC）是一种遗传性神经皮肤综合征，其特征是全身受累和临床表现多样，出生发病率为 1 : 6000[1]。它可以发生在任何年龄，多个器官可受累，如大脑、皮肤、眼睛、肾、心脏和肺[2]。

TSC 是一种常染色体显性遗传病，但半数以上的个体是受到新的自发突变的影响。经对部分家族的全面调查发现，自发突变率为 66%～75%。TSC 是由染色体 9q34 上的 TSC1 或染色体 16p13 上的 TSC2 突变引起的。哺乳动物雷帕霉素靶蛋白（mTOR）复合物 1 的激活导致 TSC 复合物的各种表达[3]。

典型的皮肤症状依次为：色素脱失斑（"灰叶"病变）、面部血管纤维瘤、鲨革斑和甲下纤维瘤。这些皮肤病大多为错构瘤，通常不会恶变。血管纤维瘤在临床上可与毛发上皮瘤混淆，后者是Brooke-Spiegler 综合征的典型表现[4]。

色素脱失斑（"灰叶斑"）通常与 TSC 有关，但并非病理性指标。TSC 的主要诊断标准中至少应包含三种症状。5% 的患者会出现面部血管纤维瘤[5]。在 2012 年版 TSC 诊断标准中，甲纤维瘤是一个主要的诊断指标，指尖创伤后经常会出现这种病症：约 80% 的成年 TSC 患者中会有一个或多个甲纤维瘤[6]。

室管膜下巨细胞星形细胞瘤（subependymal giant cell astrocytoma，SGCA）及与 TSC 相关的脑肿瘤可使用药物治疗，如雷帕霉素（具有抗血管生成作用的 mTOR 抑制剂）。与 CO_2 激光联合治疗血管纤维瘤，可避免复发[7-8]。对于面部血管纤维瘤，激光治疗似乎是一种有效和具有决定意义的选择[9]。CO_2 激光或 Er:YAG 激光可使皮肤病变气化。而染料激光的后续治疗可对这些病变的血管部分产生作用[10]。病变的治疗次数可能因情况而异。一些面部血管纤维瘤只能用染料激光治疗，因为它们含有过度表达的血管成分（图 18.1a，b）[11]。

18.2 1 型神经纤维瘤病

1 型神经纤维瘤病（neurofibromatosis 1，NF1）是斑痣性错构瘤中最常见的常染色体疾病。这种常染色体显性遗传性疾病的发病率在新生儿为 1/（2500～3000），到 8 岁时病症完全显露。NF1 基因位于染色体 17q11.2 上，编码神经纤维蛋白肿瘤抑制因子：神经纤维瘤蛋白缺失与肿瘤发生风险增加相关[12]。

NF1 的诊断需要在下列 7 项标准中至少符合 2 项：①6 个或以上的咖啡斑，患者处于青春期前，斑点测量直径大于 5 mm；患者处于青春期后，斑点测量直径大于 15 mm；②腋下多发雀斑；③不限类型的 2 个或多个神经纤维瘤或一个丛状神经纤维瘤；④Lisch 错构瘤；⑤视神经胶质瘤；⑥骨发育不良（如脊柱侧凸、假性关节病、胫骨发育不良、胫骨变薄）；⑦至少有 1 名一级亲属患病[13-14]。

皮肤神经纤维瘤是 NF1 最常见的临床症状之一，这种良性肿瘤一般在青春期发病，全身可出现数个到几百个病灶[15-16]。

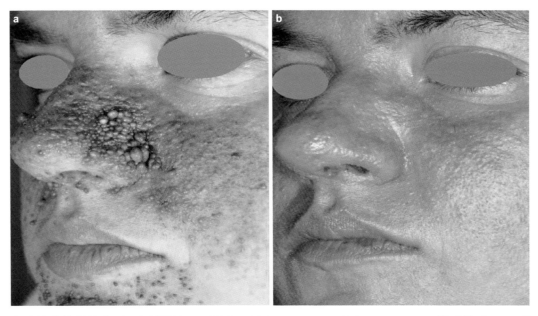

图 18.1 （ a ）结节性硬化症 ;（ b ）剥脱性 CO_2 激光，频率 5 ～ 10 Hz，功率 0.2 ～ 0.8 W，脉冲模式 HD ；染料激光，光斑 12 mm，能量密度 7 J/cm^2，脉宽 0.5 ms，3 次治疗，6 个月后效果

使用 CO_2 激光切除皮肤神经纤维瘤可改善患者的外观，增强自信心。作为新的辅助治疗手段，染料激光治疗皮肤神经纤维瘤是一种有趣的方法 [17-18]：染料激光治疗可以缩小神经纤维瘤的体积，之后再用 CO_2 激光治疗（图 18.2a，b ）。染料激光可作用于肿瘤的血管成分，特别是在其形成初期，效果非常明显（图 18.3a，b ）[19-20]。

18.3 Birt–Hogg–Dubé 综合征

Birt-Hogg-Dubé（ BHD ）综合征是一种罕见的常染色体显性遗传病，由位于 17 号染色体上的 FLCN 基因突变导致。其特征是形成纤维滤泡瘤、早发性肾癌、肺囊肿和自发性气胸。与 BHD 综合

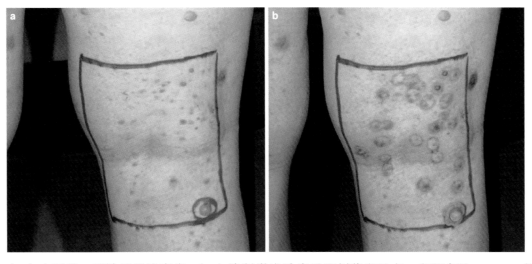

图 18.2 （ a ）右下肢 1 型神经纤维瘤病。（ b ）染料激光治疗后即刻紫癜反应，光斑直径 12 mm，能量密度 7 J/cm^2，脉宽 0.5 ms

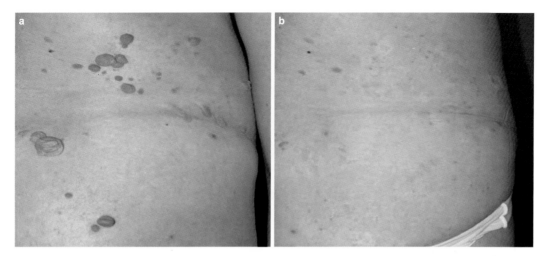

图 18.3　（a）右侧躯干 1 型神经纤维瘤病。（b）染料激光，光斑直径 12 mm，能量密度 7 J/cm²，脉宽 0.5 ms；剥脱性 CO_2 激光，频率 5 ~ 10 Hz，功率 0.2 ~ 2.0 W，脉冲模式 HD，单次治疗，6 个月后效果

征相关的皮肤病变（可见于 58% ~ 90% 的患者）是良性的，仅出于美容的目的才进行治疗[21]。

　　纤维滤泡瘤最常见，但也有毛盘瘤和肢端脊索瘤的报道。纤维滤泡瘤通常 20 岁以后发病，表现为多发、淡黄色或白色、稍隆起、圆顶、光滑的肿瘤，直径 2 ~ 4 mm[22]。纤维滤泡瘤主要位于耳后区、面部、颈部和躯干上部，肉眼无法与毛盘瘤区分。有人提出，纤维滤泡瘤可能起源于皮脂腺套膜，这可以解释纤维滤泡瘤好发于皮脂腺丰富区域的原因[23]。尽管这些病变具有典型的独特外观和好发部位，但临床上经常被误诊为粉刺、多发性粟丘疹或多发性脂囊瘤[24-25]。

　　软纤维瘤或皮赘是良性纤维血管肿瘤，并非 BHD 综合征的特异性肿瘤，在一般人群中很常见[26]。有人建议将纤维滤泡瘤和毛盘瘤并入一个形态学系列[27]。

　　CO_2 激光治疗可以用来去除皮损，但这种效果只是暂时性的，随着时间的推移，病灶往往会复发[28]。一项双盲、安慰剂对照、半脸随机研究显示，外用 mTOR 抑制剂雷帕霉素对 BHD 综合征患者的纤维滤泡瘤没有效果[29-30]。

　　BHD 综合征的皮肤病变虽然是良性的，但偶尔也会导致毁容，造成严重的社会心理负担。手术和 CO_2 激光治疗可去除皮肤病变，但切除后的复发率非常高（图 18.4a，b）[23, 31]。

18.4　阴囊特发性皮肤钙质沉着症

　　皮肤钙质沉着症是一组皮肤和皮下组织中以钙盐沉积为特征的疾病，分为四大类型：营养不良型（钙盐沉积在受损组织中，通常见于结缔组织和风湿性疾病，如皮肌炎、硬皮病或红斑狼疮）、转移型（与代谢功能障碍相关，如高钙血症或高磷血症，导致皮肤、皮下和深部组织钙化）、医源型（静脉注射治疗期间注射部位的钙沉积）和特发型[32-33]。营养不良型钙化是皮肤钙质沉着症最常见的原因，与钙、磷和甲状旁腺激素的实验室检查异常无关[34]。

　　特发性皮肤钙质沉着症可发生于会阴区域。最常见的部位是阴囊，由 Lewinsk 于 1883 年首次报道。阴囊特发性皮肤钙质沉着症是一种良性病变，大多没有症状，临床发现时，患者多已三四十岁，这种疾病的无症状特点可能是其较晚发现的原因。该病表现为阴囊内生长缓慢的淡黄色结节，偶尔结节破溃会排出白垩样物质。诊断依靠临床表现和组织学检查。鉴别诊断包括多发性脂囊瘤、血管角化瘤、脂肪瘤、纤维瘤和局限性淋巴管瘤[35]。全面的生化检查和激素检测有助于了解病因。如果这种情况确实是特发性的，那么实验室的检查结果肯定是在正常范围内[36]。

　　CO_2 激光和 Er:YAG 激光可能是一种安全有效的解决手段（图 18.5a，b）[37]。

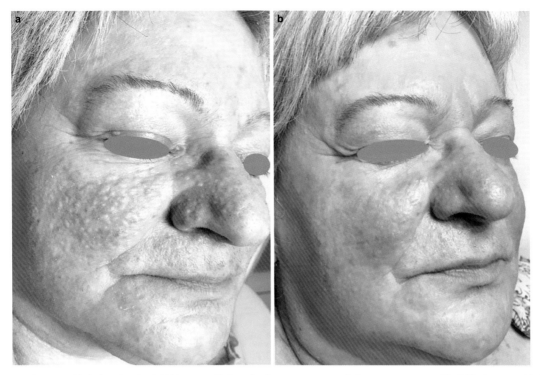

图 18.4 （a）BHD 综合征;（b）剥脱性 CO$_2$ 激光，频率 5 ~ 10 Hz，功率 0.2 ~ 0.8 W，脉冲模式 HD，单次治疗，3 个月后效果

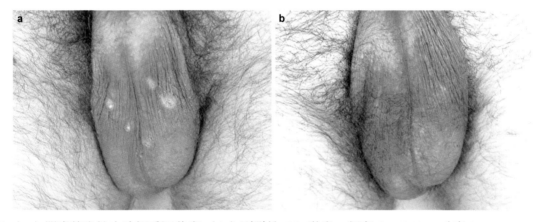

图 18.5 （a）阴囊特发性皮肤钙质沉着症;（b）剥脱性 CO$_2$ 激光，频率 5 ~ 10 Hz，功率 0.2 ~ 1.0 W，脉冲模式 HD，单次治疗，3 个月后效果

18.5 毛囊角化病

毛囊角化病（darier disease，DD）是一种遗传性角化障碍，表现为常染色体显性遗传。DD 是由 ATP2A2 基因突变引起的。DD 通常在儿童期发病，持续到青春期，主要表现为发生在面部、胸部和背部等容易"溢脂"区域的小丘疹[38]。DD 的特征是棕色角化丘疹，从针尖到粟粒状，大小不等，多出现在前额、胸部中央、背部和头皮边缘等脂溢区域[39]。角质层呈现不规则增生和角化栓形成，并伴有角化不全。DD 丘疹并不总是发生在毛囊中，但通常聚集形成带有角化痂的疣状病变。病变常伴有瘙痒和异味[40]。

CO$_2$ 和 Er:YAG 等剥脱性激光可用于 DD 的治疗，但报道的结果和副作用不尽相同。2009 年，

Schmitt 等报告了 2 例使用染料激光治疗成功的经验[41]。如其所述，产生效果的机制不清楚；而且，之后再无其他研究能够重复这一效果。染料激光对血管内的氧合血红蛋白具有高吸收性，可呈现作用的高选择性和特异性，因此也常用于多种炎症性疾病（如皮肤红斑狼疮、银屑病、湿疹）的治疗[42]。它可造成皮肤结缔组织中的毛细血管轻度损伤和内皮细胞水肿。这种损伤可诱导并释放细胞因子和生长因子，最终导致产生新的胶原蛋白（图 18.6a，b）[43]。未来，可能会在其他皮肤疾病的治疗中用到这种激光[44-46]。

致　谢：感谢 Luigi Bennardo 博士、Giuseppe Lodi 博士和 Francesca Negosanti 博士为本章的编写和修订所作出的宝贵贡献。

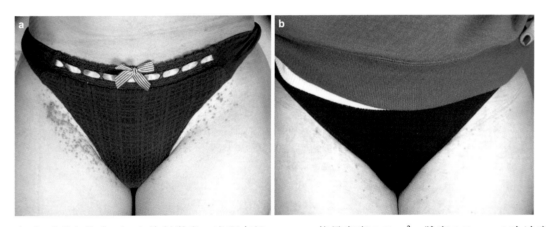

图 18.6 （a）毛囊角化病；（b）染料激光，光斑直径 12 mm，能量密度 7 J/cm^2，脉宽 0.5 ms，2 次治疗，6 个月后效果

参考文献

1. Wataya-Kaneda M, Uemura M, Fujita K, Hirata H, Osuga K, Kagitani-Shimono K, Nonomura N. Tuberous sclerosis complex: recent advances in manifestations and therapy. Int J Urol. 2017; 24(9):681–91. https://doi.org/10.1111/iju.13390.
2. Randle SC. Tuberous sclerosis complex: a review. Pediatr Ann. 2017; 46(4):e166–71. https://doi.org/10.3928/19382359-20170320-01.
3. Islam MP, Roach ES. Tuberous sclerosis complex. Handb Clin Neurol. 2015; 132:97–109. https://doi.org/10.1016/B978-0-444-62702-5.00006-8.
4. Roach ES, Kerr J, Mendelsohn D, et al. Detection of tuberous sclerosis in parents by magnetic resonance imaging. Neurology. 1991; 41:262–5.
5. Fowler JS, Dickson WEC. Tuberous (or tuberose) sclerosis. Trans Med Chir Soc Edinb. 1910; 29: 157–67. PubMed PMID: 29583467; PubMed Central PMCID: PMC5397940.
6. Webb DW, Clarke A, Fryer A, Osborne JP. The cutaneous features of tuberous sclerosis; a population study. Br J Dermatol. 1996; 135:1–5.
7. Jozwiak S, Schwartz RA, Janniger CK. Skin lesions in children with tuberous sclerosis complex: their prevalence, natural course, and diagnostic significance. Int J Dermatol. 1998; 37:911–7.
8. Slegtenhorst M, Nellist M, Nagelkerken B, et al. Interaction between hamartin and tuberin the TSC1 and TSC2 gene products. Hum Mol Genet. 1998; 7:1053–7.
9. Northrup H, Krueger DA. Tuberous sclerosis complex diagnostic criteria update: recommendations of the 2012 international tuberous sclerosis complex consensus conference. Pediatr Neurol. 2013; 49:243–54.
10. Park J, Yun SK, Cho YS, Song KH, Kim HU. Treatment of angiofibromas in tuberous sclerosis complex: the effect of topical rapamycin and concomitant laser therapy. Dermatology. 2014; 228(1):37–41.
11. Huson SM, Compston DA, Clark P, Harper PS. A genetic study of von Recklinghausen neurofibromatosis in south east Wales. I. Prevalence, fitness, mutation rate, and effect of parental transmission on severity. J Med Genet. 1989; 26:704–11.
12. Paolillo N, Piccirilli S, Giardina E, Rispoli V, Colica C, Nisticò S. Effects of paraquat and capsaicin on the expression of genes related to inflammatory, immune responses and cell death in immortalized human HaCat keratinocytes Int J Immunopathol Pharmacol. 2011 Oct-Dec; 24(4):861–8. https://doi.org/10.1177/039463201102400405.
13. Pinson S, Wolkenstein P. Neurofibromatosis type 1 or von Recklinghausen's disease. Rev Med Interne. 2005; 26:196–215.
14. Wolkenstein P, Decq P. Neurofibromatosis. Neurochirurgie. 1998; 44:267–72.
15. Boyd KP, Korf BR, Theos A. Neurofibromatosis type 1. J Am Acad Dermatol. 2009; 61:1–14.
16. Moreno JC, Mathoret C, Lantieri L, Zeller J, Revuz J, Wolkenstein P. Carbon dioxide laser for removal of multiple cutaneous neurofibromas. Br J Dermatol. 2001; 144:1096–8.

17. Querings K, Fuchs D, Küng EE, Hafner J. CO2-laser therapy of stigmatizing cutaneous lesions in tuberous sclerosis (Bourneville-Pringle) and in neurofibromatosis 1 (von Recklinghausen). Schweiz Med Wochenschr. 2000; 130:1738–43.

18. Amaral FR, Ferreira MVL, Costa LAP, de Oliveira PAD, Soares BM, Souza PEA, de Sousa GR. Use of surgical laser for excision of a neurofibroma associated with neurofibromatosis type-1. Lasers Med Sci. 2018; 9(3):219–222. https://doi.org/10.15171/jlms.2018.39.

19. Nisticò S, Campolmi P, Moretti S, Del Duca E, Bruscino N, Conti R, Bassi A, Cannarozzo G. Nonconventional use of flash-lamp pulsed-dye laser in dermatology. Biomed Res Int. 2016; 2016:7981640. https://doi.org/10.1155/2016/7981640.

20. Gupta N, Sunwoo BY, Kotloff RM. Birt-Hogg-Dubé syndrome. Clin Chest Med. 2016 Sep; 37(3):475–86. https://doi.org/10.1016/j.ccm.2016.04.010.

21. Kayhan G, Yılmaz Demirci N, Turktas H, Ergun MA. Birt-Hogg-Dube syndrome with a novel mutation in the FLCN gene. Genet Test Mol Biomarkers. 2017; 21(10):632–4. https://doi.org/10.1089/gtmb.2017.0070.

22. Kluger N, Giraud S, Coupier I, et al. Birt-Hogg-Dubé syndrome: clinical and genetic studies of 10 French families. Br J Dermatol. 2010; 162(3):527–37.

23. Jensen DK, Villumsen A, Skytte AB, Madsen MG, Sommerlund M, Bendstrup E. Birt-Hogg-Dubé syndrome: a case report and a review of the literature. Eur Clin Respir J. 2017; 4(1):1292378. https://doi.org/10.1080/20018525.2017.1292378. eCollection 2017.

24. Gijezen LM, Vernooij M, Martens H, et al. Topical rapamycin as a treatment for fibrofolliculomas in Birt-Hogg-Dubé syndrome: a double-blind placebo-controlled randomized split-face trial. PLoS One. 2014; 9(6):e99071.

25. Syed MMA, Rajbhandari A, Paudel U. Idiopathic calcinosis cutis of the scrotum: a case report and review of the literature. J Med Case Rep. 2018; 12(1):366.

26. Jamaleddine FN, Salman SM, Shbaklo Z, Kibbi AG, Zaynoun S. Idiopathic vulvar calcinosis: the counterpart of idiopathic scrotal calcinosis. Cutis. 1988; 41(4):273–5.

27. Gupta N, Sunwoo BY, Kotloff RM. Review: Birt-Hogg-Dubé syndrome. Clin Chest Med. 2016; 37(3):475–86. https://doi.org/10.1016/j.ccm.2016.04.010.

28. Steinlein OK, Ertl-Wagner B, Ruzicka T, Sattler EC. Birt-Hogg-Dubé syndrome: an underdiagnosed genetic tumor syndrome. J Dtsch Dermatol Ges. 2018; 16(3):278–83.

29. Nickerson ML, Warren MB, et al. Mutations in a novel gene lead to kidney tumors, lung wall defects, and benign tumors of the hair follicle in patients with the Birt-Hogg-Dube syndrome. Cancer Cell. 2002; 2:157–64.

30. Vernooij M, Claessens T, Luijten M, van Steensel MA, Coull BJ. Birt-Hogg-Dubé syndrome and the skin. Familial Cancer. 2013; 12(3):381–5.

31. Saad AG, Zaatari GS. Scrotal calcinosis: is it idiopathic? Urology. 2001; 57:365.

32. Yuyucu Karabulut Y, Kankaya D, Senel E, Dolek Y, Uslu A, Sertçelik A. Idiopathic scrotal calcinosis: the incorrect terminology of scrotal calcinosis. G Ital Dermatol Venereol. 2015; 150:495–9.

33. Dubey S, Sharma R, Maheshwari V. Scrotal calcinosis: idiopathic or dystrophic? Dermatol Online J. 2010; 16:5.

34. Shah V, Shet T. Scrotal calcinosis results from calcification of cysts derived from hair follicles: a series of 20 cases evaluating the spectrum of changes resulting in scrotal calcinosis. Am J Dermatopathol. 2007; 29:172–5.

35. Meissner M, Kleemann J, Kaufmann R, Ochsendorf F. The erbium:YAG laser: a new technique for the treatment of scrotal calcinosis. J Eur Acad Dermatol Venereol. 2017; 31(4):e207–9. https://doi.org/10.1111/jdv.13963.

36. Meissner M, Ochsendorf F, Kaufmann R. Therapy of calcinosis cutis using erbium-doped yttrium aluminum garnet laser treatment. Dermatol Surg. 2010; 36:727–8.

37. Tavadia S, Mortimer E, Munro CS. Genetic epidemiology of Darier's disease: a population study in the west of Scotland. Br J Dermatol. 2002; 146:107–9.

38. Takagi A, Kamijo M, Ikeda S. Darier disease. J Dermatol. 2016; 43(3):275–9. https://doi.org/10.1111/1346-8138.13230.

39. Munro CS. The phenotype of Derier's disease: penetrance and expressivity in adults and children. Br J Dermatol. 1992; 127:126–30.

40. Benmously R, Litaiem N, Hammami H, Badri T, Fenniche S. Significant alleviation of Darier's disease with fractional CO_2 laser. J Cosmet Laser Ther. 2015; 17:77–9.

41. Schmitt L, Roos S, Raulin C, Karsai S. Segmental Darier disease: treatment with pulsed dye laser. Hautarzt. 2009; 60:995–8.

42. Cannarozzo G, Sannino M, Tamburi F, Morini C, Nisticò SP. Flash-lamp pulsed-dye laser treatment of keloids: results of an observational study. Photomed Laser Surg. 2015; 33:274–7.

43. Cannarozzo G, Bonciani D, Sannino M, Tamburi F, Morini C, Piccolo D, Nistico SP. Dye laser treatment for Darier disease: results of a case series. Photomed Laser Surg. 2016; 34(7):305–7. https://doi.org/10.1089/pho.2015.4034.

44. Cannarozzo G, Sannino M, Tamburi F, Chiricozzi A, Saraceno A, Morini C, Nisticò S. Deep Pulse Fractional Co2 Laser Combined With A Radio-Frequency System: Results Of a case series. Photomed and Laser Surg 2014; 32 (7): 409–412. https://doi.org/10.1089/pho.2014.3733.

45. Chiricozzi A., Saraceno R., Nistico' S, Giunta A., Cannizzaro MV., Chimenti S. (2012). Complete resolution of erythrodermic psoriasis in a HIV and HCV patient unresponsive to anti-psoriatic treatments after Highly Active Anti-Retroviral Therapy (ritonavir, atenzanavir, emtricitabine, tenofovir). Dermatology 2012; 225(4):333–7.

46. F. Specchio, R. Saraceno, S. Chimenti, S. Nisticò Management of non-melanoma skin cancer in solid organ transplant recipients Int J Immunopath Pharmacol, 2014; 27(1):21–24. https://doi.org/10.1177/039463201402700104.

下篇
案例图谱

本案例图谱中显示的治疗参数以功率（W）和能量密度（J/cm²）来表示。功率值的改变受激光器提供使用的光斑直径影响，而能量密度则可在设备上通过设定脉宽来进行调整。因此，有必要在治疗前提前做出测算。

第 **19** 章 器官组织

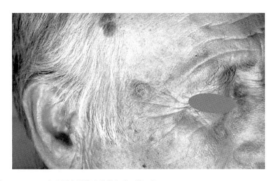

图 19.1 右颞部脂溢性角化症

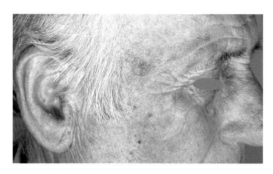

图 19.3 治疗终点。10 600 nm 剥脱性 CO_2 激光治疗，功率 0.2～1 W，超脉冲发射，剥脱性热脉冲，频率 5～10 Hz

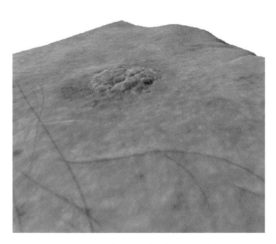

图 19.2 右颞部脂溢性角化症（多光谱 3D）

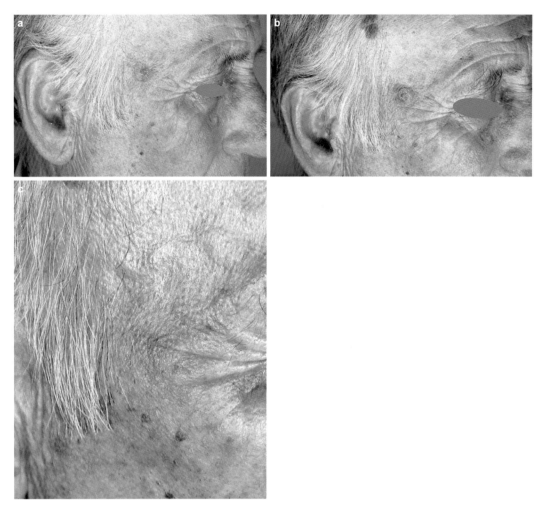

图 19.4 （a）右颞部脂溢性角化症；（b）治疗终点；（c）10 600 nm 剥脱性 CO_2 激光治疗，功率 0.2~1 W，超脉冲发射，剥脱性热脉冲，频率 5~10 Hz，治疗后 40 天效果

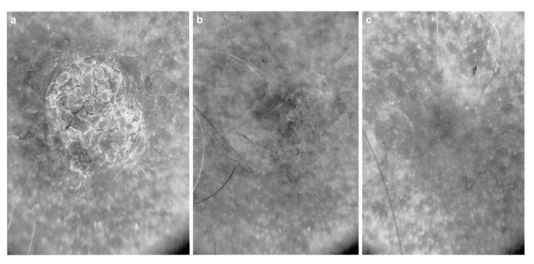

图 19.5 （a）脂溢性角化症治疗前的皮肤镜表现；（b）治疗后即刻的皮肤镜表现；（c）CO_2 激光气化后 40 天的皮肤镜表现

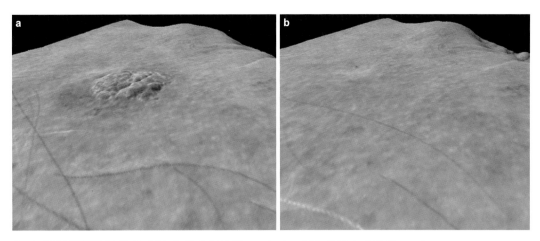

图 19.6　（a）右颞部脂溢性角化症治疗前（多光谱 3D）；（b）治疗后（多光谱 3D）

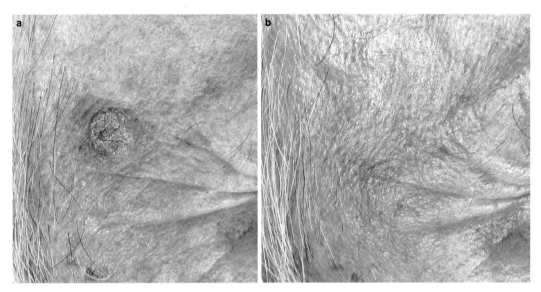

图 19.7　（a）右颞部脂溢性角化症；（b）10 600 nm 剥脱性 CO$_2$ 激光治疗，功率 0.2 ~ 1 W，超脉冲发射，剥脱性热脉冲，频率 5 ~ 10 Hz，局部麻醉，治疗后 40 天效果

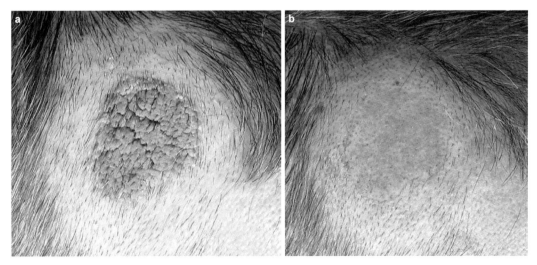

图 19.8　（a）右侧额顶部脂溢性角化症；（b）10 600 nm 剥脱性 CO$_2$ 激光治疗，功率 0.3 ~ 1.5 W，超脉冲发射，剥脱性热脉冲，频率 5 ~ 10 Hz，局部麻醉

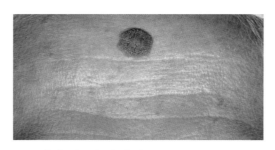

图 19.9   额部脂溢性角化症

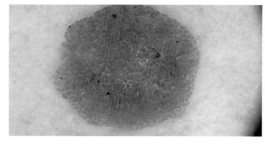

图 19.10   额部脂溢性角化症的皮肤镜表现

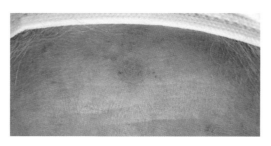

图 19.11   治疗终点。10 600 nm 剥脱性 CO_2 激光治疗，功率 0.3 ~ 1.5 W，超脉冲发射，剥脱性热脉冲，频率 5 ~ 10 Hz

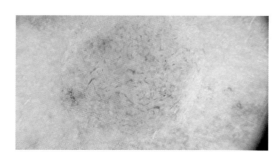

图 19.12   皮肤镜下治疗终点

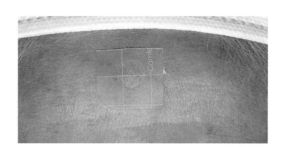

图 19.13   水凝胶敷料

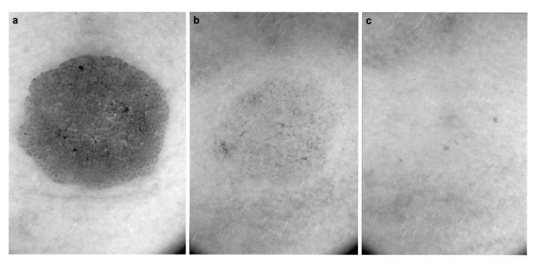

图 19.14   （a）脂溢性角化症治疗前的皮肤镜表现；（b）皮肤镜下治疗终点；（c）CO_2 激光气化后 20 天的皮肤镜表现

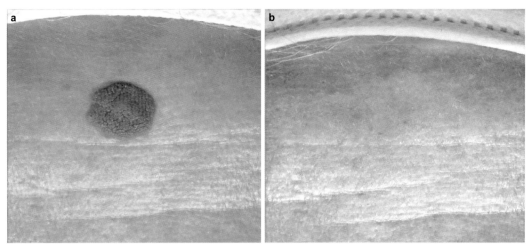

图 19.15　（a）额部脂溢性角化症；（b）10 600 nm 剥脱性 CO_2 激光治疗，功率 0.3 ~ 1.5 W，超脉冲发射，剥脱性热脉冲，频率 5 ~ 10 Hz，局部麻醉，治疗后 20 天效果

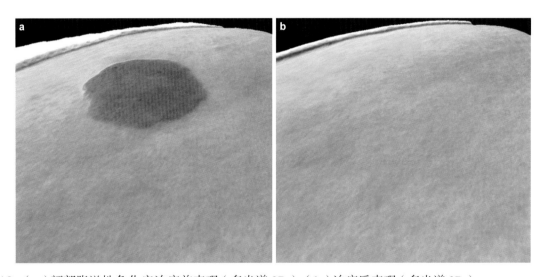

图 19.16　（a）额部脂溢性角化症治疗前表现（多光谱 3D）；（b）治疗后表现（多光谱 3D）

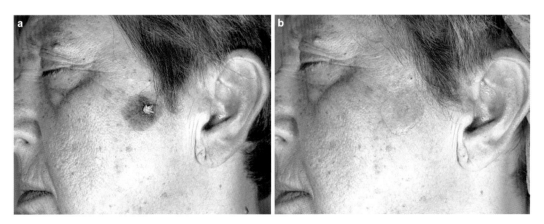

图 19.17　（a）左侧颧骨区脂溢性角化症和丝状疣；（b）治疗终点。10 600 nm 剥脱性 CO_2 激光治疗，功率 0.2 ~ 0.8 W，超脉冲发射，剥脱性热脉冲，频率 5 ~ 10 Hz

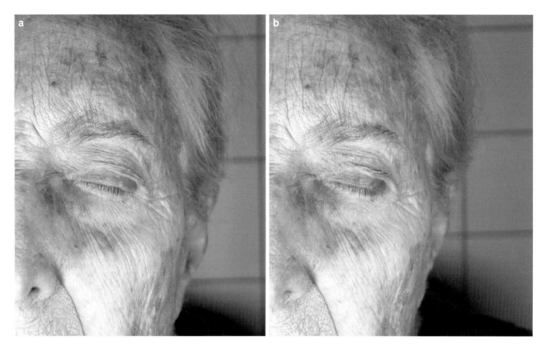

图 19.18　（a）左侧上眼睑脂溢性角化症；（b）治疗终点。10 600 nm 剥脱性 CO_2 激光治疗，功率 0.2 ~ 0.5 W，超脉冲发射，剥脱性热脉冲，频率 5 ~ 10 Hz

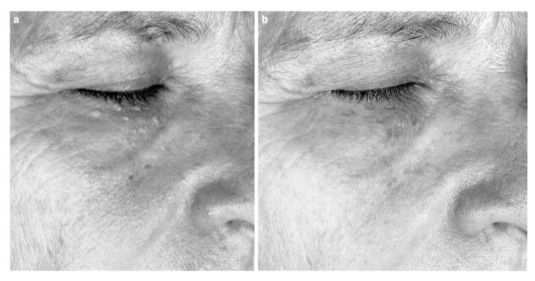

图 19.19　（a）右侧下眼睑汗管瘤；（b）治疗终点。10 600 nm 剥脱性 CO_2 激光治疗，功率 0.1 ~ 0.4 W，超脉冲发射，剥脱性热脉冲，频率 5 ~ 10 Hz

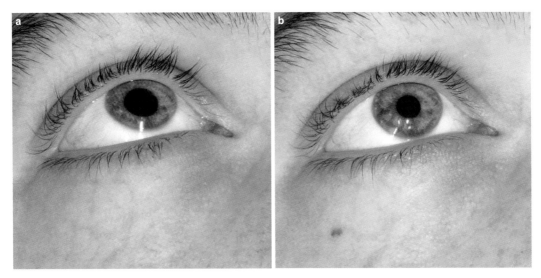

图 19.20 （a）右侧下眼睑疣，累及结膜边缘；（b）10 600 nm 剥脱性 CO_2 激光治疗，功率 0.2～0.5 W，超脉冲发射，剥脱性热脉冲，频率 5～10 Hz，治疗后 15 天效果

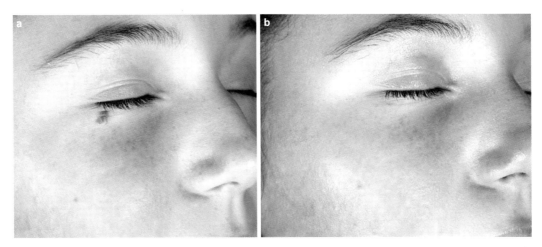

图 19.21 （a）右侧下眼睑丝状疣；（b）10 600 nm 剥脱性 CO_2 激光治疗，功率 0.2～0.5 W，超脉冲发射，剥脱性热脉冲，频率 5～10 Hz，治疗后 15 天效果

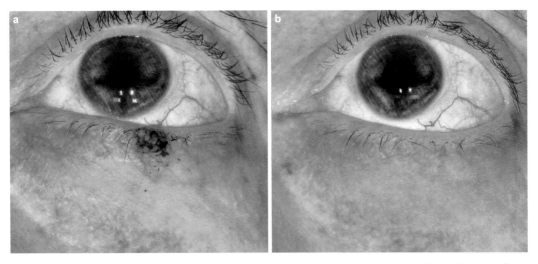

图 19.22 （a）左侧下眼睑脂溢性角化症，累及结膜边缘；（b）10 600 nm 剥脱性 CO_2 激光治疗，功率 0.1～0.5 W，超脉冲发射，剥脱性热脉冲，频率 5 Hz，局部麻醉，治疗后 15 天效果

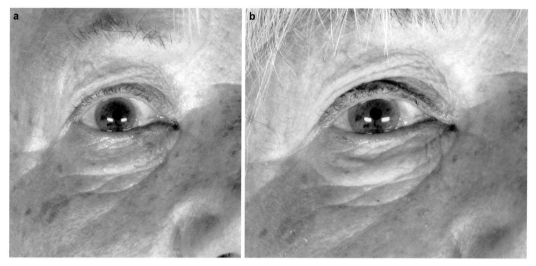

图 19.23　（a）右侧下眼睑脂溢性角化症，累及结膜边缘；（b）10 600 nm 剥脱性 CO_2 激光治疗，功率 0.2～0.6 W，超脉冲发射，剥脱性热脉冲，频率 5 Hz，局部麻醉，治疗后 15 天效果

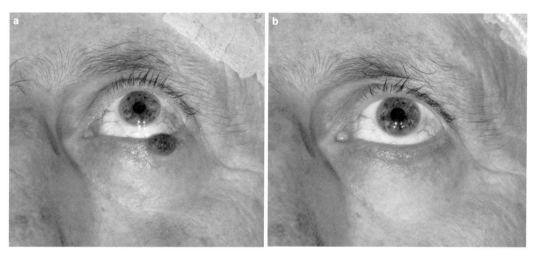

图 19.24　（a）左侧下眼睑脂溢性角化症，累及结膜边缘。（b）10 600 nm 剥脱性 CO_2 激光治疗，功率 0.2～0.6 W，超脉冲发射，剥脱性热脉冲，频率 5 Hz，局部麻醉，治疗后 15 天效果

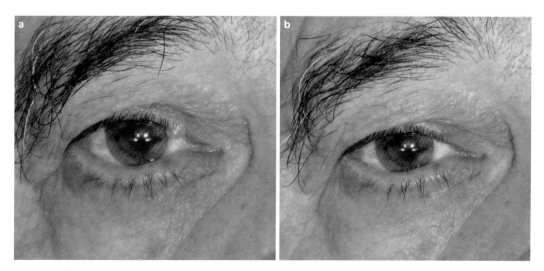

图 19.25　（a）右侧上眼睑黏液囊肿，累及结膜边缘；（b）10 600 nm 剥脱性 CO_2 激光治疗，功率 0.2～0.6 W，超脉冲发射，剥脱性热脉冲，频率 5～10 Hz，局部麻醉，治疗后 10 天效果

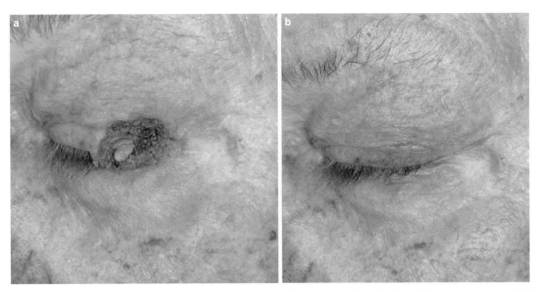

图 19.26 （a）左侧上眼睑脂溢性角化症；（b）10 600 nm 剥脱性 CO_2 激光治疗，功率 0.2 ~ 0.8 W，超脉冲发射，剥脱性热脉冲，频率 5 ~ 10 Hz，局部麻醉，治疗后 20 天效果

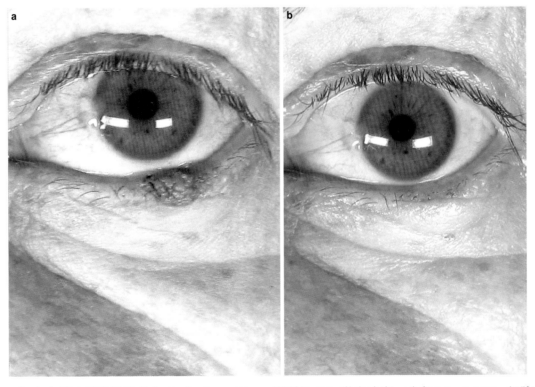

图 19.27 （a）左侧睑缘脂溢性角化症；（b）10 600 nm 剥脱性 CO_2 激光治疗，功率 0.2 ~ 0.8 W，超脉冲发射，剥脱性热脉冲，频率 5 ~ 10 Hz，局部麻醉，治疗后 15 天效果

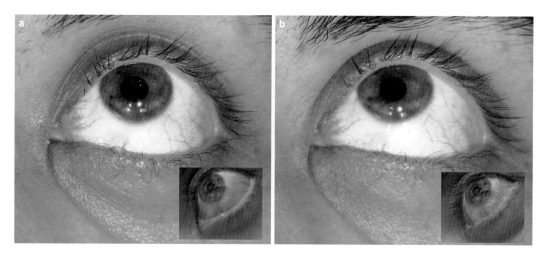

图 19.28 （a）左侧下眼睑疣状表皮痣，累及结膜缘（已行皮肤镜检查和2 mm钻孔活组织检查）；（b）10 600 nm 剥脱性 CO_2 激光治疗，功率 0.2 ~ 0.8 W，超脉冲发射，剥脱性热脉冲，频率 5 ~ 10 Hz，局部麻醉，治疗后 15 天效果

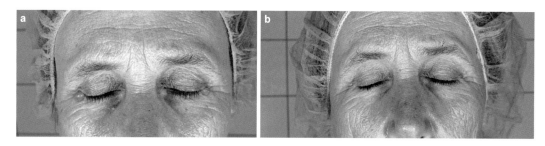

图 19.29 （a）双侧外眦黏液囊肿；（b）10 600 nm 剥脱性 CO_2 激光治疗，功率 0.3 ~ 0.9 W，超脉冲发射，剥脱性热脉冲，频率 5 ~ 10 Hz，治疗后 20 天效果

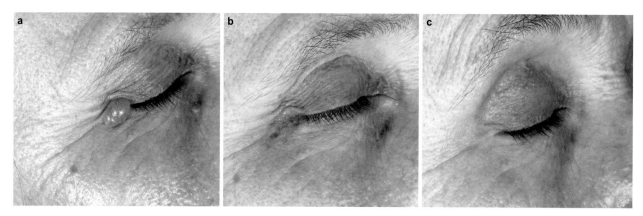

图 19.30 （a）右侧外眦黏液囊肿。（b）治疗终点。10 600 nm 剥脱性 CO_2 激光治疗，功率 0.3 ~ 0.9 W，超脉冲发射，剥脱性热脉冲，频率 5 ~ 10 Hz。（c）1 年后随访

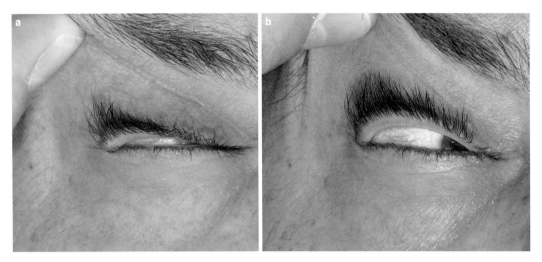

图 19.31　（a）右侧外眦疣状表皮痣（已行皮肤镜检查）;（b）10 600 nm 剥脱性 CO_2 激光治疗，功率 0.1 ~ 0.2 W，超脉冲发射，剥脱性热脉冲，频率 5 Hz，局部麻醉，治疗后 15 天效果

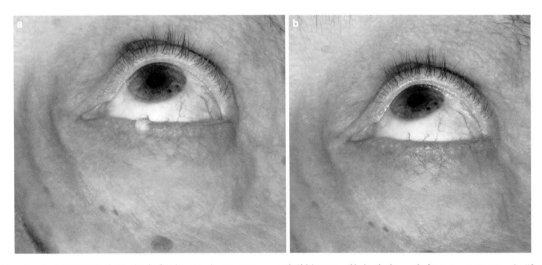

图 19.32　（a）左侧下睑缘皮脂腺囊肿;（b）10 600 nm 剥脱性 CO_2 激光治疗，功率 0.1 ~ 0.3 W，超脉冲发射，剥脱性热脉冲，频率 5 Hz，局部麻醉，治疗后 10 天效果

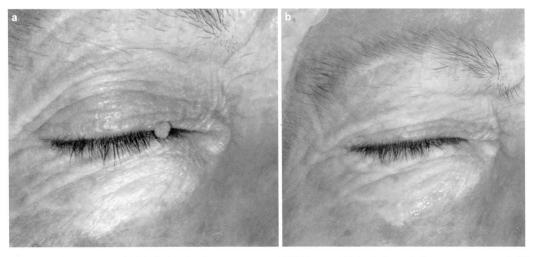

图 19.33　（a）右侧上睑下垂性纤维瘤;（b）10 600 nm 剥脱性 CO_2 激光治疗，功率 0.2 ~ 0.4 W，超脉冲发射，剥脱性热脉冲，频率 5 ~ 10 Hz，局部麻醉，治疗后 10 天效果

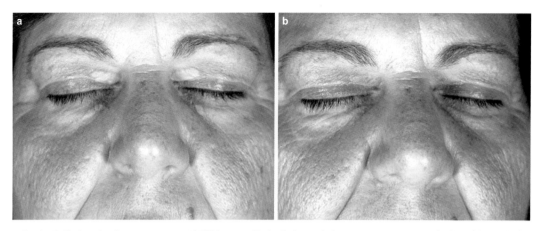

图 19.34　（a）睑黄瘤；（b）10 600 nm 剥脱性 CO_2 激光治疗，功率 0.2～0.9 W，超脉冲发射，剥脱性热脉冲，频率 5～10 Hz，局部麻醉，治疗后 50 天效果

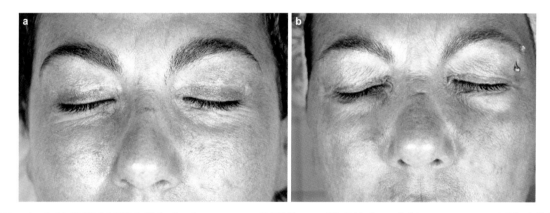

图 19.35　（a）睑黄瘤（双侧内眦）；（b）10 600 nm 剥脱性 CO_2 激光治疗，功率 0.1～0.8 W，超脉冲发射，剥脱性热脉冲，频率 5～10 Hz，局部麻醉，治疗后 1 年效果

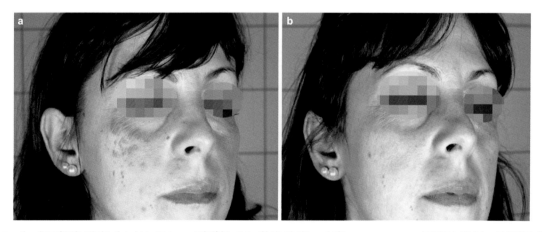

图 19.36　（a）面部扁平疣；（b）10 600 nm 剥脱性 CO_2 激光治疗，功率 0.2～0.5 W，超脉冲发射，剥脱性热脉冲，频率 5～10 Hz，治疗后 4 个月效果

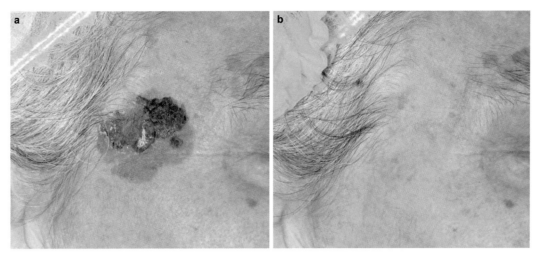

图 19.37（a）右侧颞部脂溢性角化症（已行皮肤镜检查和 2 mm 钻孔活组织检查）；（b）10 600 nm 剥脱性 CO_2 激光治疗，功率 0.2 ~ 0.5 W，超脉冲发射，剥脱性热脉冲，频率 10 Hz，局部麻醉，治疗后 30 天效果

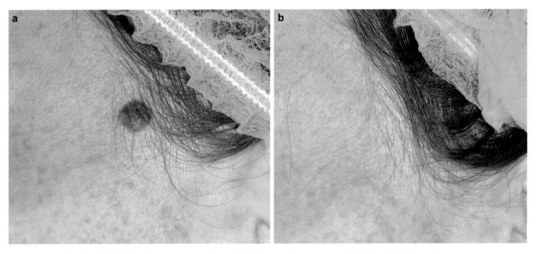

图 19.38　（a）左侧颞部脂溢性角化症（已行皮肤镜检查和 2 mm 钻孔活组织检查）；（b）10 600 nm 剥脱性 CO_2 激光治疗，功率 0.2 ~ 1.0 W，超脉冲发射，剥脱性热脉冲，频率 5 ~ 10 Hz，局部麻醉，治疗后 60 天效果

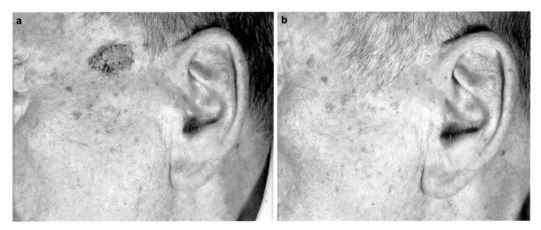

图 19.39　（a）左侧颞部脂溢性角化症；（b）10 600 nm 剥脱性 CO_2 激光治疗，功率 0.2 ~ 1.5 W，超脉冲发射，剥脱性热脉冲，频率 5 ~ 10 Hz，局部麻醉，治疗后 40 天效果

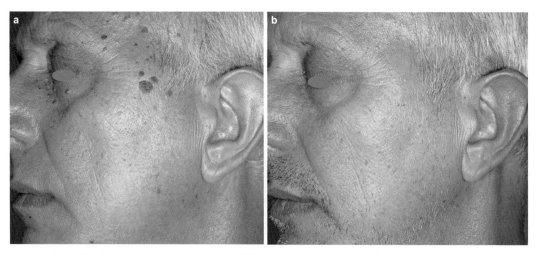

图 19.40 （a）脂溢性角化症；（b）10 600 nm 剥脱性 CO_2 激光治疗，功率 0.2～0.8 W，超脉冲发射，剥脱性热脉冲，频率 5～10 Hz，局部麻醉，治疗后 40 天效果

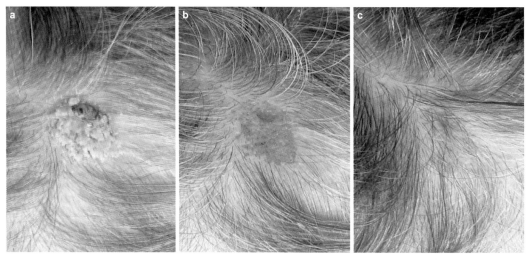

图 19.41 （a）头皮脂溢性角化症；（b）治疗终点；（c）10 600 nm 剥脱性 CO_2 激光治疗，功率 0.2～0.8 W，超脉冲发射，剥脱性热脉冲，频率 5～10 Hz，局部麻醉，治疗后 40 天效果

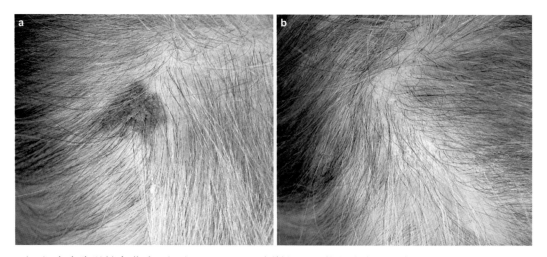

图 19.42 （a）头皮脂溢性角化症；（b）10 600 nm 剥脱性 CO_2 激光治疗，功率 0.2～0.8 W，超脉冲发射，剥脱性热脉冲，频率 5～10 Hz，局部麻醉，治疗后 40 天效果

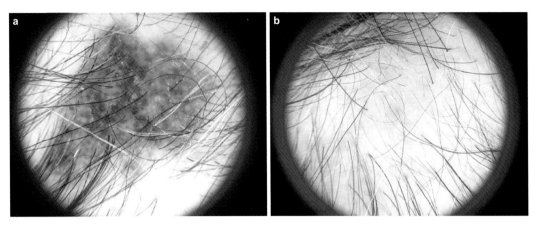

图 19.43 （a）头皮脂溢性角化症治疗前的皮肤镜表现；（b）CO_2 激光气化后 40 天的皮肤镜表现

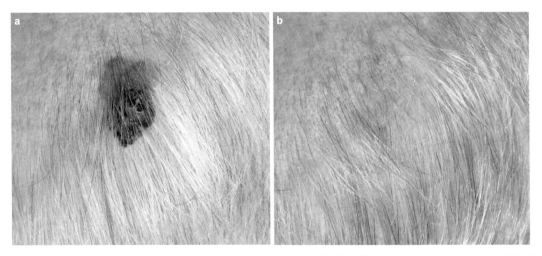

图 19.44 （a）头皮脂溢性角化症（已行皮肤镜检查和 2 mm 钻孔活组织检查）；（b）10 600 nm 剥脱性 CO_2 激光治疗，功率 0.2 ~ 1.0 W，超脉冲发射，剥脱性热脉冲，频率 10 Hz，局部麻醉，治疗后 30 天效果

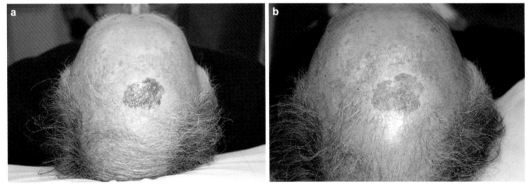

图 19.45 （a）头皮脂溢性角化症（已行皮肤镜检查和 2 mm 钻孔活组织检查）；（b）治疗终点。10 600 nm 剥脱性 CO_2 激光治疗，功率 0.2 ~ 1.0 W，超脉冲发射，剥脱性热脉冲，频率 5 ~ 10 Hz

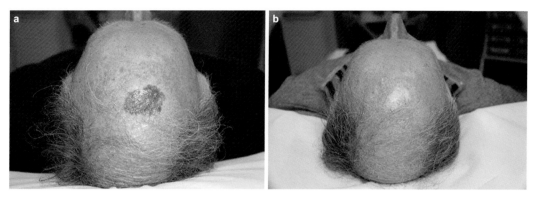

图 19.46 （a）头皮脂溢性角化症（已行皮肤镜检查和 2 mm 钻孔活组织检查）；（b）治疗终点。10 600 nm 剥脱性 CO_2 激光治疗，功率 0.2～1.0 W，超脉冲发射，剥脱性热脉冲，频率 5～10 Hz，治疗后 60 天效果

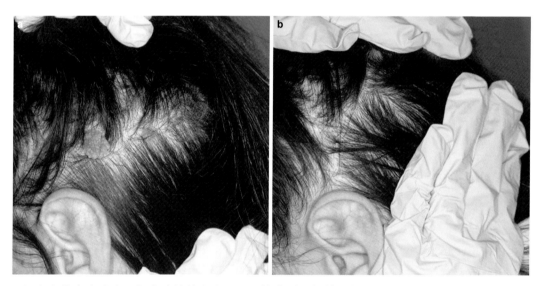

图 19.47 （a）疣状表皮痣（已行皮肤镜检查和 2 mm 钻孔活组织检查）；（b）10 600 nm 剥脱性 CO_2 激光治疗，功率 0.2～1.0 W，超脉冲发射，剥脱性热脉冲，频率 10 Hz，局部麻醉，治疗后 90 天效果

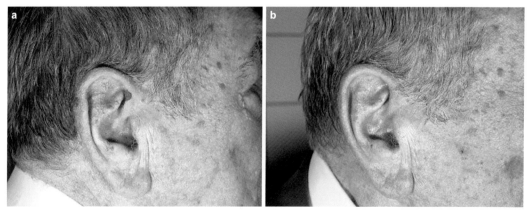

图 19.48 （a）右侧耳廓脂溢性角化症；（b）10 600 nm 剥脱性 CO_2 激光治疗，功率 0.3～0.7 W，超脉冲发射，剥脱性热脉冲，频率 5～10 Hz，局部麻醉，治疗后 10 天效果

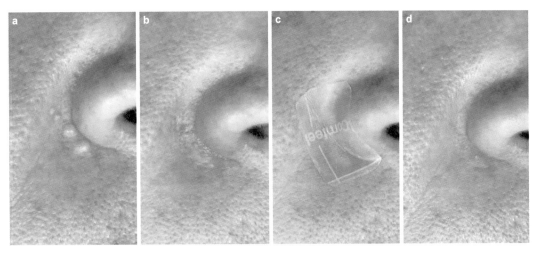

图 19.49　（a）右侧鼻唇沟毛发上皮瘤；（b）治疗终点；（c）水凝胶敷料；（d）10 600 nm 剥脱性 CO_2 激光治疗，功率 0.2 ~ 0.5 W，超脉冲发射，剥脱性热脉冲，频率 5 ~ 10 Hz，治疗后 15 天效果

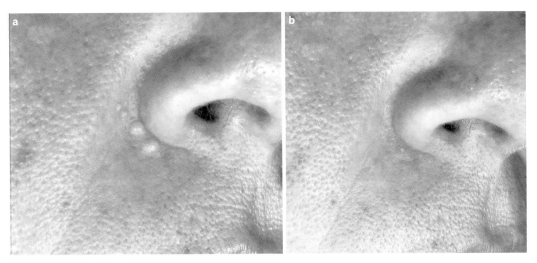

图 19.50　（a）右侧鼻唇沟毛发上皮瘤；（b）10 600 nm 剥脱性 CO_2 激光治疗，功率 0.2 ~ 0.5 W，超脉冲发射，剥脱性热脉冲，频率 5 ~ 10 Hz，治疗后 15 天效果

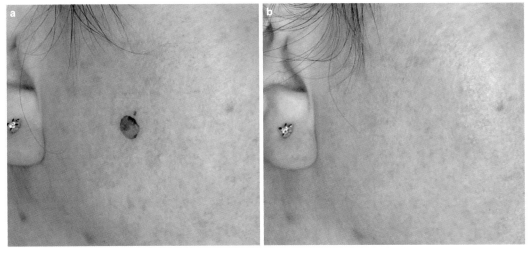

图 19.51　（a）外伤性纤维瘤样痣；（b）10 600 nm 剥脱性 CO_2 激光治疗，功率 0.3 ~ 0.7 W，超脉冲发射，剥脱性热脉冲，频率 5 ~ 10 Hz，局部麻醉，治疗后 20 天效果

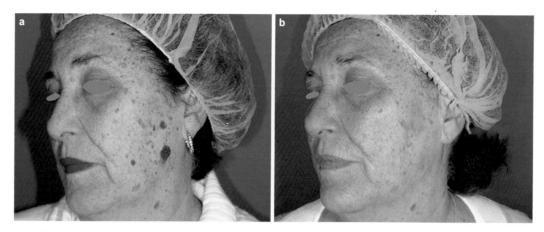

图 19.52　（a）左面部脂溢性角化症；（b）10 600 nm 剥脱性 CO_2 激光治疗，功率 0.3 ~ 1.0 W，超脉冲发射，剥脱性热脉冲，频率 5 ~ 10 Hz，局部麻醉，治疗后 20 天效果

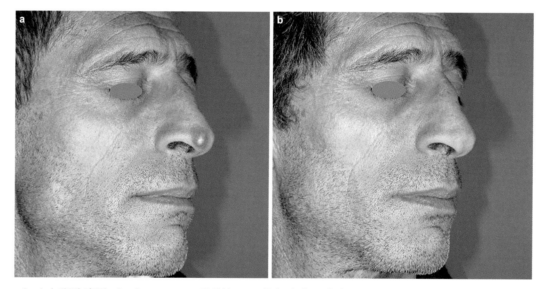

图 19.53　（a）皮脂腺囊肿；(b)10 600 nm 剥脱性 CO_2 激光治疗，功率 0.5 ~ 1.0 W，超脉冲发射，剥脱性热脉冲，频率 5 ~ 10 Hz，局部麻醉，清除囊壁，治疗后 1 年效果

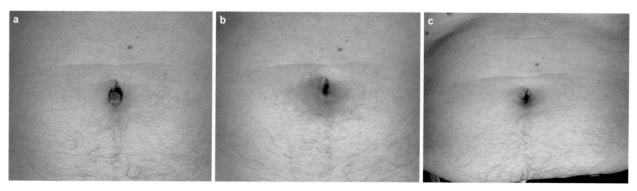

图 19.54　（a）脐周 Unna 痣；（b）10 600 nm 剥脱性 CO_2 激光治疗，功率 0.5 ~ 0.8 W，剥脱性脉冲，频率 10 Hz，局部麻醉，组织学检查确诊；（c）6 个月后随访

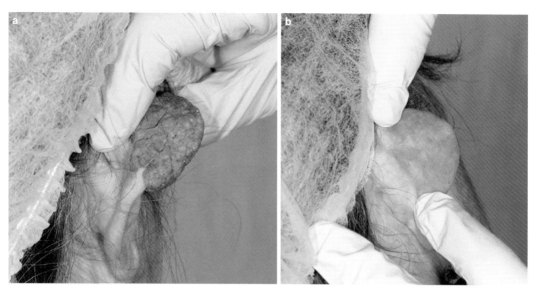

图 19.55　（a）右耳廓（背面）先天性表皮痣；（b）10 600 nm 剥脱性 CO_2 激光治疗，功率 0.3～2.0 W，超脉冲发射，剥脱性热脉冲，频率 5～10 Hz，局部麻醉，治疗后 1 个月效果

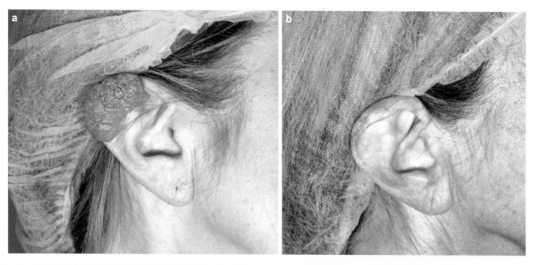

图 19.56　（a）右耳廓（正面）先天性表皮痣；（b）10 600 nm 剥脱性 CO_2 激光治疗，功率 0.3～2.0 W，超脉冲发射，剥脱性热脉冲，频率 5～10 Hz，局部麻醉，治疗后 30 天效果

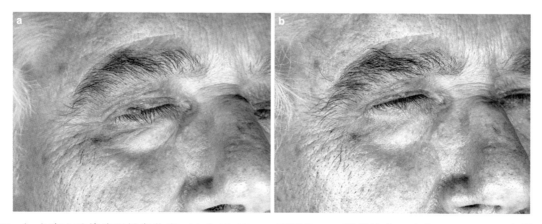

图 19.57　（a）右上睑缘脂溢性角化症；（b）10 600 nm 剥脱性 CO_2 激光治疗，功率 0.2～0.5 W，超脉冲发射，剥脱性热脉冲，频率 5～10 Hz，治疗后即刻

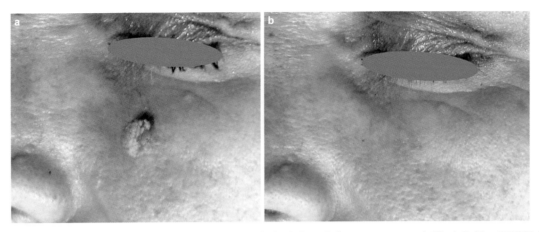

图 19.58 （a）左侧颧部疣；（b）10 600 nm 剥脱性 CO_2 激光治疗，功率 0.3 ~ 0.8 W，超脉冲发射，剥脱性热脉冲，频率 5 ~ 10 Hz，治疗后 15 天效果

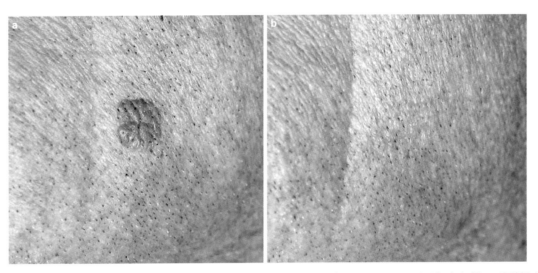

图 19.59 （a）面部扁平疣；（b）10 600 nm 剥脱性 CO_2 激光治疗，功率 0.2 ~ 0.5 W，超脉冲发射，剥脱性热脉冲，频率 5 ~ 10 Hz，治疗后 30 天效果

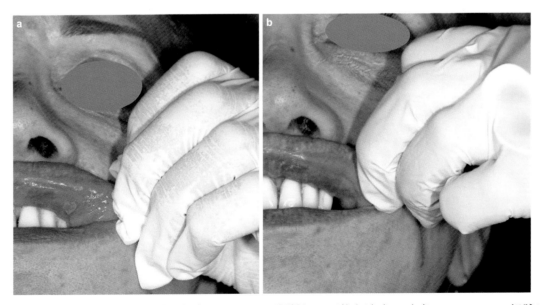

图 19.60 （a）左侧上唇黏膜丝状疣；（b）10 600 nm 剥脱性 CO_2 激光治疗，功率 0.2 ~ 0.6 W，超脉冲发射，剥脱性热脉冲，频率 10 Hz，局部麻醉，治疗后 15 天效果

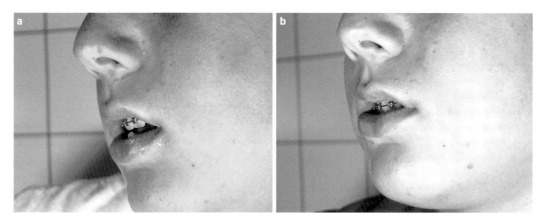

图 19.61　（a）下唇黏膜丝状疣；（b）10 600 nm 剥脱性 CO_2 激光治疗，功率 0.2～0.5 W，超脉冲发射，剥脱性热脉冲，频率 10 Hz，局部麻醉，治疗后 10 天效果

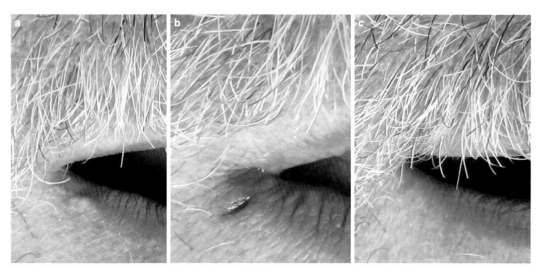

图 19.62　（a）下唇黏液囊肿；（b）治疗终点；（c）10 600 nm 剥脱性 CO_2 激光治疗，功率 0.2～1.0 W，超脉冲发射，剥脱性热脉冲，频率 5～10 Hz，局部麻醉，治疗后 10 天效果

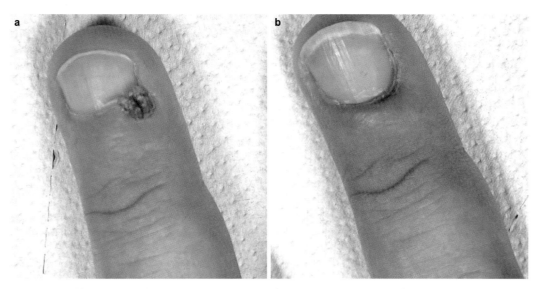

图 19.63　（a）右手第二指甲周疣；（b）10 600 nm 剥脱性 CO_2 激光治疗，功率 0.2～1.0 W，超脉冲发射，剥脱性热脉冲，频率 5～10 Hz，局部麻醉，治疗后 20 天效果

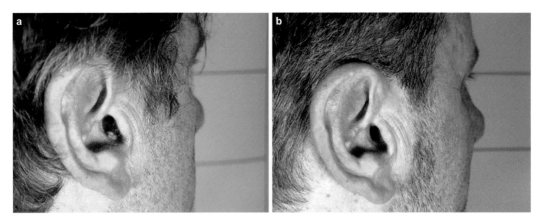

图 19.64　（a）右侧外耳道疣；（b）10 600 nm 剥脱性 CO_2 激光治疗，功率 0.2 ~ 1.0 W，超脉冲发射，剥脱性热脉冲，频率 10 Hz

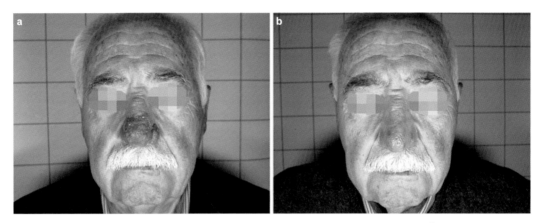

图 19.65　（a）血管性酒渣鼻；（b）595 nm 染料激光，光斑 12 mm，能量密度 7 J/cm^2，脉宽 0.5 ms。1 个月后行 10 600 nm 剥脱性 CO_2 激光治疗，功率 0.5 ~ 4 W，超脉冲发射，剥脱性热脉冲，频率 5 ~ 10 Hz，7 个月后随访

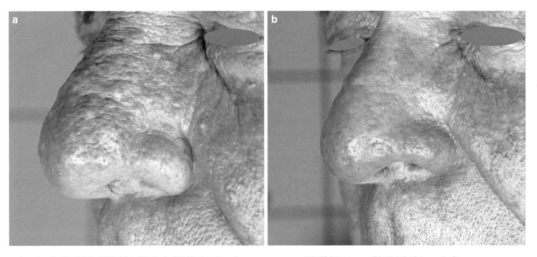

图 19.66　（a）中度肥大性酒渣鼻（左侧位）；（b）10 600 nm 剥脱性 CO_2 激光治疗，功率 0.2 ~ 2.5 W，超脉冲发射，剥脱性热脉冲，频率 5 ~ 10 Hz，局部麻醉，治疗后 4 个月效果

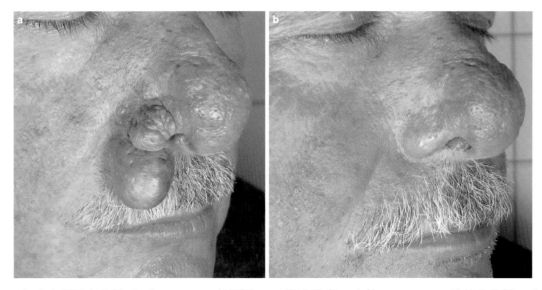

图 19.67 （a）右侧巨大鼻赘；（b）10 600 nm 剥脱性 CO_2 激光治疗，功率 5.0 ~ 6.0 W，连续性发射；功率 0.2 ~ 1.5 W，超脉冲发射，剥脱性热脉冲，频率 5 ~ 10 Hz，局部麻醉，治疗后 70 天效果

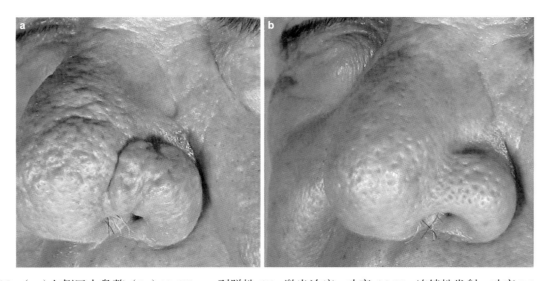

图 19.68 （a）左侧巨大鼻赘；（b）10 600 nm 剥脱性 CO_2 激光治疗，功率 6.0 W，连续性发射；功率 0.2 ~ 1.5 W，超脉冲发射，剥脱性热脉冲，频率 5 ~ 10 Hz，Troncular 麻醉，治疗后 80 天效果

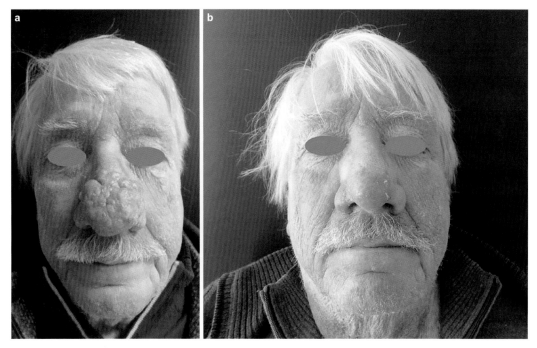

图 19.69　（a）巨大鼻赘；（b）10 600 nm 剥脱性 CO_2 激光治疗，功率 5.0～6.0 W，连续性发射；功率 0.2～1.5 W，超脉冲发射，剥脱性热脉冲，频率 5～10 Hz，局部麻醉，治疗后 70 天效果

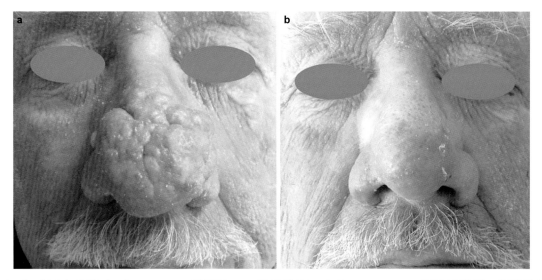

图 19.70　（a）巨大鼻赘；（b）10 600 nm 剥脱性 CO_2 激光治疗，功率 0.2～2.5 W，超脉冲发射，剥脱性热脉冲，频率 5～10 Hz，局部麻醉，治疗后 4 个月效果

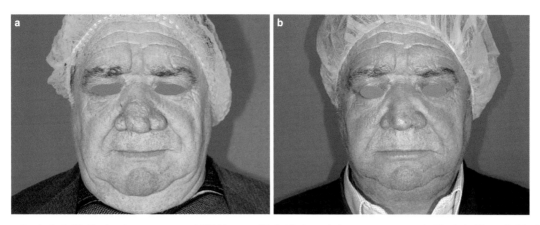

图 19.71　（a）中度鼻赘;（b）10 600 nm 剥脱性 CO_2 激光治疗，功率 0.2～2.5 W，超脉冲发射，剥脱性热脉冲，频率 5～10 Hz，局部麻醉，治疗后 4 个月效果

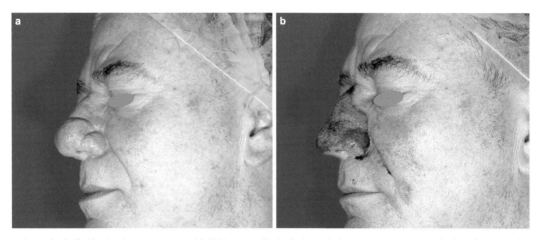

图 19.72　（a）中度鼻赘;（b）10 600 nm 剥脱性 CO_2 激光治疗，功率 0.2～2.5 W，超脉冲发射，剥脱性热脉冲，频率 5～10 Hz，局部麻醉，治疗后即刻

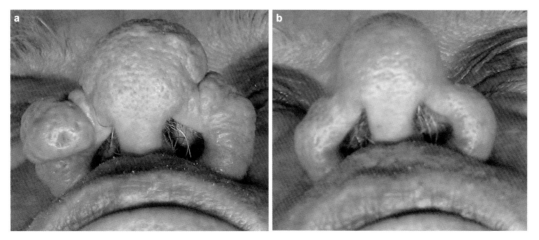

图 19.73　（a）巨大鼻赘;（b）10 600 nm 剥脱性 CO_2 激光治疗，功率 6.0 W，连续性发射；功率 0.2～1.5 W，超脉冲发射，剥脱性热脉冲，频率 5～10 Hz，Troncular 麻醉，治疗后 80 天效果

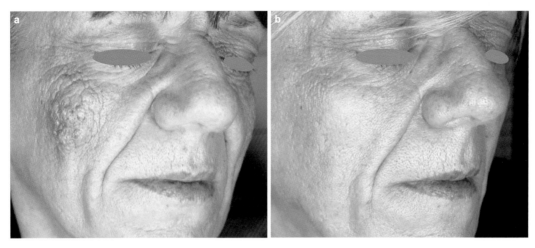

图 19.74 （a）Favre–Racouchot 综合征；（b）10 600 nm 剥脱性 CO_2 激光治疗，功率 5.0 ~ 6.0 W，连续性发射；功率 0.2 ~ 1.0 W，超脉冲发射，剥脱性热脉冲，频率 5 ~ 10 Hz，局部麻醉，治疗后 4 年效果

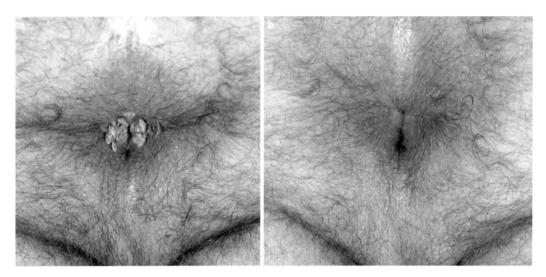

图 19.75 （a）肛周尖锐湿疣；（b）10 600 nm 剥脱性 CO_2 激光治疗，功率 0.2 ~ 2.5 W，超脉冲发射，剥脱性热脉冲，频率 5 ~ 10 Hz，局部麻醉，治疗后 30 天效果

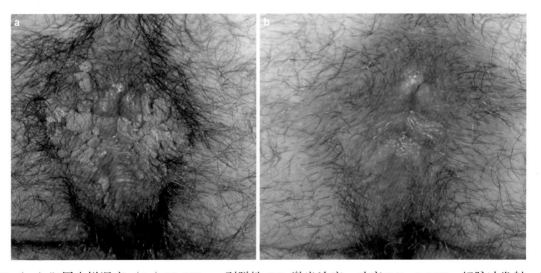

图 19.76 （a）肛周尖锐湿疣；（b）10 600 nm 剥脱性 CO_2 激光治疗，功率 0.2 ~ 2.5 W，超脉冲发射，剥脱性热脉冲，频率 10 Hz，局部麻醉，治疗后 30 天效果

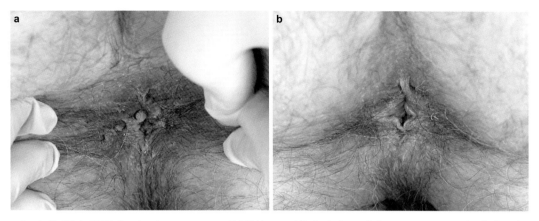

图 19.77　（a）肛周尖锐湿疣；（b）10 600 nm 剥脱性 CO_2 激光治疗，功率 0.3 ~ 1.5 W，超脉冲发射，剥脱性热脉冲，频率 10 Hz，治疗后 30 天效果

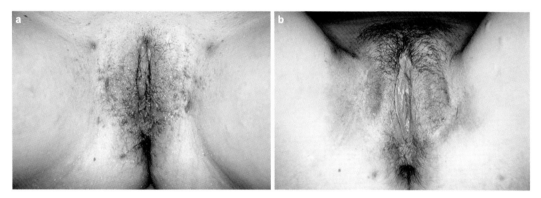

图 19.78　（a）外阴尖锐湿疣；（b）10 600 nm 剥脱性 CO_2 激光治疗，功率 0.3 ~ 2 W，超脉冲发射，剥脱性热脉冲，频率 10 Hz，治疗后 30 天随访

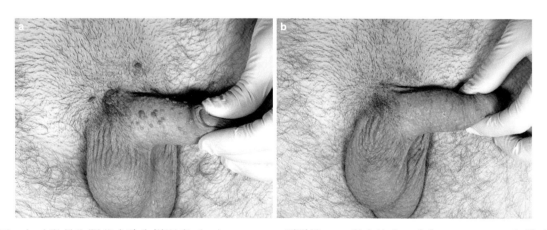

图 19.79　（a）耻骨和阴茎皮肤尖锐湿疣；（b）10 600 nm 剥脱性 CO_2 激光治疗，功率 0.2 ~ 1.5 W，超脉冲发射，剥脱性热脉冲，局部麻醉，频率 5 ~ 10 Hz，治疗后 40 天随访

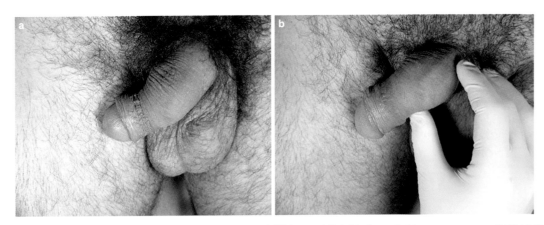

图 19.80 （a）包皮内板尖锐湿疣；（b）10 600 nm 剥脱性 CO_2 激光治疗，功率 0.2 ~ 1.0 W，超脉冲发射，剥脱性热脉冲，频率 5 ~ 10 Hz，治疗后 30 天效果

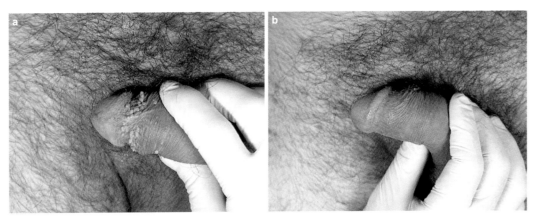

图 19.81 （a）包皮内板尖锐湿疣；（b）10 600 nm 剥脱性 CO_2 激光治疗，功率 0.2 ~ 1.5 W，超脉冲发射，剥脱性热脉冲，频率 5 ~ 10 Hz，治疗后 30 天效果

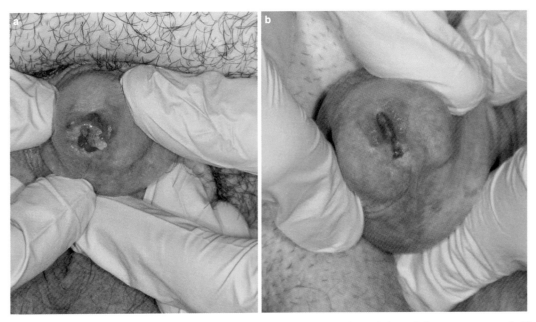

图 19.82 （a）尿道口尖锐湿疣；（b）治疗终点。10 600 nm 剥脱性 CO_2 激光治疗，功率 0.2 ~ 1.5 W，超脉冲发射，剥脱性热脉冲，局部麻醉，频率 5 ~ 10 Hz，治疗后 30 天随访

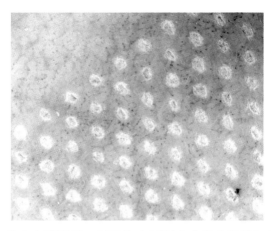

图 19.83 微剥脱点阵激光治疗的多光谱图像。可见许多间隔有完整皮肤的气化穿入点。穿入点周围的血管淤血，呈黑色

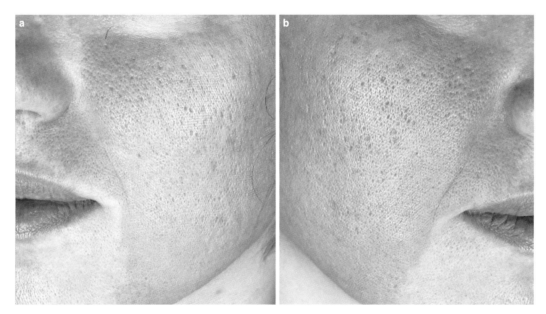

图 19.84 冰锥型痤疮瘢痕：微剥脱点阵激光治疗后红斑和水肿。10 600 nm 点阵 CO_2 激光治疗，功率 14 W，剥脱性热脉冲，脉宽 1.8 ms，点间距 500 μm，局部麻醉

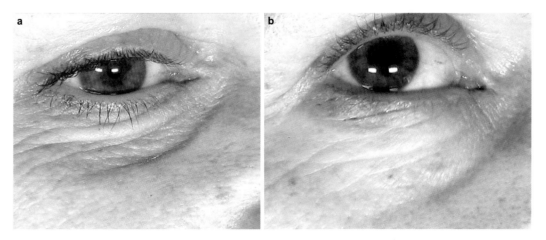

图 19.85 （a）右下眼睑皮肤松弛；（b）10 600 nm 点阵 CO_2 激光治疗，功率 15 W，剥脱性热脉冲，脉宽 1.8 ms，点间距 500 μm，5 次治疗（间隔 2 个月一次），第 5 次治疗后 5 个月效果

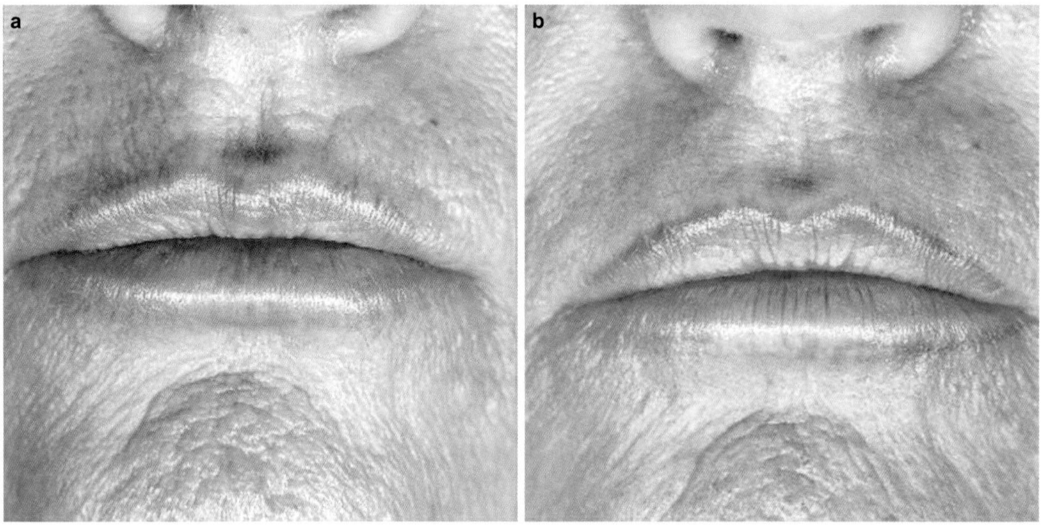

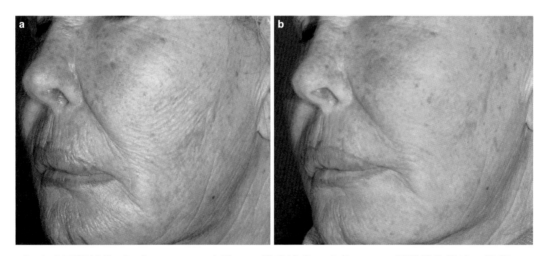

图 19.86 （a）上唇纵行皱纹、纹理增多；（b）10 600 nm 点阵 CO$_2$ 激光治疗，功率 18 W，剥脱性热脉冲，脉宽 1.5 ms，点间距 500 μm，双极射频 30 W，作用时间 3 s，局部麻醉，4 次治疗（间隔 2 个月一次），第 4 次治疗后 20 天效果

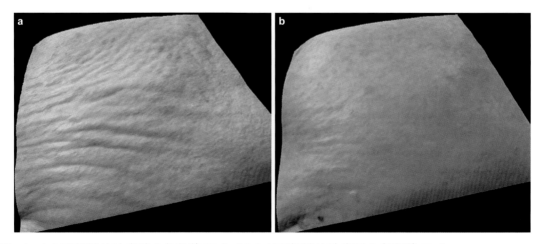

图 19.87 （a）左面部皱纹；（b）10 600 nm 点阵 CO$_2$ 激光治疗，功率 13 W，剥脱性热脉冲，脉宽 1.7 ms，点间距 600 μm，双极射频 20 W，作用时间 3 s，表面麻醉，3 次治疗（间隔 2 个月一次），第 3 次治疗后 5 个月效果

图 19.88 （a）左面部皱纹治疗前（多光谱 3D）；（b）左面部皱纹治疗后（多光谱 3D）

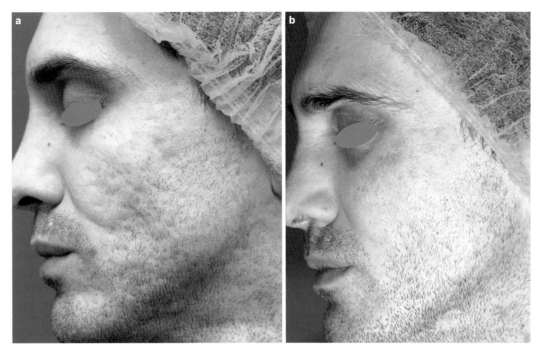

图 19.89　（a）滚轮型和箱车型痤疮瘢痕 ;（b）10 600 nm 点阵 CO_2 激光治疗，功率 14 W，剥脱性热脉冲，脉宽 1.8 ms，点间距 650 µm，双极射频 30 W，作用时间 3 s，局部麻醉，3 次治疗（间隔 2 个月一次），第 3 次治疗后 5 个月效果

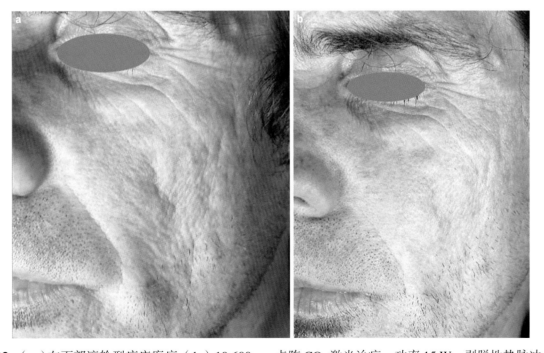

图 19.90　（a）左面部滚轮型痤疮瘢痕 ;（b）10 600 nm 点阵 CO_2 激光治疗，功率 15 W，剥脱性热脉冲，脉宽 1.8 ms，点间距 600 µm，双极射频 30 W，作用时间 3 s，4 次治疗（间隔 2 个月一次），第 4 次治疗后 5 个月效果

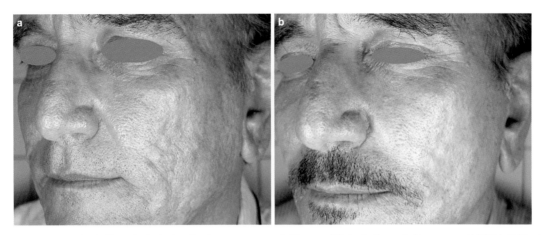

图 19.91 （a）右面部滚轮型痤疮瘢痕；（b）10 600 nm 点阵 CO_2 激光治疗，功率 16 W，剥脱性热脉冲，脉宽 1.8 ms，点间距 600 μm，双极射频 40 W，作用时间 3 s，3 次治疗（间隔 2 个月一次），第 3 次治疗后 1 年效果

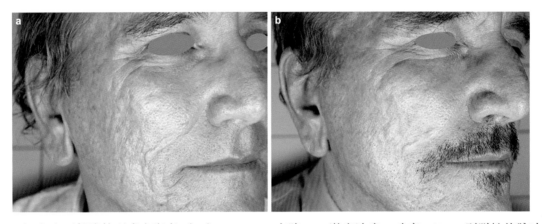

图 19.92 （a）左面部滚轮型痤疮瘢痕；（b）10 600 nm 点阵 CO_2 激光治疗，功率 16 W，剥脱性热脉冲，脉宽 1.8 ms，点间距 650 μm，双极射频 30 W，作用时间 3 s，3 次治疗（间隔 2 个月一次），第 3 次治疗后 1 年效果

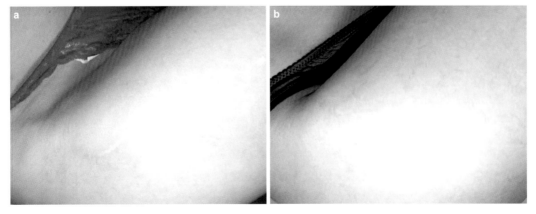

图 19.93 （a）右下肢转子区膨胀纹；（b）10 600 nm 点阵 CO_2 激光治疗，功率 16 W，剥脱性热脉冲，脉宽 2 ms，点间距 750 μm，双极射频 30 W，作用时间 3 s，4 次治疗（间隔 2 个月一次），第 4 次治疗后 6 个月效果

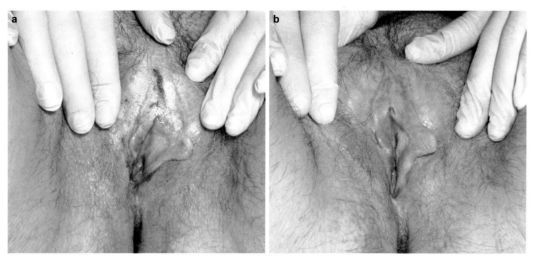

图 19.94　（a）外阴硬化性苔藓；（b）10 600 nm 点阵 CO_2 激光治疗，功率 15 W，剥脱性热脉冲，脉宽 1.8 ms，点间距 500 μm，双极射频 30 W，作用时间 3 s，局部麻醉，3 次治疗（间隔 2 个月一次），第 3 次治疗后 5 个月效果

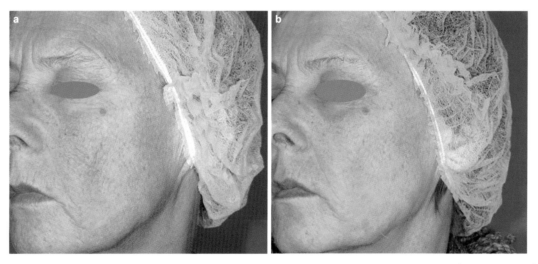

图 19.95　（a）左面部慢性老化；（b）1340 nm 非剥脱点阵激光，能量密度 12～14 J/cm^2，400 点 /cm^2，2 遍，外部冷却，6 次治疗（间隔 30 天一次），末次治疗后 2 个月评估

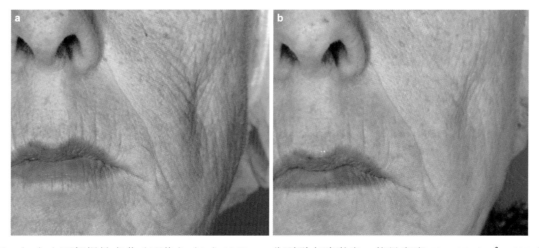

图 19.96　（a）左面部慢性老化（正位）；（b）1340 nm 非剥脱点阵激光，能量密度 12～14 J/cm^2，400 点 /cm^2，2 遍，外部冷却，6 次治疗（间隔 30 天一次），末次治疗后 2 个月评估

第 **20** 章 血管组织

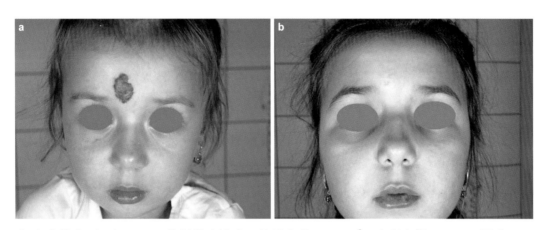

图 20.1 （a）血管瘤；（b）595 nm 染料激光治疗，能量密度 6.5 J/cm^2，光斑直径 12 mm，脉宽 0.5 ms，外部冷却，共 5 次治疗，每次间隔 4 个月，末次治疗后 1 年效果

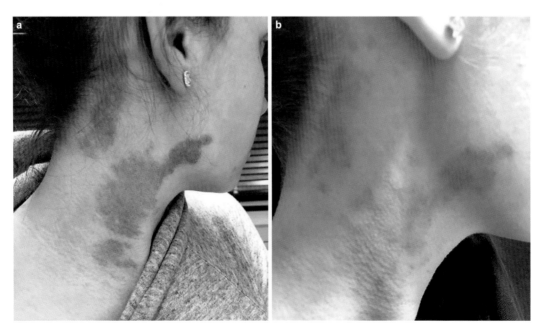

图 20.2 （a）右颈部单纯性毛细血管畸形（葡萄酒样痣）；（b）595 nm 染料激光治疗，能量密度 7 J/cm^2，光斑直径 12 mm，脉宽 0.5 ms，外部冷却，共 3 次治疗，每次间隔 3 个月，末次治疗后 8 个月效果

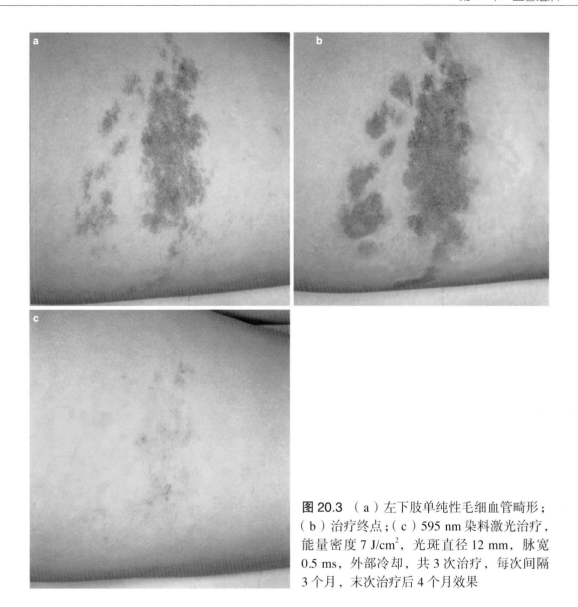

图 20.3 （a）左下肢单纯性毛细血管畸形；（b）治疗终点；（c）595 nm 染料激光治疗，能量密度 7 J/cm², 光斑直径 12 mm，脉宽 0.5 ms，外部冷却，共 3 次治疗，每次间隔 3 个月，末次治疗后 4 个月效果

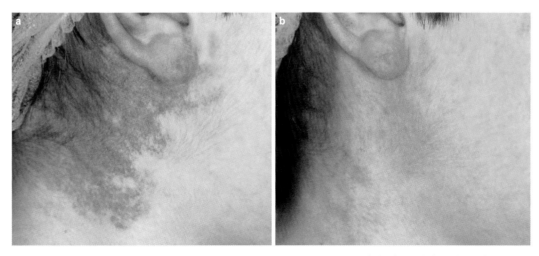

图 20.4 （a）右颈部单纯性毛细血管畸形（葡萄酒样痣）；（b）595 nm 染料激光治疗，能量密度 8.5 J/cm²，光斑直径 10 mm，脉宽 0.5 ms，外部冷却，共 2 次治疗，每次间隔 3 个月，末次治疗后 4 个月效果

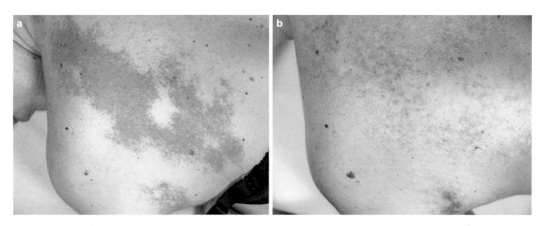

图 20.5 （a）左肩部单纯性毛细血管畸形；（b）595 nm 染料激光治疗，能量密度 7 J/cm²，光斑直径 12 mm，脉宽 0.5 ms，外部冷却，共 4 次治疗，每次间隔 4 个月，末次治疗后 4 个月效果

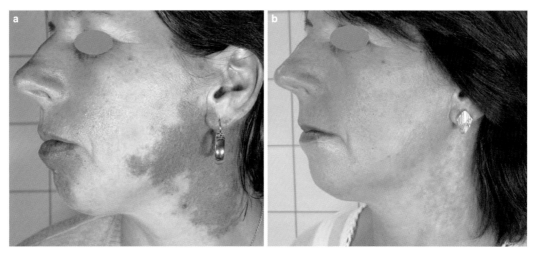

图 20.6 （a）颈、颏和下颌角毛细血管畸形；（b）595 nm 染料激光治疗，能量密度 8.5 J/cm²，光斑直径 10 mm，脉宽 0.5 ms，外部冷却，共 2 次治疗，每次间隔 3 个月，末次治疗后 4 个月效果

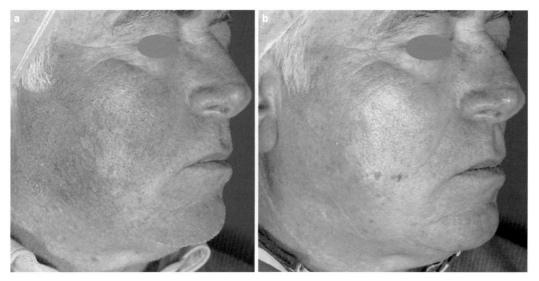

图 20.7 （a）右面部毛细血管扩张；（b）1064 nm Nd:YAG 激光治疗，能量密度 75～90 J/cm²，光斑直径 5 mm，5-13.5 ms 双脉冲，间隔 20 ms，外部冷却，5 个月后效果

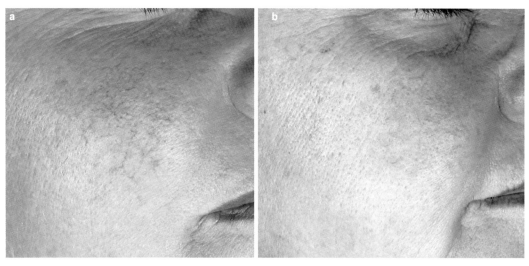

图 20.8 （a）右面部毛细血管扩张；（b）1064 nm Nd:YAG 激光治疗，能量密度 75 ～ 100 J/cm²，光斑直径 5 mm，5-13.5 ms 双脉冲，间隔 20 ms，外部冷却，治疗 1 次，2 个月后效果

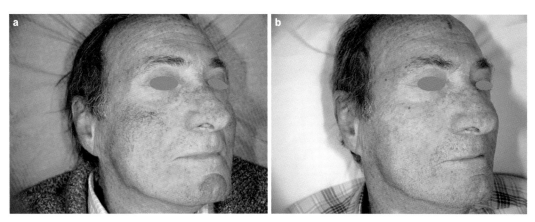

图 20.9 （a）右面部毛细血管扩张；（b）1064 nm Nd:YAG 激光治疗，能量密度 75 ～ 85 J/cm²，光斑直径 5 mm，5-14 ms 双脉冲，间隔 20 ms，外部冷却，治疗 1 次，1 年后效果

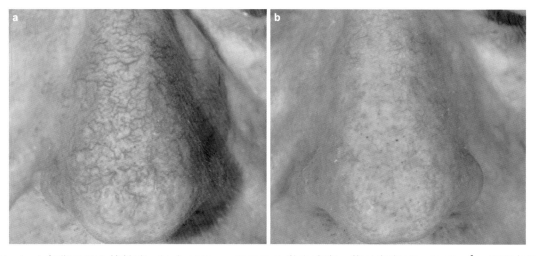

图 20.10 （a）鼻背毛细血管扩张；（b）1064 nm Nd:YAG 激光治疗，能量密度 75 ～ 90 J/cm²，光斑直径 5 mm，5-13.5 ms 双脉冲，间隔 20 ms，外部冷却，治疗 1 次，2 个月后效果

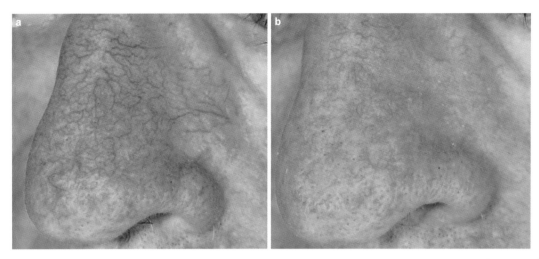

图 20.11 （a）鼻背毛细血管扩张（左侧位）；（b）1064 nm Nd:YAG 激光治疗，能量密度 80～95 J/cm²，光斑直径 5 mm，5-13 ms 双脉冲，间隔 20 ms，外部冷却，治疗 1 次，2 个月后效果

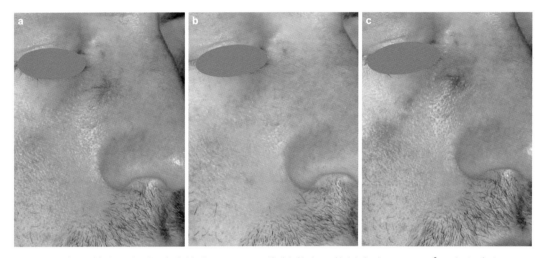

图 20.12 （a）面部蜘蛛痣。（b）治疗终点。595 nm 染料激光，能量密度 6.5 J/cm²，光斑直径 12 mm，脉宽 0.5 ms，外部冷却。（c）595 nm 染料激光治疗，能量密度 6.5 J/cm²，光斑直径 12 mm，脉宽 0.5 ms，外部冷却，治疗 1 次，3 个月后效果

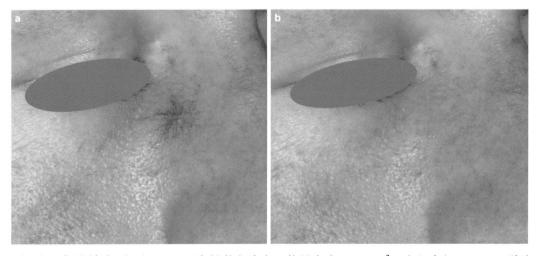

图 20.13 （a）面部蜘蛛痣；（b）595 nm 染料激光治疗，能量密度 6.5 J/cm²，光斑直径 12 mm，脉宽 0.5 ms，外部冷却，治疗 1 次，3 个月后效果

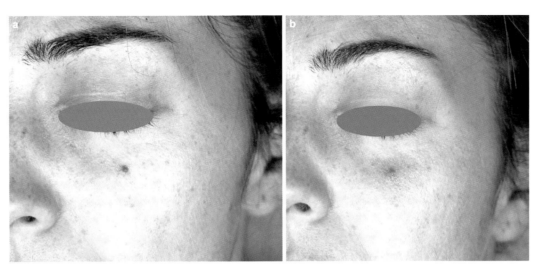

图 20.14 （a）面部樱桃状血管瘤；（b）治疗终点。1064 nm Nd:YAG 激光，能量密度 85 J/cm²，光斑直径 5 mm，5-14 ms 双脉冲，间隔 20 ms，外部冷却

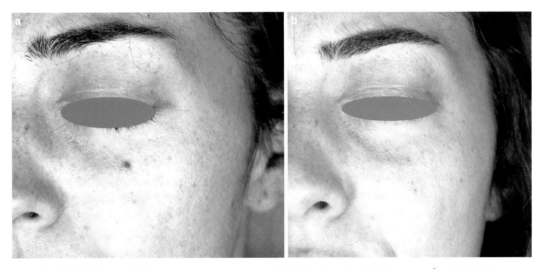

图 20.15 （a）面部樱桃状血管瘤；（b）1064 nm Nd:YAG 激光治疗，能量密度 85 J/cm²，光斑直径 5 mm，5-14 ms 双脉冲，间隔 20 ms，外部冷却，治疗 1 次，2 个月后效果

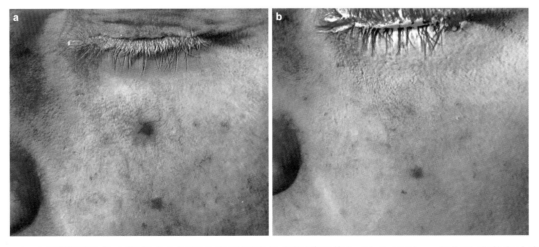

图 20.16 （a）面部樱桃状血管瘤（血红蛋白定量评价的多光谱图像）；（b）1064 nm Nd:YAG 激光治疗，能量密度 85 J/cm²，光斑直径 5 mm，5-14 ms 双脉冲，间隔 20 ms，外部冷却，治疗 1 次，2 个月后效果（血红蛋白定量评价的多光谱图像）

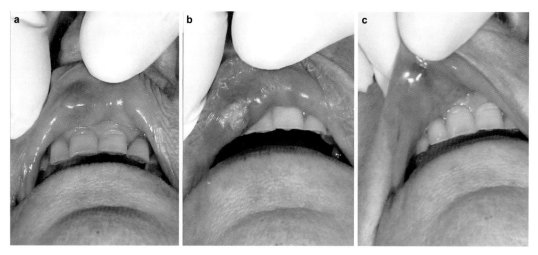

图 20.17　（a）上唇黏膜静脉湖；（b）治疗终点；（c）1064 nm Nd:YAG 激光治疗，能量密度 75 ~ 90 J/cm²，光斑直径 5 mm，5-15 ms 双脉冲，间隔 20 ms，外部冷却，治疗 1 次，2 个月后效果

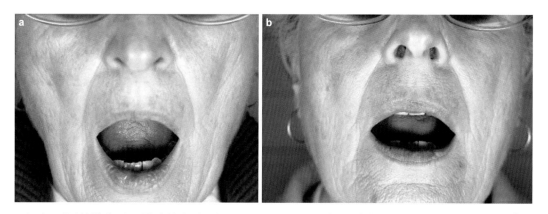

图 20.18　（a）下唇静脉湖（两处病灶）；（b）1064 nm Nd:YAG 激光治疗，能量密度 75 ~ 85 J/cm²，光斑直径 5 mm，5-14.5 ms 双脉冲，间隔 20 ms，外部冷却，治疗 1 次，2 个月后效果

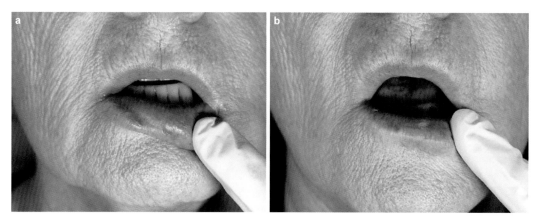

图 20.19　（a）下唇静脉湖；（b）治疗终点。1064 nm Nd:YAG 激光治疗，能量密度 75 ~ 85 J/cm²，光斑直径 5 mm，5-14.5 ms 双脉冲，间隔 20 ms，外部冷却，治疗 1 次

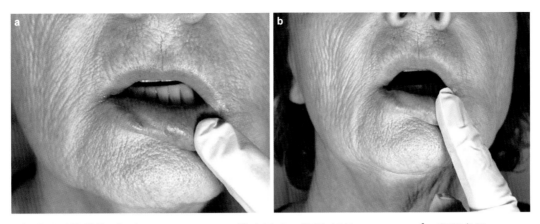

图 20.20　（a）下唇静脉湖；（b）1064 nm Nd:YAG 激光治疗，能量密度 75～85 J/cm²，光斑直径 5 mm，5-14.5 ms 双脉冲，间隔 20 ms，外部冷却，治疗 1 次，2 个月后效果

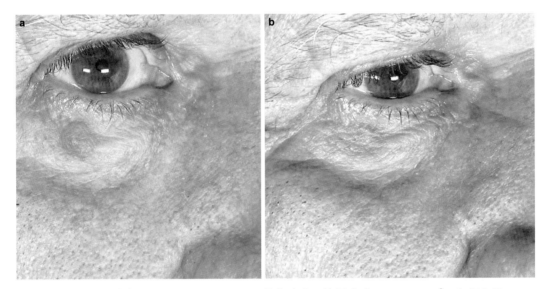

图 20.21　（a）右下眼睑静脉湖；（b）1064 nm Nd:YAG 激光治疗，能量密度 60～70 J/cm²，光斑直径 5 mm，5-16 ms 双脉冲，间隔 20 ms，外部冷却，治疗 1 次，1 个月后效果

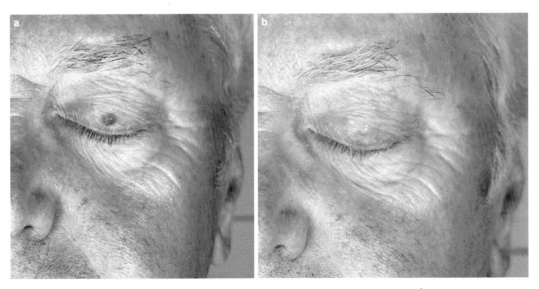

图 20.22　（a）左上眼睑静脉湖；（b）1064 nm Nd:YAG 激光治疗，能量密度 75 J/cm²，光斑直径 5 mm，5-14.5 ms 双脉冲，间隔 20 ms，外部冷却，治疗 1 次，2 个月后效果

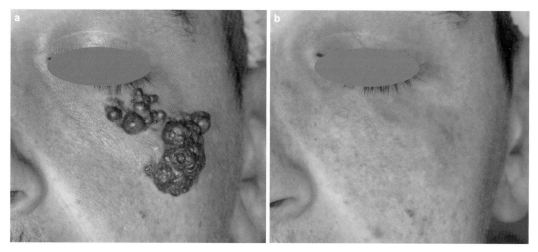

图 20.23　（a）结节性血管瘤；（b）CO₂ 激光剥脱后行 595 nm 染料激光治疗，能量密度 7 J/cm²，光斑直径 12 mm，脉宽 0.5 ms，外部冷却，共 4 次治疗，每次间隔 3 个月，随访 6 个月

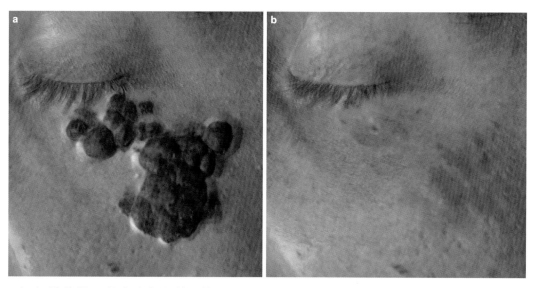

图 20.24　（a）结节性血管瘤（多光谱图像）；（b）CO₂ 激光剥脱后行 595 nm 染料激光治疗，能量密度 7 J/cm²，光斑直径 12 mm，脉宽 0.5 ms，外部冷却，共 4 次治疗，每次间隔 3 个月，随访 6 个月（多光谱图像）

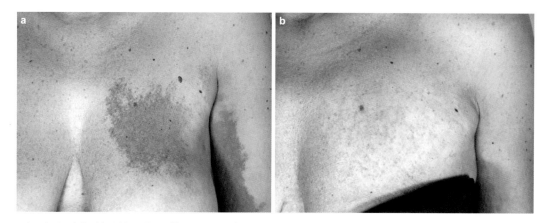

图 20.25　（a）左胸部单纯性毛细血管畸形（葡萄酒样痣）；（b）595 nm 染料激光治疗，能量密度 7 J/cm²，光斑直径 12 mm，脉宽 0.5 ms，外部冷却，共 7 次治疗，每次间隔 3 个月，末次治疗后 6 个月效果

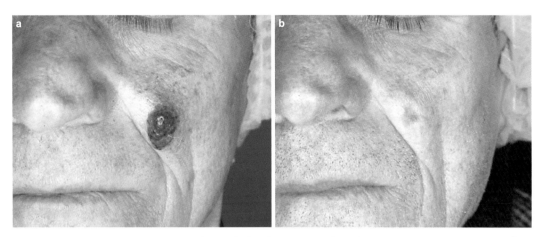

图 20.26 （a）左面部血管瘤；（b）CO$_2$ 激光剥脱后行 595 nm 染料激光治疗，能量密度 7 J/cm^2，光斑直径 12 mm，脉宽 0.5 ms，外部冷却，共 2 次治疗，每次间隔 3 个月，随访 3 个月

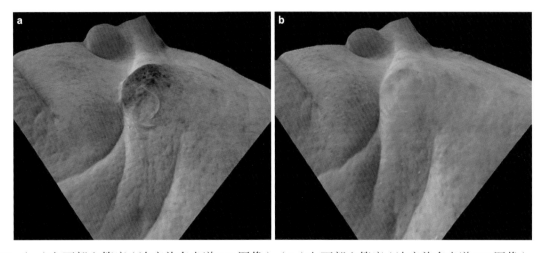

图 20.27 （a）左面部血管瘤（治疗前多光谱 3D 图像）；（b）左面部血管瘤（治疗前多光谱 3D 图像）

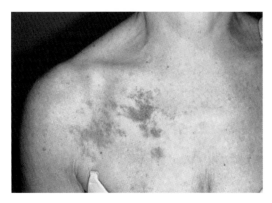

图 20.28 胸部单纯性毛细血管畸形

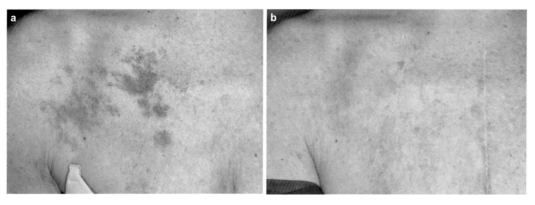

图 20.29 （a）胸部单纯性毛细血管畸形；（b）595 nm 染料激光治疗，能量密度 7 J/cm²，光斑直径 12 mm，脉宽 0.5 ms，外部冷却，共 2 次治疗，每次间隔 3 个月，末次治疗后 3 个月效果

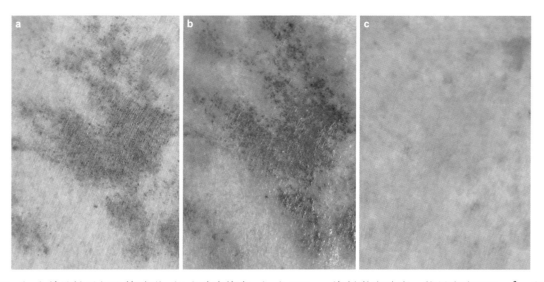

图 20.30 （a）单纯性毛细血管畸形；（b）治疗终点；（c）595 nm 染料激光治疗，能量密度 7 J/cm²，光斑直径 12 mm，脉宽 0.5 ms，外部冷却，共 2 次治疗，每次间隔 2 个月，末次治疗后 3 个月效果

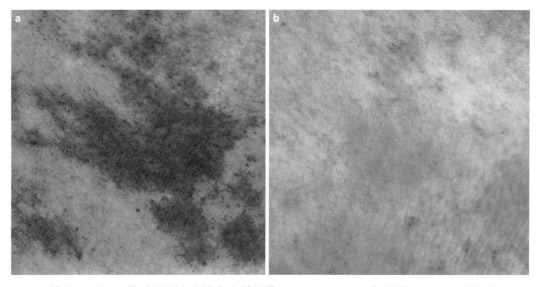

图 20.31 （a）单纯性毛细血管畸形（治疗前多光谱图像）；（b）595 nm 染料激光治疗，能量密度 7 J/cm²，光斑直径 12 mm，脉宽 0.5 ms，外部冷却，共 2 次治疗，每次间隔 2 个月，末次治疗后 3 个月效果（治疗后多光谱图像）

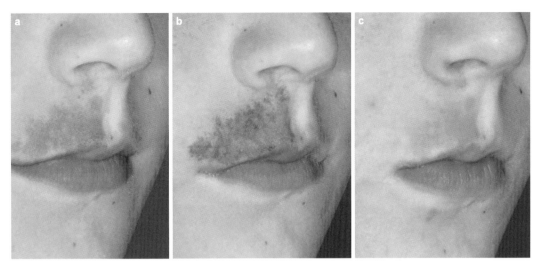

图 20.32　（a）上唇浅表血管瘤治疗前（右侧位）；（b）治疗终点；（c）595 nm 染料激光治疗，能量密度 7 J/cm²，光斑直径 12 mm，脉宽 0.5 ms，外部冷却，治疗 1 次，2 个月后效果

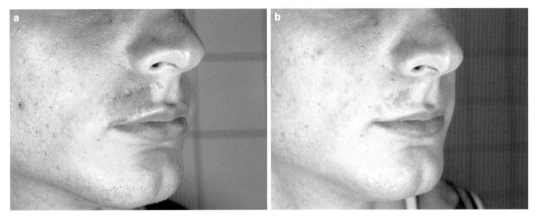

图 20.33　（a）右上唇单纯性毛细血管畸形（葡萄酒样痣）；（b）595 nm 染料激光治疗，能量密度 6.5 ~ 7.0 J/cm²，光斑直径 12 mm，脉宽 0.5 ms，外部冷却，共 4 次治疗，每次间隔 3 个月，末次治疗后 8 个月效果

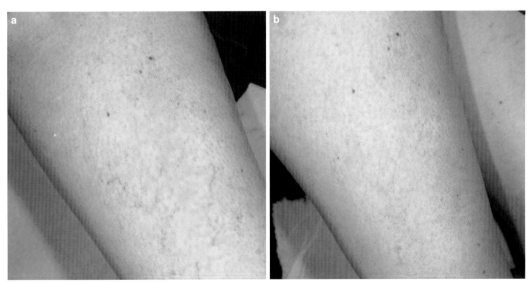

图 20.34　（a）下肢毛细血管扩张；（b）1064 nm Nd:YAG 激光治疗，能量密度 85 ~ 105 J/cm²，光斑直径 5 mm，5-15 ms 双脉冲，间隔 20 ms，外部冷却，治疗 1 次，4 个月后效果

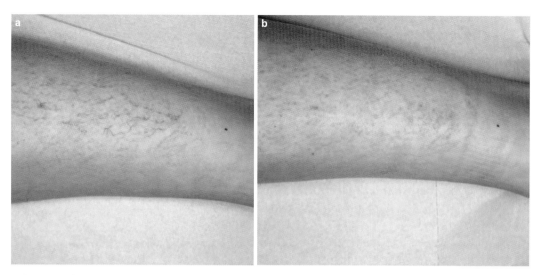

图 20.35 （a）下肢毛细血管扩张；（b）1064 nm Nd:YAG 激光治疗，能量密度 90 ~ 110 J/cm²，光斑直径 5 mm，5-15 ms 双脉冲，间隔 20 ms，外部冷却，治疗 1 次，5 个月后效果

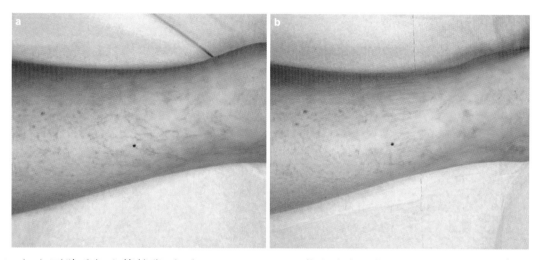

图 20.36 （a）下肢毛细血管扩张；（b）1064 nm Nd:YAG 激光治疗，能量密度 90 ~ 110 J/cm²，光斑直径 5 mm，5-15 ms 双脉冲，间隔 20 ms，外部冷却，治疗 1 次，5 个月后效果

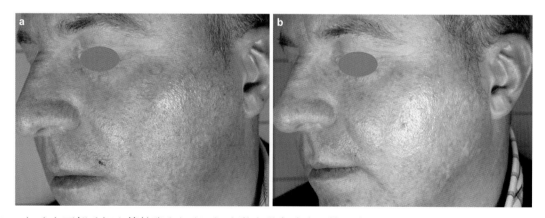

图 20.37 （a）左面部毛细血管扩张和红斑；（b）激光联合治疗：第一步，1064 nm Nd:YAG 激光治疗，能量密度 75 ~ 100 J/cm²，光斑直径 5 mm，5-14 ms 双脉冲，间隔 20 ms，外部冷却，治疗 1 次；第二步，30 天后行 500 nm 强脉冲光治疗，能量密度 13 J/cm²，3.5-4.5 ms 双脉冲，间隔 10 ms，共 2 次治疗，每次间隔 40 天，末次强脉冲光治疗后 3 个月效果

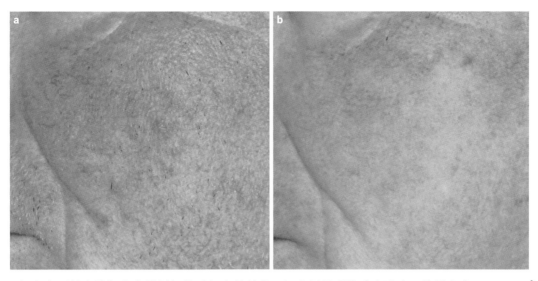

图 20.38 （a）左面部皮肤红斑合并纤细的毛细血管扩张；（b）罗丹明脉冲光治疗，能量密度 15-16 J/cm^2，6-6 ms 双脉冲，间隔 20 ms，一体式冷却，共 3 次治疗，每次间隔 40 天，末次治疗后 18 个月效果

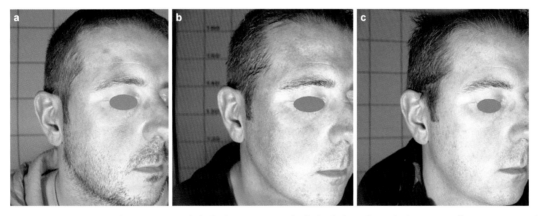

图 20.39 （a）右面部玫瑰痤疮。（b）治疗终点。罗丹明脉冲光治疗，能量密度 15 J/cm^2，6-6 ms 双脉冲，间隔 10 ms，一体式冷却，红斑和轻微水肿。（c）罗丹明脉冲光治疗，能量密度 15 ~ 17 J/cm^2，6-6 ms 双脉冲，间隔 20 ms，一体式冷却，共 3 次治疗，每次间隔 40 天，末次治疗后 1 年效果

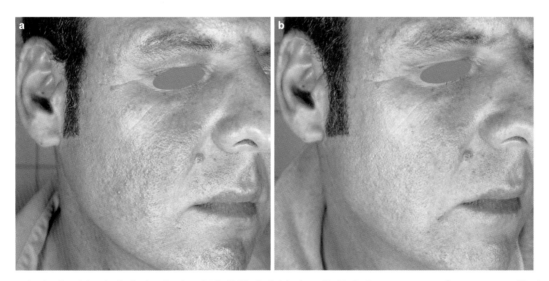

图 20.40 （a）右面部玫瑰痤疮；（b）罗丹明脉冲光治疗，能量密度 16 ~ 18 J/cm^2，7-7 ms 双脉冲，间隔 20 ms，一体式冷却，共 3 次治疗，每次间隔 40 天，末次治疗后 10 个月效果

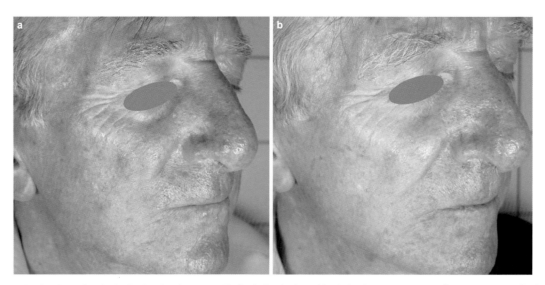

图 20.41 （a）右面部玫瑰痤疮；（b）罗丹明脉冲光治疗，能量密度 16 ~ 18 J/cm²，6-8 ms 双脉冲，间隔 20 ms，一体式冷却，共 4 次治疗，每次间隔 40 天，末次治疗后 1 年效果

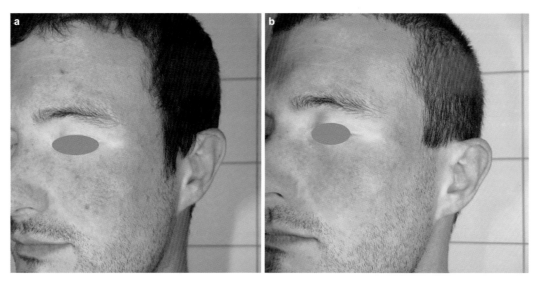

图 20.42 （a）左面部玫瑰痤疮合并纤细的毛细血管扩张；（b）罗丹明脉冲光治疗，能量密度 14 ~ 17 J/cm²，5-5 ms 双脉冲，间隔 20 ms，一体式冷却，共 2 次治疗，每次间隔 40 天，末次治疗后 2 个月效果

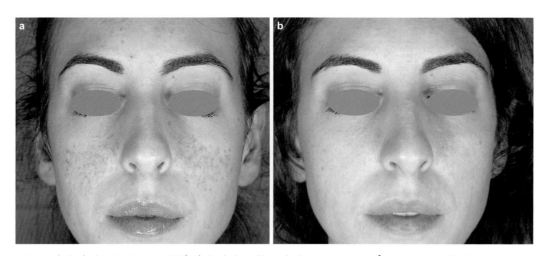

图 20.43 （a）玫瑰痤疮；（b）罗丹明脉冲光治疗，能量密度 14 ~ 16 J/cm²，7-7 ms 双脉冲，间隔 20 ms，一体式冷却，共 3 次治疗，每次间隔 40 天，末次治疗后 6 个月效果

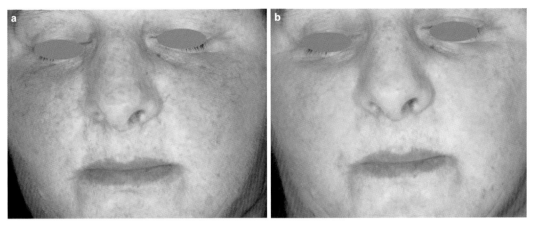

图 20.44　（a）玫瑰痤疮；（b）罗丹明脉冲光治疗，能量密度 16 ~ 18 J/cm^2，7-7 ms 双脉冲，间隔 20 ms，一体式冷却，共 3 次治疗，每次间隔 40 天，末次治疗后 2 个月效果

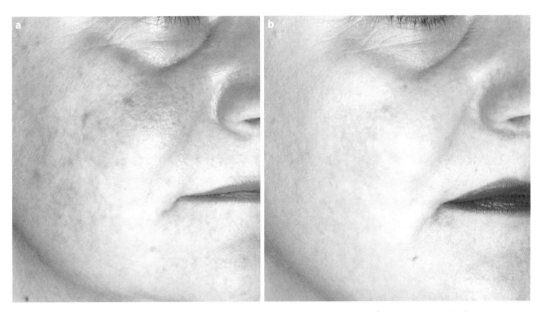

图 20.45　（a）玫瑰痤疮；（b）罗丹明脉冲光治疗，能量密度 17 ~ 18 J/cm^2，7-7 ms 双脉冲，间隔 20 ms，一体式冷却，共 3 次治疗，每次间隔 40 天，末次治疗后 12 个月效果

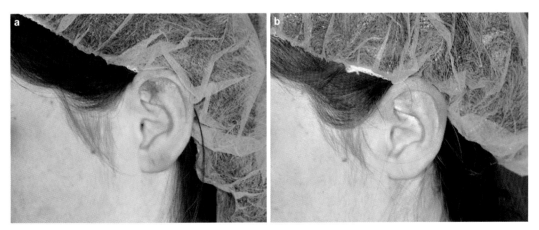

图 20.46　（a）左外耳蜘蛛痣；（b）1064 nm Nd:YAG 激光治疗，能量密度 85 J/cm^2，光斑直径 5 mm，5-14 ms 双脉冲，间隔 20 ms，外部冷却，随访 2 个月

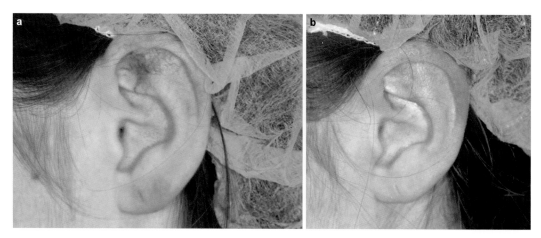

图 20.47 （a）左外耳蜘蛛痣；（b）1064 nm Nd:YAG 激光治疗，能量密度 85 J/cm²，光斑直径 5 mm，5-14 ms 双脉冲，间隔 20 ms，外部冷却，随访 2 个月

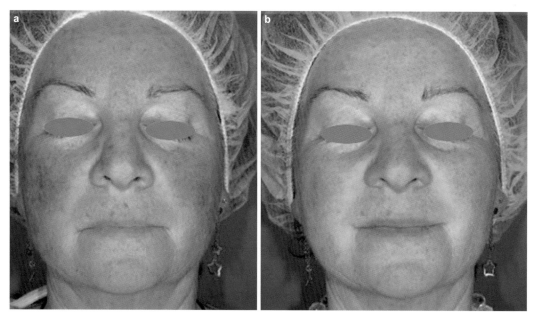

图 20.48 （a）玫瑰痤疮；（b）罗丹明脉冲光治疗，能量密度 15～16 J/cm²，6-6 ms 双脉冲，间隔 20 ms，一体式冷却，共 2 次治疗，每次间隔 40 天，末次治疗后 2 个月效果

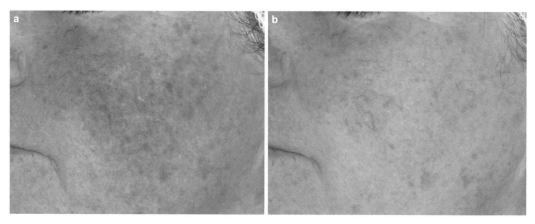

图 20.49 （a）左面部玫瑰痤疮；（b）罗丹明脉冲光治疗，能量密度 16～18 J/cm²，7-7 ms 双脉冲，间隔 20 ms，一体式冷却，共 3 次治疗，每次间隔 40 天，末次治疗后 2 个月效果

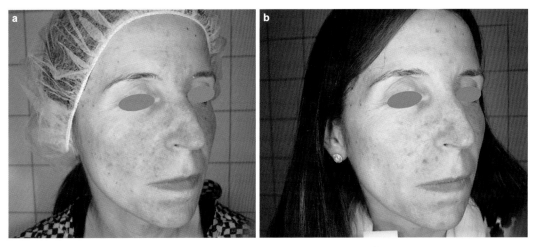

图 20.50 （a）玫瑰痤疮；（b）罗丹明脉冲光治疗，能量密度 15 ～ 16 J/cm², 6-6 ms 双脉冲，间隔 20 ms，一体式冷却，共 3 次治疗，每次间隔 40 天，末次治疗后 3 个月效果

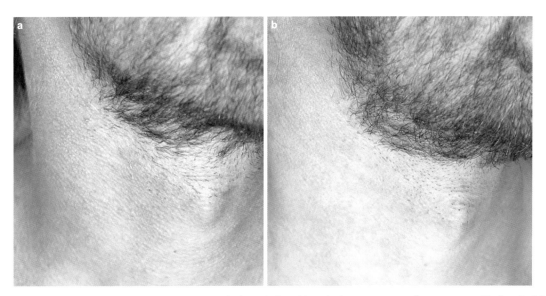

图 20.51 （a）西瓦特皮肤异色病；（b）罗丹明脉冲光治疗，能量密度 14 ～ 16 J/cm², 6-6 ms 双脉冲，间隔 20 ms，一体式冷却，共 3 次治疗，每次间隔 40 天，末次治疗后 6 个月效果

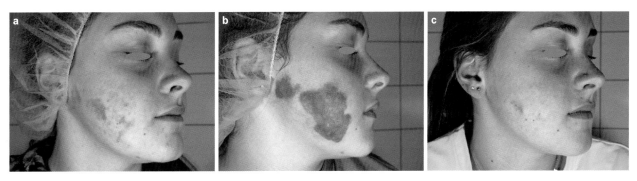

图 20.52 （a）单纯性毛细血管畸形（葡萄酒样痣）；（b）治疗终点；（c）595 nm 染料激光治疗，能量密度 6.5 ～ 7.0 J/cm²，光斑直径 12 mm，脉宽 0.5 ms，外部冷却，共 3 次治疗，每次间隔 3 个月，末次治疗后 9 个月效果

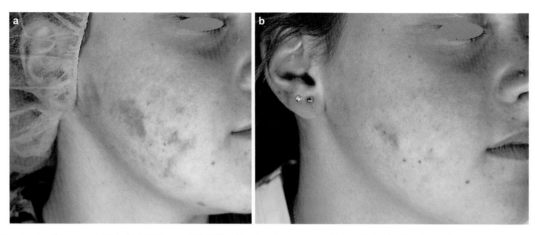

图 20.53　（a）单纯性毛细血管畸形（葡萄酒样痣）；（b）595 nm 染料激光治疗，能量密度 6.5 ~ 7.0 J/cm²，光斑直径 12 mm，脉宽 0.5 ms，外部冷却，共 4 次治疗，每次间隔 3 个月，末次治疗后 9 个月效果

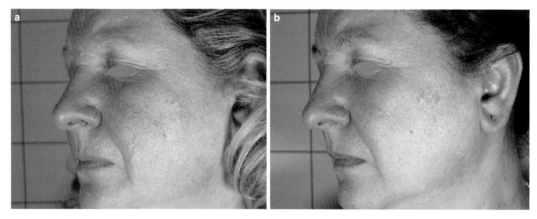

图 20.54　（a）单纯性毛细血管畸形（葡萄酒样痣）；（b）罗丹明脉冲光治疗，能量密度 15 ~ 16 J/cm²，6-6 ms 双脉冲，间隔 20 ms，一体式冷却，共 2 次治疗，每次间隔 40 天，末次治疗后 2 个月效果

第 **21** 章 内源性色素组织

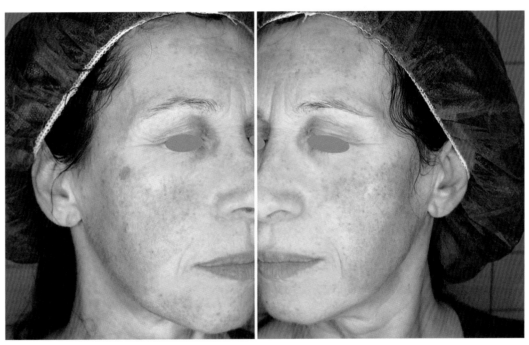

图 21.1 慢性光老化：550 nm 强脉冲光治疗，能量密度 9 J/cm²，3.5-4.8 ms 双脉冲，间隔 10 ms，一体式冷却，治疗后即刻出现红斑和色素加深

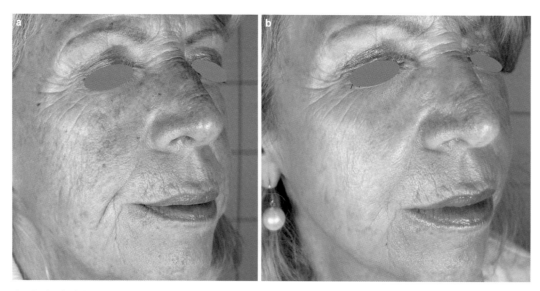

图 21.2 （a）右半脸慢性光老化；（b）550 nm 强脉冲光治疗，能量密度 9～10 J/cm^2，3.5-4.5 ms 双脉冲，间隔 10 ms，一体式冷却，共 4 次治疗，每次间隔 40 天，末次治疗 6 个月后效果

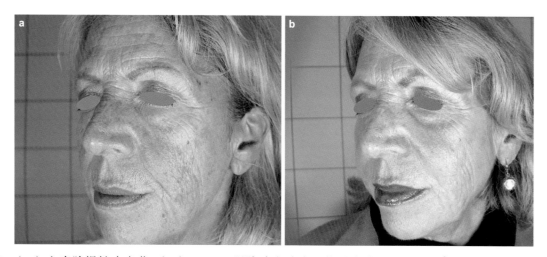

图 21.3 （a）左半脸慢性光老化；（b）550 nm 强脉冲光治疗，能量密度 9～10 J/cm^2，3.5-4.5 ms 双脉冲，间隔 10 ms，一体式冷却，共 4 次治疗，每次间隔 40 天，末次治疗 2 个月后效果

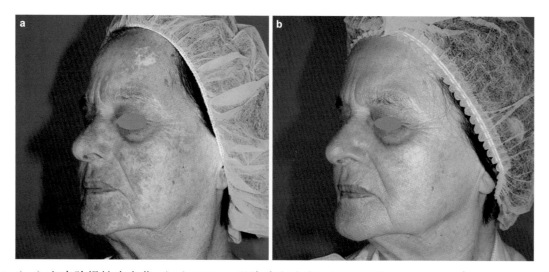

图 21.4 （a）左半脸慢性光老化；（b）550 nm 强脉冲光治疗，能量密度 8.5～9.5 J/cm^2，3.5-5.5 ms 双脉冲，间隔 10 ms，一体式冷却，共 3 次治疗，每次间隔 40 天，末次治疗后 4 个月效果

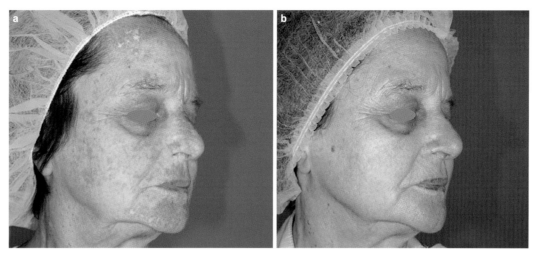

图 21.5 （a）右半脸慢性光老化；（b）550 nm 强脉冲光治疗，能量密度 8.5 ~ 9.5 J/cm²，3.5-5.5 ms 双脉冲，间隔 10 ms，一体式冷却，共 3 次治疗，每次间隔 40 天，末次治疗后 4 个月效果

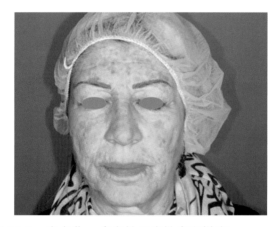

图 21.6 光老化，多发性日光性雀斑样痣

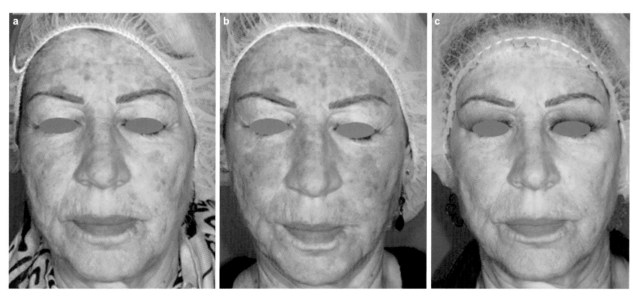

图 21.7 （a）光老化，多发性日光性雀斑样痣。（b）治疗终点。550 nm 强脉冲光治疗，能量密度 9 ~ 10 J/cm²，3.5-4.5 ms 双脉冲，间隔 10 ms，一体式冷却，共 3 次治疗，每次间隔 40 天。（c）末次治疗后 6 个月效果

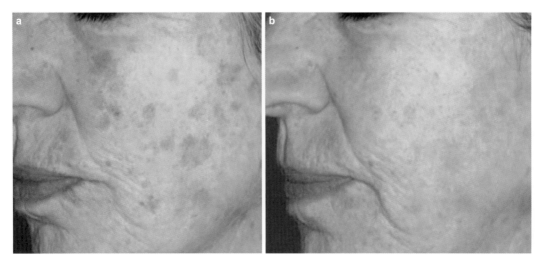

图 21.8　（a）左半脸光老化，多发性日光性雀斑样痣；（b）550 nm 强脉冲光治疗，能量密度 9 ~ 10 J/cm²，3.5-4.5 ms 双脉冲，间隔 10 ms，一体式冷却，共 3 次治疗，每次间隔 40 天，末次治疗后 6 个月效果

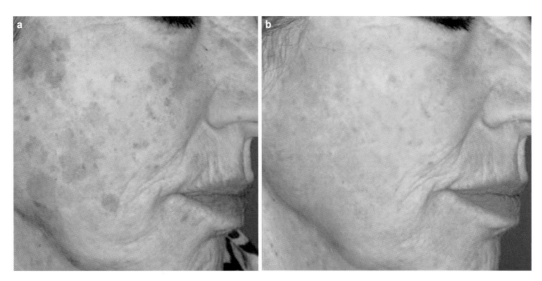

图 21.9　（a）右半脸光老化，多发性日光性雀斑样痣；（b）550 nm 强脉冲光治疗，能量密度 9 ~ 10 J/cm²，3.5-4.5 ms 双脉冲，间隔 10 ms，一体式冷却，共 3 次治疗，每次间隔 40 天，末次治疗后 6 个月效果

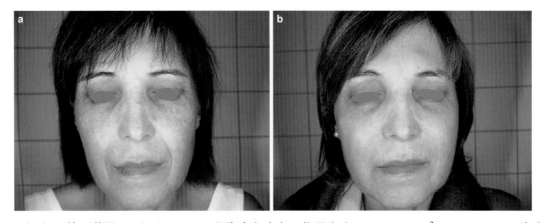

图 21.10　（a）血管型黄褐斑；（b）550 nm 强脉冲光治疗，能量密度 7.0 ~ 7.5 J/cm²，4.5-5.5 ms 双脉冲，间隔 10 ms，一体式冷却，共 3 次治疗，每次间隔 50 天，末次治疗后 3 年效果

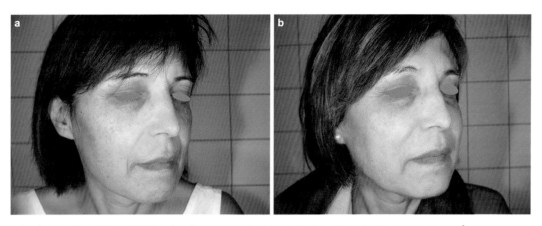

图 21.11 （a）右半脸血管型黄褐斑；（b）550 nm 强脉冲光治疗，能量密度 7.0 ~ 7.5 J/cm²，4.5-5.5 ms 双脉冲，间隔 10 ms，一体式冷却，共 3 次治疗，每次间隔 50 天，末次治疗 3 年后效果

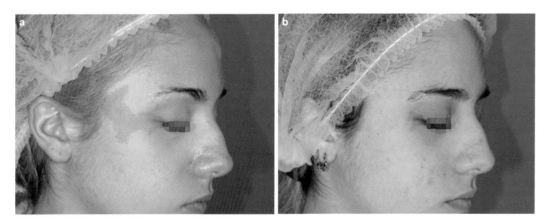

图 21.12 （a）咖啡斑；（b）点阵皮秒 Q 开关 532 nm 激光治疗，能量密度 0.1 J/cm²，光斑直径 6 mm，频率 1 Hz，外部冷却，单次治疗，3 个月后效果

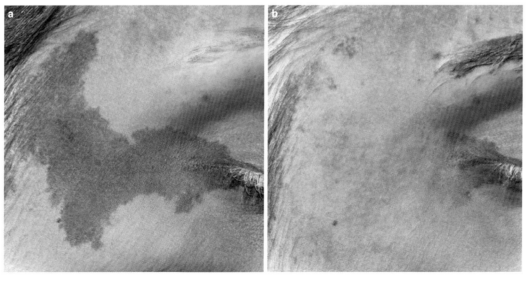

图 21.13 （a）咖啡斑（治疗前多光谱图像）；（b）点阵皮秒 Q 开关 532 nm 激光治疗，能量密度 0.1 J/cm²，光斑直径 6 mm，频率 1 Hz，外部冷却，单次治疗，3 个月后效果（治疗后多光谱图像）

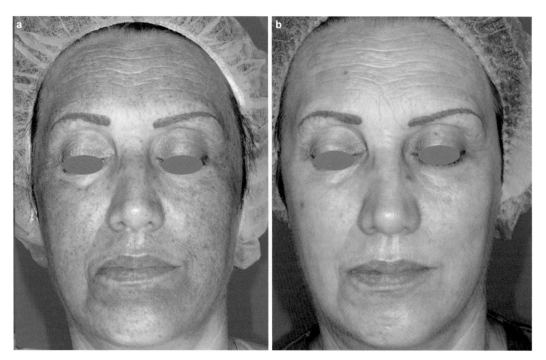

图 21.14 （a）光老化；（b）点阵皮秒 Q 开关 532 nm 激光治疗，能量密度 0.1 J/cm²，光斑直径 6 mm，频率 1 Hz，外部冷却，共 2 次治疗，末次治疗后 3 个月效果

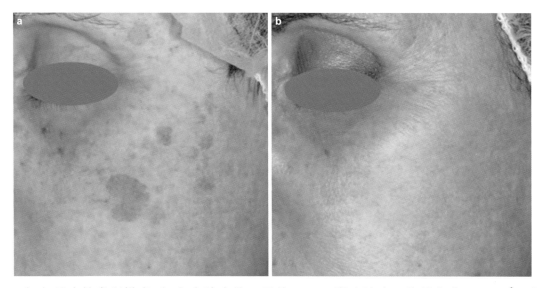

图 21.15 （a）日光性雀斑样痣；（b）点阵皮秒 Q 开关 532 nm 激光治疗，能量密度 0.1 J/cm²，光斑直径 6 mm，频率 1 Hz，外部冷却，单次治疗，6 个月后效果

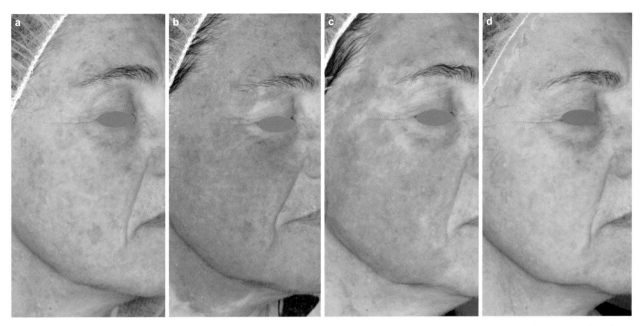

图 21.16　（a）右半脸光老化；（b）治疗终点，点阵皮秒 Q 开关 532 nm 激光治疗，能量密度 0.1 J/cm²，光斑直径 6 mm，频率 1 Hz，外部冷却，单次治疗；（c）治疗后 7 天效果；（d）治疗后 2 个月效果

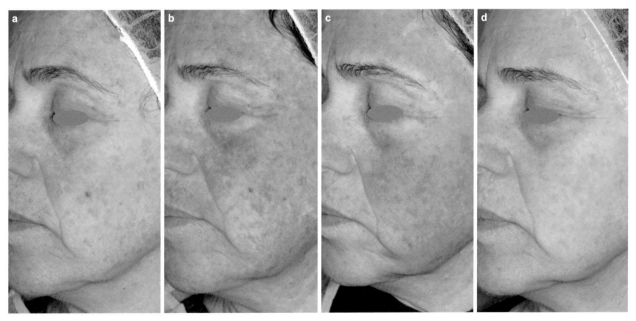

图 21.17　（a）左半脸光老化；（b）治疗终点，点阵皮秒 Q 开关 532 nm 激光治疗，能量密度 0.1 J/cm²，光斑直径 6 mm，频率 1 Hz，外部冷却，单次治疗；（c）治疗后 7 天效果；（d）治疗后 2 个月效果

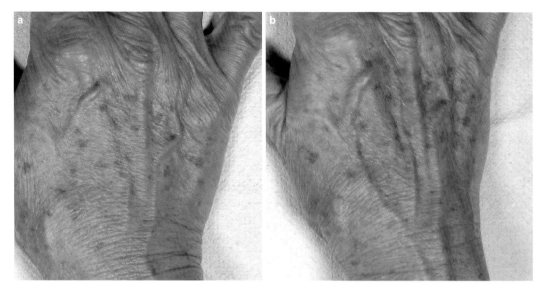

图 21.18 （a）手背日光性雀斑样痣；（b）550 nm 强脉冲光治疗后即刻出现色素加深，能量密度 8.5 J/cm²，3.5-4.5 ms 双脉冲，间隔 10 ms，一体式冷却

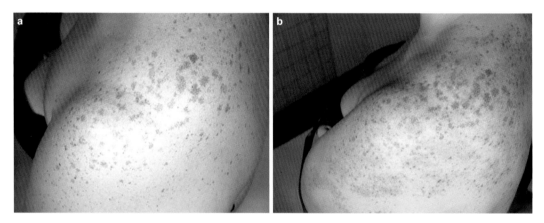

图 21.19 （a）左肩日光性雀斑样痣；（b）强脉冲光治疗后即刻出现色素加深，滤光片波长 550 nm，能量密度 9 J/cm²，3.5-5 ms 双脉冲，间隔 10 ms，一体式冷却

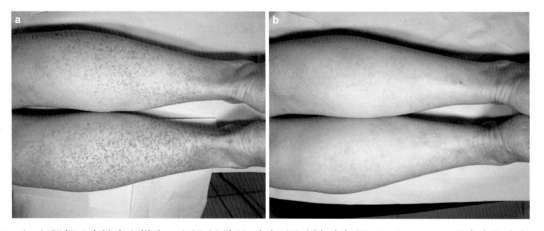

图 21.20 （a）腿部日光性雀斑样痣，左腿（屈侧）治疗后即刻色素加深；（b）550 nm 强脉冲光治疗，能量密度 8 ~ 9 J/cm²，3.5-4.5 ms 双脉冲，间隔 10 ms，一体式冷却，共 2 次治疗，每次间隔 40 天，末次治疗后 6 个月效果

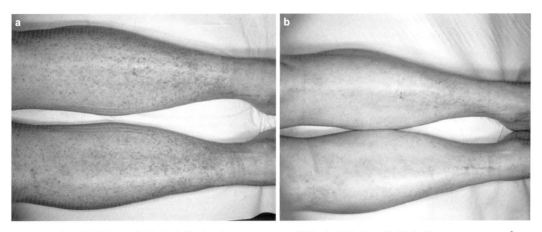

图 21.21　（a）腿部（胫前）日光性雀斑样痣；（b）550 nm 强脉冲光治疗，能量密度 7.5 ~ 8.5 J/cm², 4.5-5.5 ms 双脉冲，间隔 10 ms，一体式冷却，共 3 次治疗，每次间隔 40 天，末次治疗后 6 个月效果

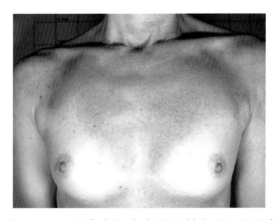

图 21.22　胸部日光性雀斑样痣：550 nm 强脉冲光治疗后即刻出现红斑和色素加深，能量密度 9.5 J/cm²，4-5.5 ms 双脉冲，间隔 10 ms，一体式冷却

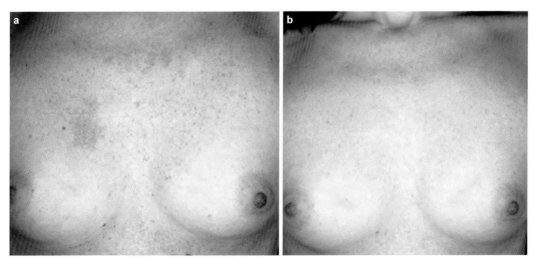

图 21.23　（a）胸部日光性雀斑样痣；（b）550 nm 强脉冲光治疗，能量密度 9.0 ~ 9.5 J/cm², 4-5.5 ms 双脉冲，间隔 10 ms，一体式冷却，共 2 次治疗，每次间隔 40 天，末次治疗后 2 个月效果

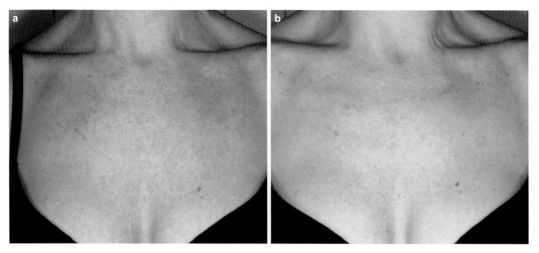

图 21.24 （a）胸部皮肤异色病；（b）550 nm 强脉冲光治疗，能量密度 13～14 J/cm²，4-5.5 ms 双脉冲，间隔 10 ms，一体式冷却，共 3 次治疗，每次间隔 40 天，末次治疗后 3 个月效果

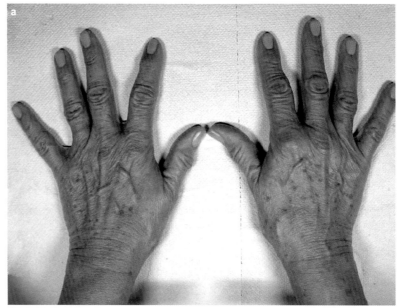

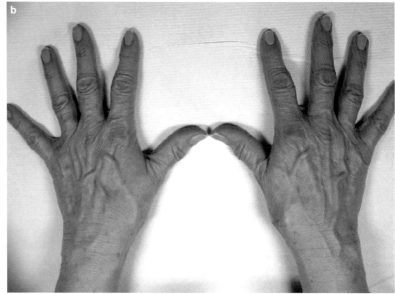

图 21.25 （a）手背日光性雀斑样痣；（b）550 nm 强脉冲光治疗，能量密度 8～8.5 J/cm²，3.5-4.5 ms 双脉冲，间隔 10 ms，一体式冷却，共 2 次治疗，每次间隔 40 天，末次治疗后 2 个月效果

图 21.26 （a）手背日光性雀斑样痣；（b）550 nm 强脉冲光治疗，能量密度 8.5 ~ 9.5 J/cm^2，3.5-4.5 ms 双脉冲，间隔 10 ms，一体式冷却，共 2 次治疗，每次间隔 40 天，末次治疗后 2 个月效果

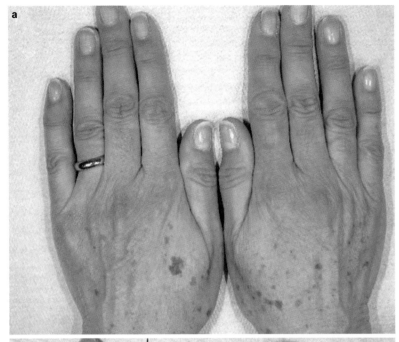

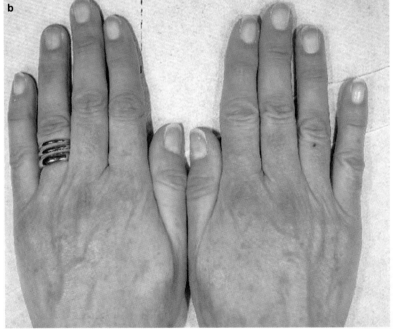

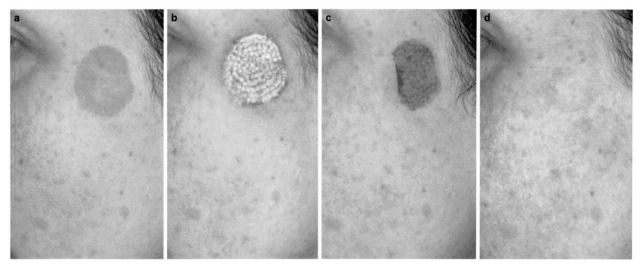

图 21.27 （a）左侧颞部日光性雀斑样痣；（b）治疗终点，Q 开关 532 nm 激光治疗，能量密度 1.8 J/cm²，光斑直径 2.5 mm，频率 1 Hz，外部冷却，单次治疗；（c）治疗后 7 天效果；（d）治疗后 3 个月效果

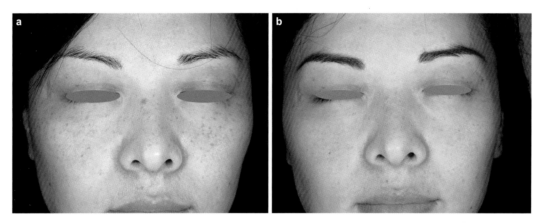

图 21.28 （a）面部雀斑偏振光图像；（b）Q 开关 532 nm 激光治疗，能量密度 1.6 J/cm²，光斑直径 2.5 mm，频率 1 Hz，外部冷却，单次治疗，24 个月后偏振光图像

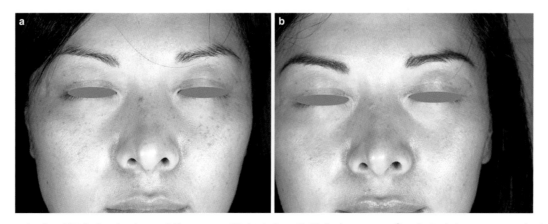

图 21.29 （a）面部雀斑；（b）Q 开关 532 nm 激光治疗，能量密度 1.6 J/cm²，光斑直径 2.5 mm，频率 1 Hz，外部冷却，单次治疗，治疗后 2 年效果

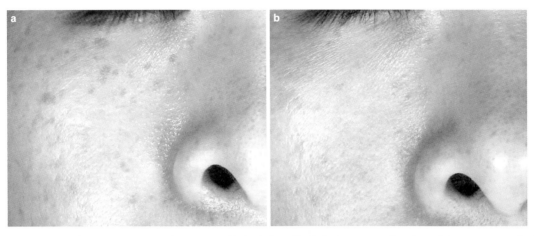

图 21.30 （a）面部雀斑；（b）Q 开关 532 nm 激光治疗，能量密度 1.6 J/cm^2，光斑直径 2.5 mm，频率 1 Hz，外部冷却，单次治疗，治疗后 2 年效果

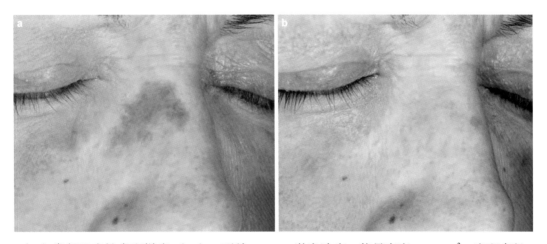

图 21.31 （a）鼻部日光性雀斑样痣；（b）Q 开关 532 nm 激光治疗，能量密度 1.9 J/cm^2，光斑直径 3 mm，频率 1 Hz，外部冷却，共 3 次治疗，末次治疗后 6 个月效果

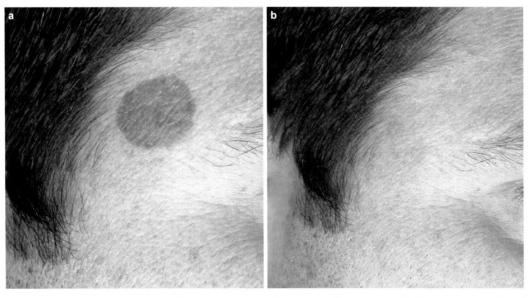

图 21.32 （a）右侧颞部日光性雀斑样痣；（b）Q 开关 532 nm 激光治疗，能量密度 1.8 J/cm^2，光斑直径 3 mm，频率 1 Hz，外部冷却，单次治疗，治疗后 6 个月效果

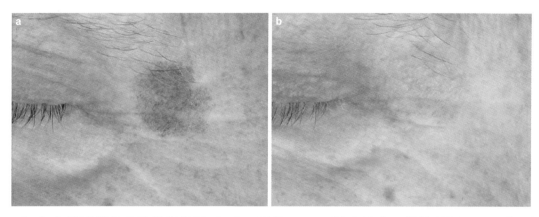

图 21.33　（a）左侧颞部日光性雀斑样痣；（b）Q 开关 532 nm 激光治疗，能量密度 1.8 J/cm²，光斑直径 3 mm，频率 1 Hz，外部冷却，3 次治疗，末次治疗后 6 个月效果

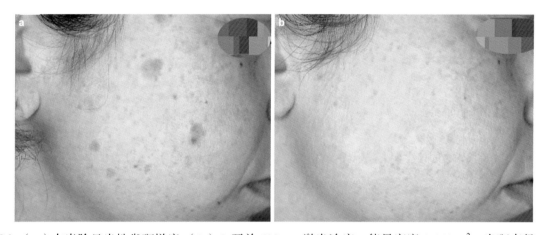

图 21.34　（a）右半脸日光性雀斑样痣；（b）Q 开关 532 nm 激光治疗，能量密度 1.5 J/cm²，光斑直径 2.5 mm，频率 1 Hz，外部冷却，单次治疗，治疗后 3 个月效果

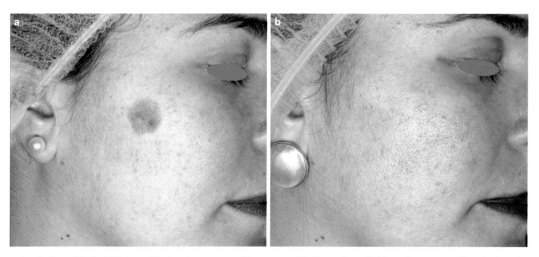

图 21.35　（a）左半脸日光性雀斑样痣；（b）Q 开关 532 nm 激光治疗，能量密度 1.8 J/cm²，光斑直径 2.5 mm，频率 1 Hz，外部冷却，单次治疗，治疗后 20 天效果，随访 40 天

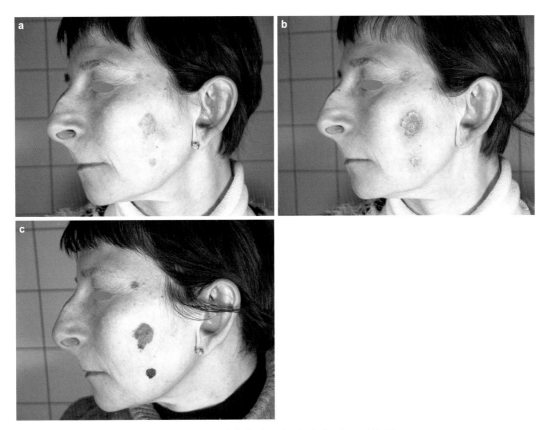

图 21.36 （a）左半脸日光性雀斑样痣；（b）治疗终点；（c）治疗后 9 天效果

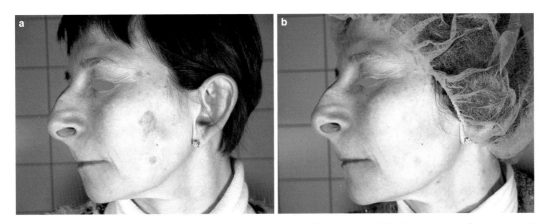

图 21.37 （a）左半脸日光性雀斑样痣；（b）Q 开关 532 nm 激光治疗，能量密度 1.9 J/cm²，光斑直径 2.5 mm，频率 1 Hz，外部冷却，单次治疗，治疗后 25 天效果

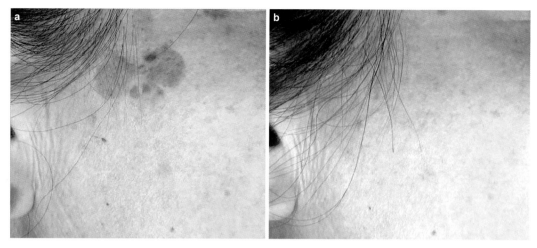

图 21.38 （a）右侧颞部日光性雀斑样痣；（b）Q 开关 532 nm 激光治疗，能量密度 1.9 J/cm^2，光斑直径 2.5 mm，频率 1 Hz，外部冷却，单次治疗，治疗后 6 个月效果

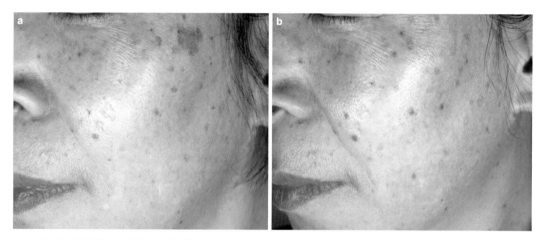

图 21.39 （a）左侧颞部日光性雀斑样痣；（b）Q 开关 532 nm 激光治疗，能量密度 1.7 J/cm^2，光斑直径 3 mm，频率 1 Hz，外部冷却，单次治疗，治疗后 6 个月效果

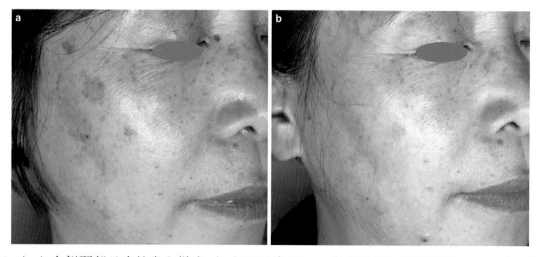

图 21.40 （a）右侧颞部日光性雀斑样痣；（b）Q 开关 532 nm 激光治疗，能量密度 1.7 J/cm^2，光斑直径 2.5 mm，频率 1 Hz，外部冷却，单次治疗，治疗后 4 个月效果

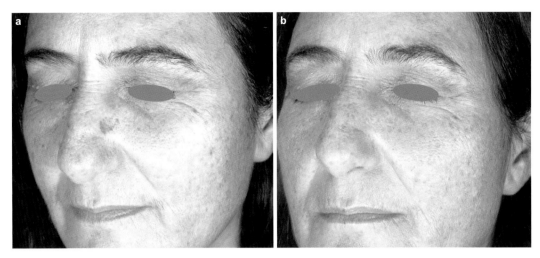

图 21.41　（a）鼻部日光性雀斑样痣；（b）Q 开关 532 nm 激光治疗，能量密度 1.9 J/cm²，光斑直径 3 mm，频率 1 Hz，外部冷却，单次治疗，治疗后 3 年效果

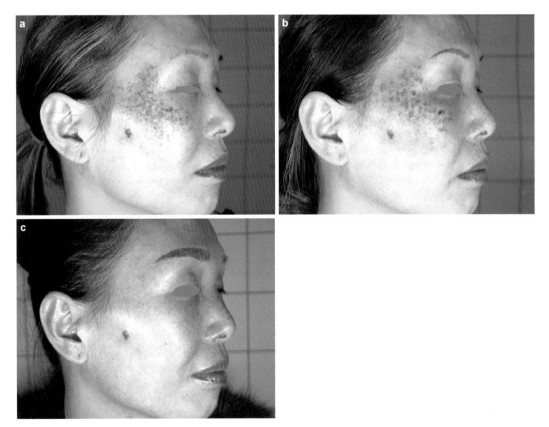

图 21.42　（a）太田痣；（b）治疗终点，Q 开关 1064 nm 激光治疗，能量密度 5 J/cm²，光斑直径 4 mm，频率 1~2 Hz，外部冷却；（c）Q 开关 1064 nm 激光治疗，能量密度 5 J/cm²，光斑直径 4 mm，频率 1~2 Hz，外部冷却，共 3 次治疗，末次治疗后 18 个月效果

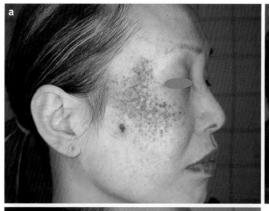
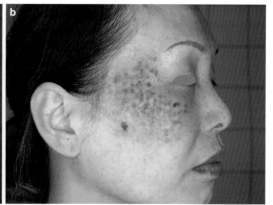
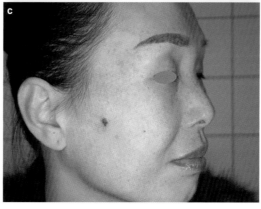

图 21.43 （a）太田痣偏振光图像；（b）治疗终点，Q 开关 1064 nm 激光治疗，能量密度 5 J/cm²，光斑直径 4 mm，频率 1~2 Hz，外部冷却，偏振光图像；（c）Q 开关 1064 nm 激光治疗，能量密度 5 J/cm²，光斑直径 4 mm，频率 1~2 Hz，外部冷却，共 3 次治疗，末次治疗后 18 个月效果，偏振光图像

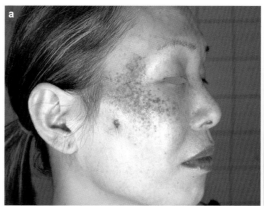
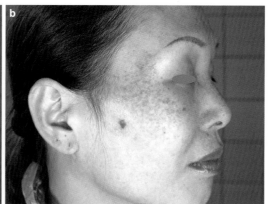
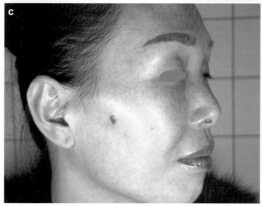

图 21.44 （a）太田痣；（b）Q 开关 1064 nm 激光治疗，能量密度 5 J/cm²，光斑直径 4 mm，频率 1~2 Hz，外部冷却，2 次治疗后；（c）Q 开关 1064 nm 激光治疗，能量密度 5 J/cm²，光斑直径 4 mm，频率 1~2 Hz，外部冷却，共 3 次治疗，末次治疗后 18 个月效果

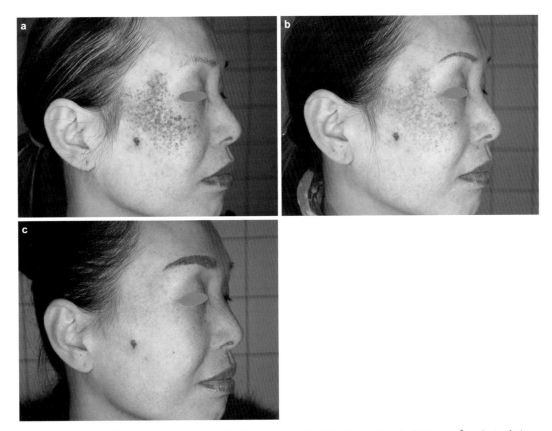

图 21.45 （a）太田痣偏振光图像；（b）Q 开关 1064 nm 激光治疗，能量密度 5 J/cm², 光斑直径 4 mm，频率 1~2 Hz，外部冷却，2 次治疗后偏振光图像；（c）Q 开关 1064 nm 激光治疗，能量密度 5 J/cm², 光斑直径 4 mm，频率 1~2 Hz，外部冷却，共 3 次治疗，末次治疗后 18 个月效果，偏振光图像

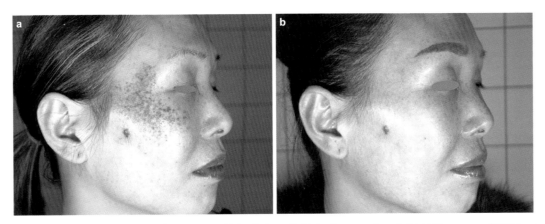

图 21.46 （a）太田痣；（b）Q 开关 1064 nm 激光治疗，能量密度 5 J/cm², 光斑直径 4 mm，频率 1~2 Hz，外部冷却，共 3 次治疗，末次治疗后 18 个月效果

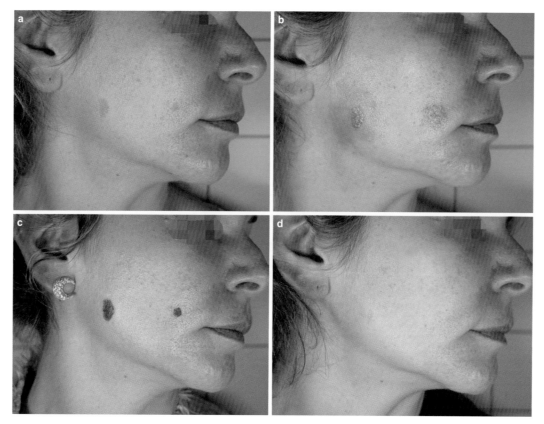

图 21.47 （a）右下颌部日光性雀斑样痣；（b）治疗终点，Q 开关 532 nm 激光治疗，能量密度 1.8 J/cm²，光斑直径 2.5 mm，频率 1 Hz，外部冷却，单次治疗即刻；（c）治疗后 7 天效果；（d）1 个月随访

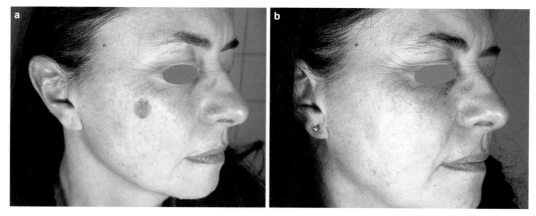

图 21.48 （a）右半脸日光性雀斑样痣；（b）Q 开关 532 nm 激光治疗，能量密度 1.8 J/cm²，光斑直径 2.5 mm，频率 1 Hz，外部冷却，单次治疗，1 年后效果

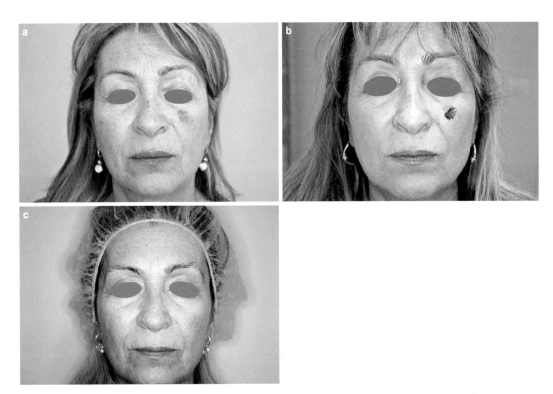

图 21.49　（a）左半脸日光性雀斑样痣；（b）Q 开关 532 nm 激光治疗，能量密度 1.8 J/cm²，光斑直径 2.5 mm，频率 1 Hz，外部冷却，单次治疗，治疗后 7 天效果；（c）治疗后 1 年效果

第**22**章 外源性色素组织（文身）

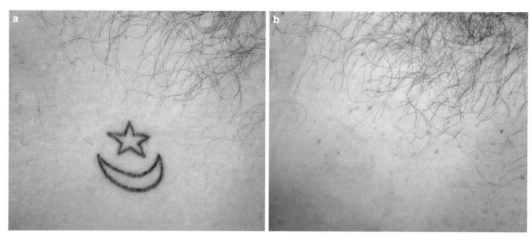

图 22.1 （a）腹部黑色文身；（b）Q 开关 1064 nm 激光治疗，能量密度 4 ~ 5 J/cm²，光斑直径 4 mm，频率 1 ~ 2 Hz，外部冷却，共 5 次治疗，末次治疗后 1 年效果

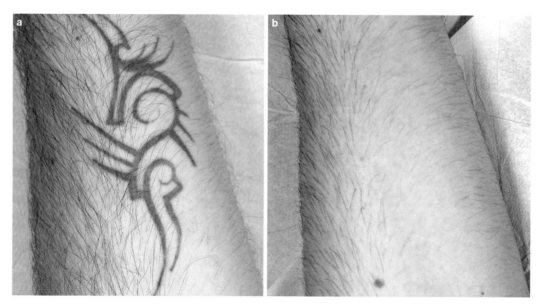

图 22.2 （a）左前臂屈侧黑色文身；（b）Q 开关 1064 nm 激光治疗，能量密度 4 ~ 6 J/cm²，光斑直径 4 mm，频率 1 ~ 2 Hz，外部冷却，共 6 次治疗，末次治疗后 12 个月效果

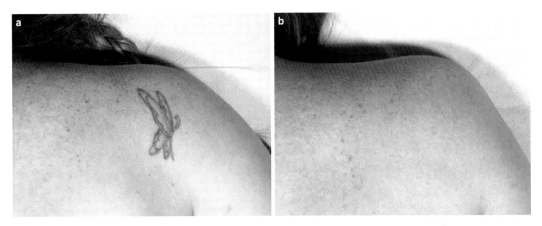

图 22.3　（a）右肩部黑色文身；（b）Q 开关 1064 nm 激光治疗，能量密度 4～5 J/cm²，光斑直径 4 mm，频率 1～2 Hz，外部冷却，共 4 次治疗，末次治疗后 8 个月效果

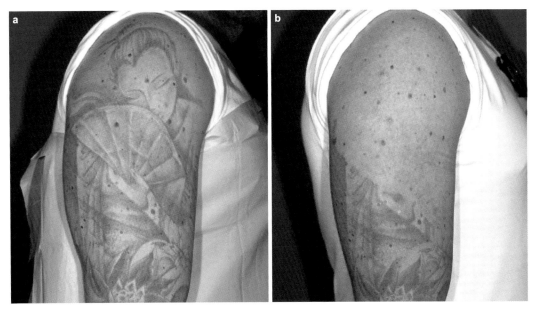

图 22.4　（a）右三角肌部位黑色文身；（b）Q 开关 1064 nm 激光治疗，能量密度 4～6 J/cm²，光斑直径 4 mm，频率 1～2 Hz，外部冷却，共 2 次治疗，末次治疗后 1 年效果

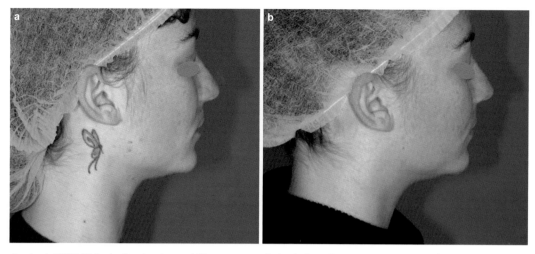

图 22.5 （a）右颈部黑色文身；（b）Q 开关 1064 nm 激光治疗，能量密度 4～6 J/cm²，光斑直径 4 mm，频率 1～2 Hz，外部冷却，共 3 次治疗，末次治疗后 8 个月效果

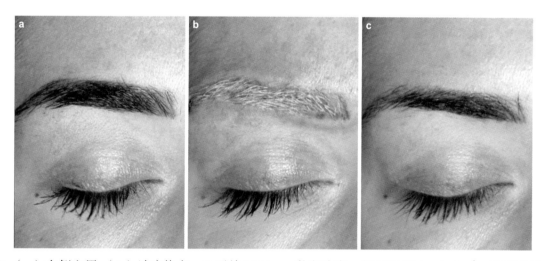

图 22.6 （a）右侧文眉；（b）治疗终点，Q 开关 1064 nm 激光治疗，能量密度 4～6 J/cm²，光斑直径 4 mm，频率 1～2 Hz，外部冷却，共 2 次治疗；（c）末次治疗后 6 个月效果

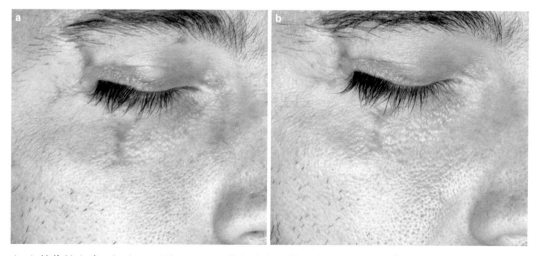

图 22.7 （a）外伤性文身；（b）Q 开关 1064 nm 激光治疗，能量密度 3～4 J/cm²，光斑直径 4 mm，频率 1～2 Hz，外部冷却，共 3 次治疗；（c）末次治疗后 8 个月效果

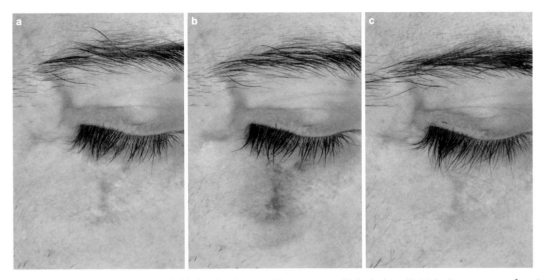

图 22.8　（a）外伤性文身；（b）治疗终点；（c）Q 开关 1064 nm 激光治疗，能量密度 3～4 J/cm²，光斑直径 4 mm，频率 1～2 Hz，外部冷却，共 3 次治疗，末次治疗后 8 个月效果

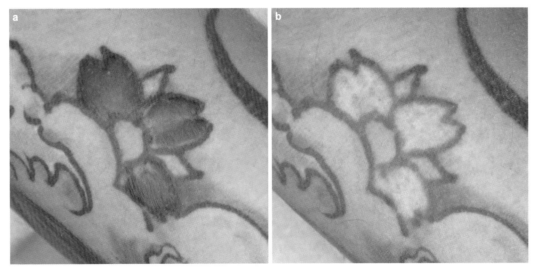

图 22.9　（a）右臂多色文身；（b）Q 开关 532 nm 激光治疗，能量密度 2～3 J/cm²，光斑直径 2.5 mm，频率 1～2 Hz，外部冷却，共 4 次治疗，末次治疗后 3 个月效果，红色被去除

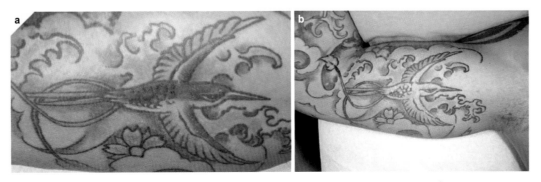

图 22.10　（a）左臂多色文身；（b）Q 开关 1064 nm 激光治疗，能量密度 2～3 J/cm²，光斑直径 3 mm，频率 1～2 Hz，外部冷却，共 4 次治疗，末次治疗后 3 个月效果，红色被去除

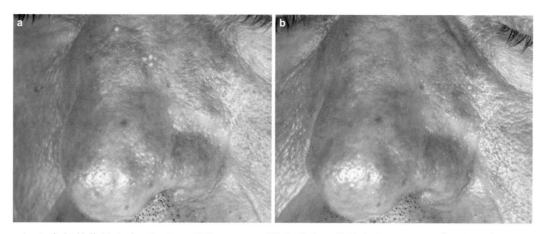

图 22.11 （a）鼻部外伤性文身；（b）Q 开关 1064 nm 激光治疗，能量密度 3～4 J/cm²，光斑直径 4 mm，频率 1～2 Hz，外部冷却，共 3 次治疗，末次治疗后 3 个月效果

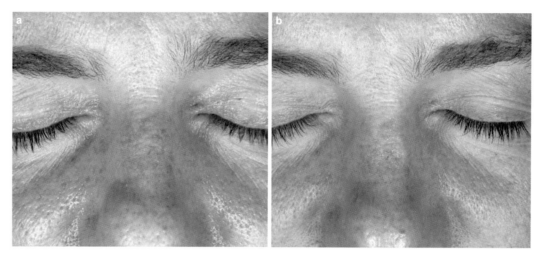

图 22.12 （a）鼻部外伤性文身；（b）Q 开关 1064 nm 激光治疗，能量密度 4 J/cm²，光斑直径 4 mm，频率 1～2 Hz，表面冷却，共 3 次治疗，末次治疗后 6 个月效果

第 **23** 章 脱毛

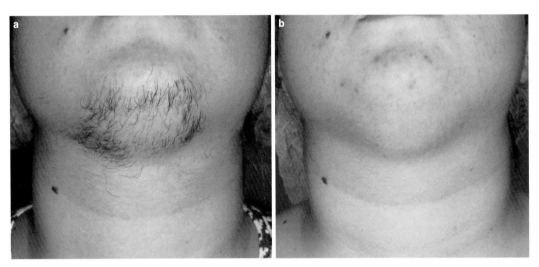

图 23.1 （a）多毛症；（b）755 nm 翠绿宝石激光治疗，能量密度 11 J/cm²，光斑直径 10 mm，3-3 ms 双脉冲，间隔 10 ms，外部冷却，共 6 次治疗，目前每年 1~2 次维持治疗

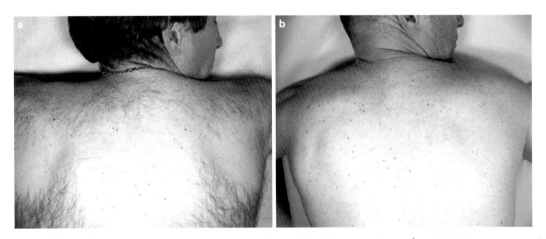

图 23.2 （a）背部多毛症；（b）1064 nm Nd:YAG 激光，能量密度 36~38 J/cm²，光斑直径 15 mm，脉冲持续时间 20 ms，外部冷却，共 8 次治疗，目前每年 1~2 次维持治疗

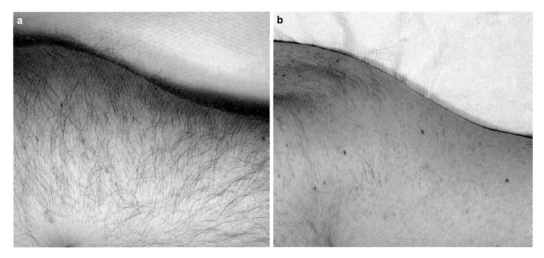

图 23.3 （a）右肩多毛症；（b）755 nm 翠绿宝石激光治疗，采用手具滑动多遍治疗技术，能量密度 6～8 J/cm²，累计能量密度 3500 J/cm²，频率 5 Hz，一体式冷却，共 5 次治疗，目前每年 1～2 次维持治疗

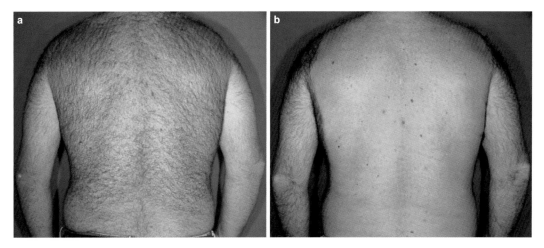

图 23.4 （a）背部多毛症；（b）755 nm 翠绿宝石激光治疗，采用手具滑动多遍治疗技术，能量密度 6～8 J/cm²，累计能量密度 3500 J/cm²，频率 3 Hz，一体式冷却，共 5 次治疗，末次治疗后 50 天效果

第 **24** 章　非常规激光治疗

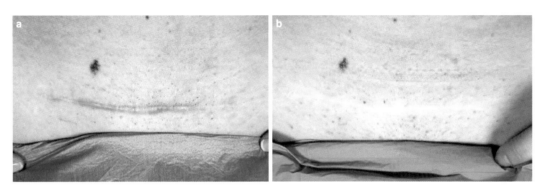

图 24.1　（ a ）腹部瘢痕疙瘩（既往行剖宫产术）；（ b ）595 nm 染料激光治疗，能量密度 7 J/cm², 光斑直径 12 mm，脉宽 0.5 ms，外部冷却，共 4 次治疗，每次间隔 2 个月，末次治疗后 3 个月效果

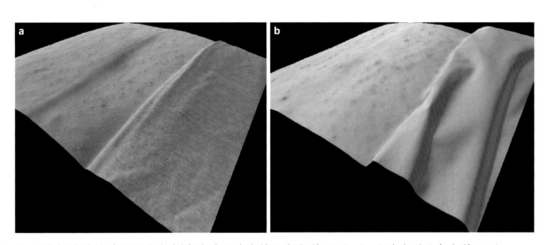

图 24.2　（ a ）腹部瘢痕疙瘩（既往行剖宫产术）治疗前（多光谱 3D ）；（ b ）治疗后（多光谱 3D ）

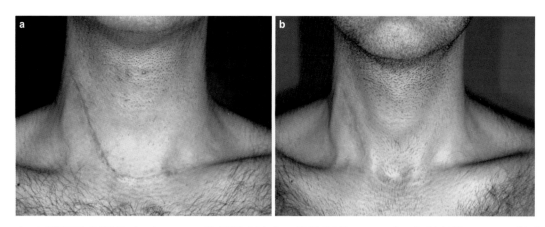

图 24.3（a）颈部手术瘢痕；（b）595 nm 染料激光治疗，能量密度 6.5 J/cm²，光斑直径 12 mm，脉冲 0.5 ms，外部冷却，共 5 次治疗，每次间隔 2 个月，末次治疗后 3 个月效果

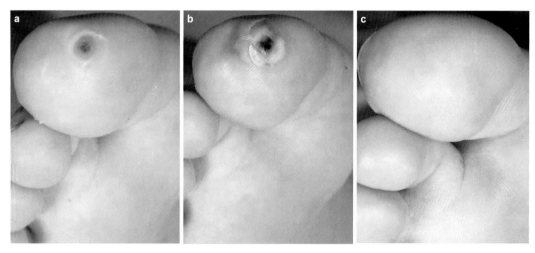

图 24.4（a）右脚第一足趾跖疣；（b）治疗终点；（c）595 nm 染料激光治疗，能量密度 9.5 J/cm²，光斑直径 10 mm，脉冲 0.5 ms，外部冷却，单次治疗，治疗后 3 年效果，随访 1 年

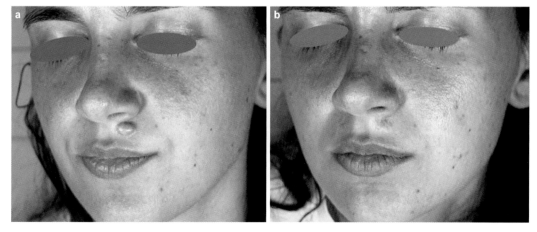

图 24.5（a）左侧上唇外伤后瘢痕疙瘩；（b）595 nm 染料激光治疗，能量密度 9.5 J/cm²，光斑直径 10 mm，脉冲 0.5 ms，外部冷却，共 3 次治疗，每次间隔 3 个月，治疗后 1 年效果，随访 1 年

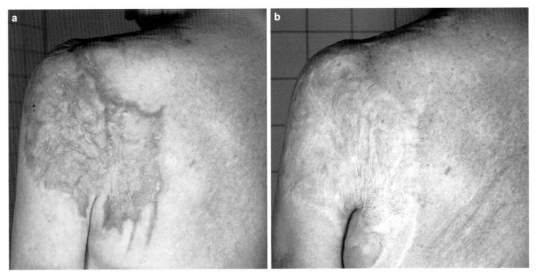

图 24.6　（a）左肩烧伤后瘢痕疙瘩伴功能性运动受限；（b）595 nm 染料激光治疗，能量密度 9.0 J/cm²，光斑直径 10 mm，脉冲 0.5 ms，外部冷却，共 5 次治疗，每次间隔 3 个月，治疗后 6 个月效果，运动能力明显提升

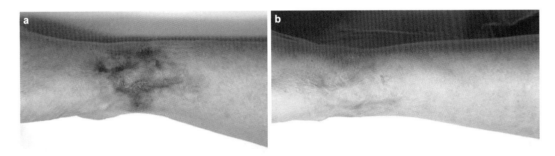

图 24.7　（a）右侧手腕烧伤后瘢痕疙瘩；（b）595 nm 染料激光治疗，能量密度 9.5 J/cm²，光斑直径 10 mm，脉冲 0.5 ms，外部冷却，共 3 次治疗，每次间隔 3 个月，末次治疗后 8 个月效果

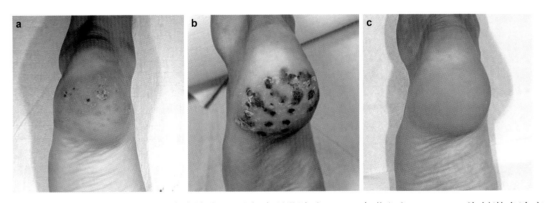

图 24.8　（a）左足内嵌型跖疣；（b）治疗终点，用皮肤刮匙除去 3 mm 角化组织，595 nm 染料激光治疗，能量密度 9.5 J/cm²，光斑直径 10 mm，脉冲 0.5 ms，外部冷却；（c）595 nm 染料激光治疗，能量密度 9.5 J/cm²，光斑直径 10 mm，脉冲 0.5 ms，外部冷却，共 2 次治疗，每次间隔 2 个月，末次治疗后 8 个月效果

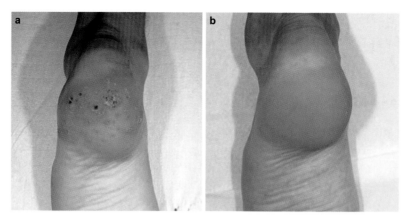

图 24.9 （a）左足内嵌型跖疣；（b）595 nm 染料激光治疗，能量密度 9.5 J/ cm²，光斑直 10 mm，脉冲 0.5 ms，外部冷却；2 个月后进行第 2 次治疗，第 2 次治疗后 8 个月效果

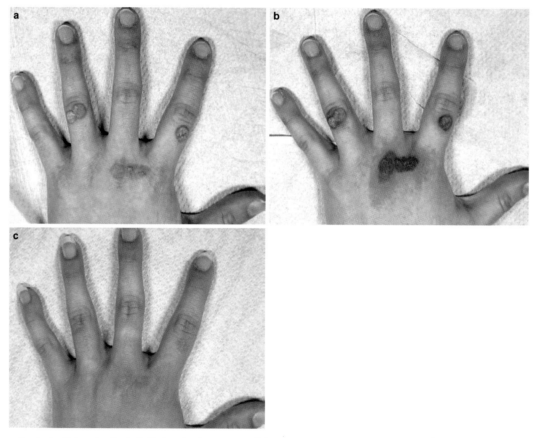

图 24.10 （a）左手疣；（b）治疗终点；（c）595 nm 染料激光治疗，能量密度 9 J/cm²，光斑直径 10 mm，脉宽 0.5 ms，外部冷却，共 2 次治疗，每次间隔 2 个月，随访 3 年

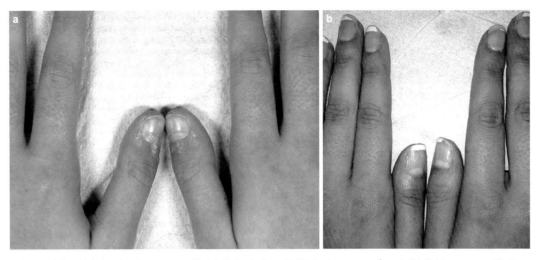

图 24.11　（a）手指甲周疣；（b）595 nm 染料激光治疗，能量密度 12 J/cm²，光斑直径 7 mm，脉宽 0.5 ms，外部冷却，共 2 次治疗，每次间隔 2 个月，随访 7 年

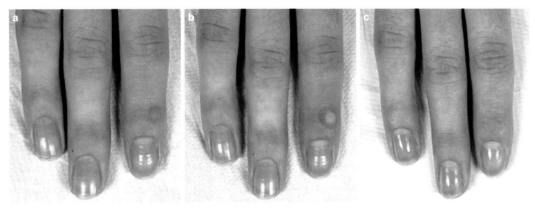

图 24.12　（a）右手第二指疣；（b）治疗终点；（c）595 nm 染料激光治疗，能量密度 9 J/cm²，光斑直径 10 mm，脉宽 0.5 ms，外部冷却，共 2 次治疗，每次间隔 2 个月，随访 3 年

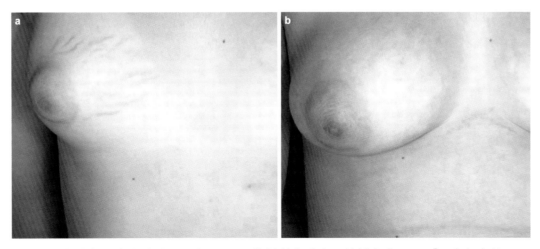

图 24.13　（a）右侧胸部红色膨胀纹；（b）595 nm 染料激光治疗，能量密度 7 J/cm²，光斑直径 12 mm，脉宽 1.5 ms，外部冷却，共 2 次治疗，每次间隔 60 天，末次治疗后 6 个月效果

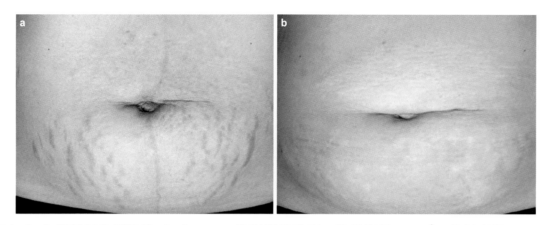

图 24.14 （a）腹部红色膨胀纹；（b）595 nm 染料激光治疗，能量密度 9 J/cm^2，光斑直径 10 mm，脉宽 0.5 ms，外部冷却，共 2 次治疗，每次间隔 60 天，末次治疗后 4 个月效果

第 **25** 章 激光联合治疗

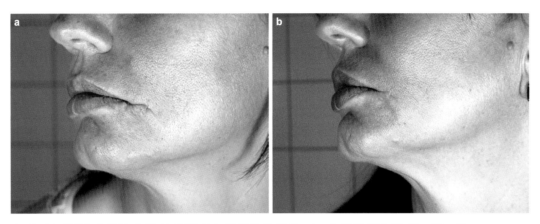

图 25.1 （a）左下唇和左唇连合处外伤后充血期增生性瘢痕；（b）激光联合治疗：第 1 步，10 600 nm CO_2 激光气化治疗，0.3 ~ 0.8 W 超脉冲发射，剥脱性热脉冲，频率 5 ~ 10 Hz；第 2 步（术中），595 nm 染料激光治疗，能量密度 7 J/cm^2，光斑直径 12 mm，脉宽 0.5 ms，外部冷却，随访 1 年

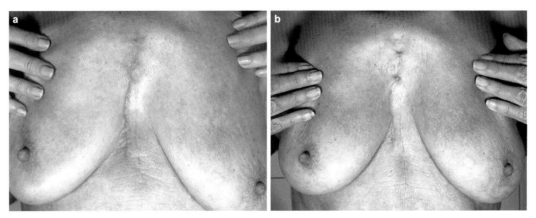

图 25.2 （a）胸部手术后充血期增生性瘢痕和瘢痕疙瘩；（b）激光联合治疗：第 1 步，10 600 nm 点阵 CO_2 激光治疗，13 W 超脉冲发射，剥脱性热脉冲，脉宽 1.5 ms，点间距 600 μm；第 2 步（术中），595 nm 染料激光治疗，能量密度 7 J/cm^2，光斑直径 12 mm，脉宽 0.5 ms，外部冷却，染料激光治疗 3 次，每次间隔 2 个月，末次治疗后 6 个月效果

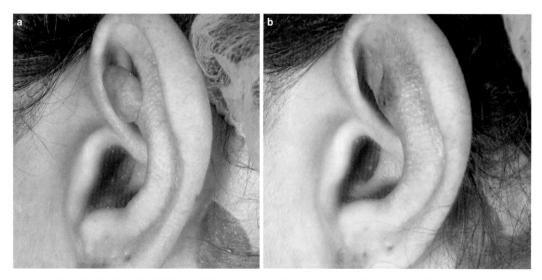

图 25.3 （a）左外耳廓瘢痕疙瘩（既往穿刺伤）；（b）治疗终点。激光联合治疗：第 1 步，10 600 nm CO$_2$ 激光气化治疗，4～5 W 连续发射，0.2～1 W 超脉冲发射，剥脱性热脉冲，频率 5～10 Hz，局部麻醉；第 2 步（术中），595 nm 染料激光治疗，能量密度 7 J/cm^2，光斑直径 12 mm，外部冷却，随访 2 年

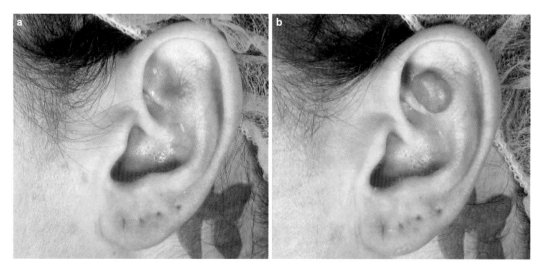

图 25.4 （a）左外耳廓瘢痕疙瘩（既往穿刺伤）；（b）治疗终点。激光联合治疗：第 1 步，10 600 nm CO$_2$ 激光气化治疗，4～5 W 连续发射，0.2～1 W 超脉冲发射，剥脱性热脉冲，频率 5～10 Hz，局部麻醉；第 2 步（术中），595 nm 染料激光治疗，能量密度 7 J/cm^2，光斑直径 12 mm，外部冷却，1 个月 2 次染料激光治疗，每 2 周 1 次，末次治疗后 40 天效果

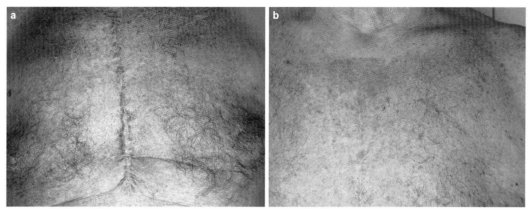

图 25.5　（a）胸部术后充血期增生性瘢痕和瘢痕疙瘩；（b）激光联合治疗：第 1 步，10 600 nm CO$_2$ 激光气化治疗，13 W 超脉冲发射，剥脱性热脉冲，脉宽 1.5 ms，点间距 600 μm；第 2 步（术中），595 nm 染料激光治疗，能量密度 7 J/cm^2，光斑直径 12 mm，脉宽 0.5 ms，外部冷却，2 个月 3 次染料激光治疗，末次治疗后 6 个月效果

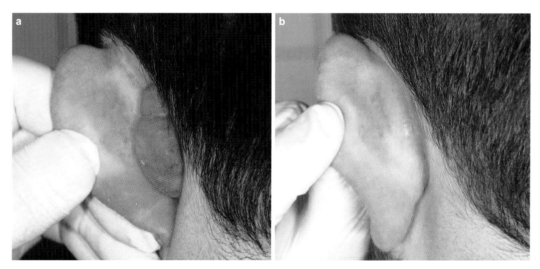

图 25.6　（a）左耳廓瘢痕疙瘩（既往行耳成形术）；（b）激光联合治疗：第 1 步，10 600 nm CO$_2$ 激光气化治疗，6 W 连续发射，0.2 ~ 1.5 W 超脉冲发射，剥脱性热脉冲，频率 5 ~ 10 Hz；第 2 步（术中），595 nm 染料激光治疗，能量密度 7 J/cm^2，光斑直径 12 mm，外部冷却。1 个月 2 次染料激光治疗，每 2 周 1 次，末次治疗后 1 年效果

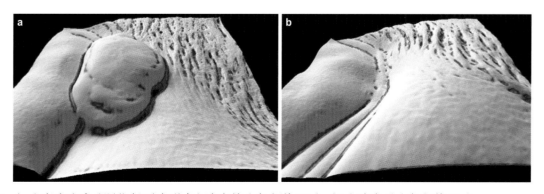

图 25.7　（a）瘢痕疙瘩（既往行耳成形术）治疗前（多光谱 3D）；（b）治疗后（多光谱 3D）

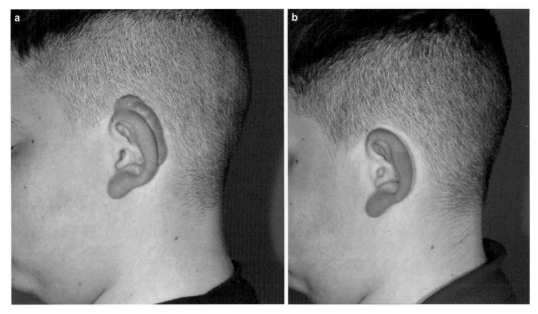

图 25.8 （a）左耳廓瘢痕疙瘩（既往行囊肿切除术）;（b）激光联合治疗：第 1 步，10 600 nm CO_2 激光气化治疗，5 ~ 6 W 连续发射，0.2 ~ 1.5 W 超脉冲发射，剥脱性热脉冲，频率 5 ~ 10 Hz；第 2 步（术中），595 nm 染料激光治疗，能量密度 9 J/cm^2，光斑直径 10 mm，外部冷却。1 个月 2 次染料激光治疗，每 2 周 1 次，末次治疗后 1 年效果

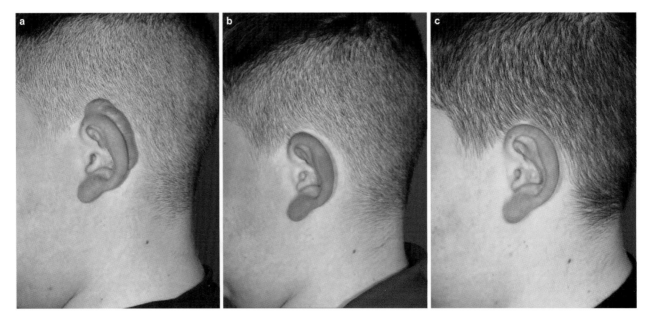

图 25.9 （a）左耳廓瘢痕疙瘩（既往行囊肿切除术）;（b，c）激光联合治疗：第 1 步，10 600 nm CO_2 激光气化治疗，5 ~ 6 W 连续发射，0.2 ~ 1.5 W 超脉冲发射，剥脱性热脉冲，频率 5 ~ 10 Hz；第 2 步（术中），595 nm 染料激光治疗，能量密度 9 J/cm^2，光斑直径 10 mm，外部冷却。1 个月 2 次染料激光治疗，每 2 周 1 次，末次治疗后 1 年效果

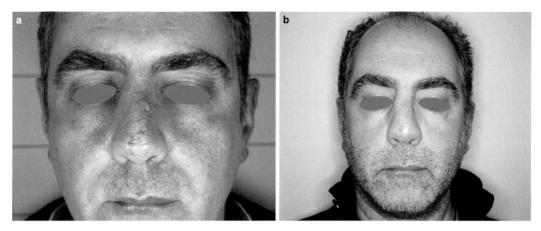

图 25.10 （a）外伤后萎缩性瘢痕；（b）激光联合治疗：第 1 步，10 600 nm CO$_2$ 激光气化治疗，0.2 ~ 0.9 W 超脉冲发射，剥脱性热脉冲，频率 5 ~ 10 Hz，局部麻醉；第 2 步（术中），595 nm 染料激光治疗，能量密度 7 J/cm^2，光斑直径 12 mm，外部冷却，随访 6 个月

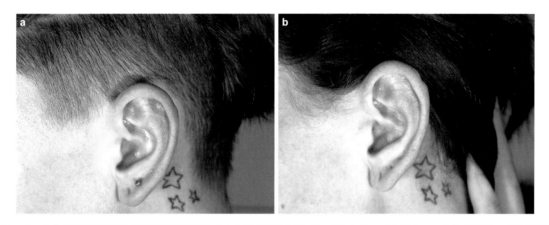

图 25.11 （a）左耳瘢痕疙瘩（既往穿刺伤）;（b）激光联合治疗：第 1 步，10 600 nm CO$_2$ 激光，3W 连续发射，0.2 ~ 0.9 W 超脉冲发射，剥脱性热脉冲，频率 5 ~ 10 Hz，局部麻醉；第 2 步（术中），595 nm 染料激光治疗，能量密度 7 J/cm^2，光斑直径 12 mm，外部冷却。1 个月 2 次染料激光治疗，每 2 周 1 次，末次治疗后 1 年效果

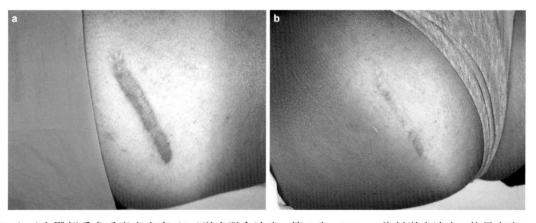

图 25.12 （a）右臀部手术后瘢痕疙瘩；（b）激光联合治疗：第 1 步，595 nm 染料激光治疗，能量密度 8.5 J/cm^2，光斑直径 10 mm，脉宽 0.5 ms，外部冷却；第 2 步，1064 nm Nd:YAG 激光治疗，能量密度 90 J/cm^2，光斑直径 5 mm，双脉冲 5-15 ms，间隔 20 ms，外部冷却。共 3 次治疗，每次间隔 3 个月，末次治疗后 4 个月效果

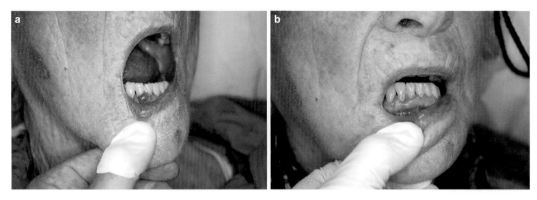

图 25.13（a）牙龈瘤；（b）激光联合治疗：第 1 步，10 600 nm CO_2 激光气化治疗，0.4 ~ 1.5 W 超脉冲发射，剥脱性热脉冲，频率 5 ~ 10 Hz，局部麻醉；第 2 步（术中），595 nm 染料激光治疗，能量密度 9 J/cm^2，光斑直径 10 mm，外部冷却，治疗后 6 个月效果

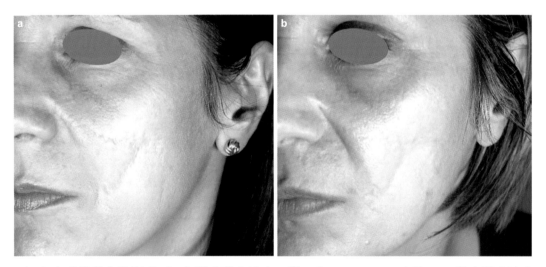

图 25.14（a）左半脸外伤性瘢痕；（b）激光联合治疗：第 1 步，10 600 nm 点阵 CO_2 激光激光治疗，14 W，剥脱性热脉冲，点间距 500 μm，脉宽 1.5 ms；第 2 步（术中），595 nm 染料激光治疗，能量密度 7 J/cm^2，光斑直径 12 mm，外部冷却。共 3 次治疗，每次间隔 2 个月，末次治疗后 4 个月效果

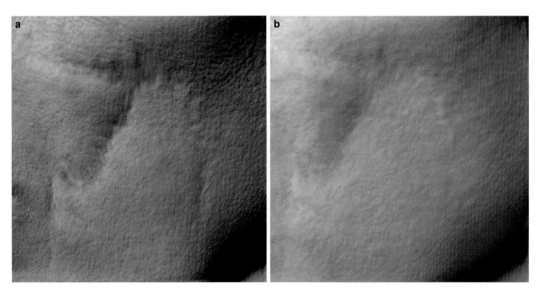

图 25.15（a）左半脸外伤性瘢痕治疗前（多光谱图像）；（b）治疗后（多光谱图像）

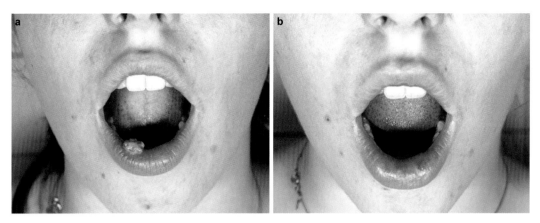

图 25.16　（a）下唇化脓性肉芽肿；（b）激光联合治疗：第 1 步，10 600 nm CO$_2$ 激光气化治疗，0.3～1.4 W 超脉冲发射，剥脱性热脉冲，频率 5～10 Hz，局部麻醉；第 2 步（术中），595 nm 染料激光治疗，能量密度 7 J/cm^2，光斑直径 12 mm，外部冷却，治疗后 2 个月效果

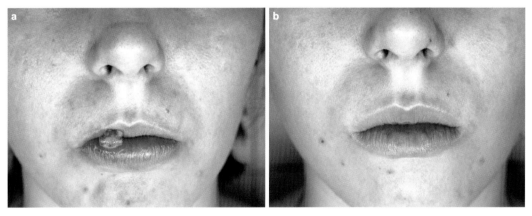

图 25.17　（a）上唇化脓性肉芽肿；（b）激光联合治疗：第 1 步，10 600 nm CO$_2$ 激光气化治疗，0.3～1.4 W 超脉冲发射，剥脱性热脉冲，频率 5～10 Hz，局部麻醉；第 2 步（术中），595 nm 染料激光治疗，能量密度 7 J/cm^2，光斑直径 12 mm，外部冷却，治疗后 2 个月效果

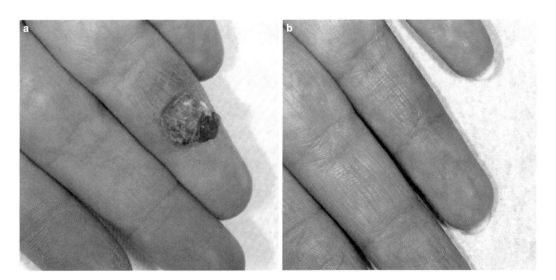

图 25.18　（a）右手环指化脓性肉芽肿；（b）激光联合治疗：第 1 步，10 600 nm CO$_2$ 激光治疗，3 W 连续发射，0.2～1.5 W 超脉冲发射，剥脱性热脉冲，频率 10 Hz，局部麻醉；第 2 步（术中），595 nm 染料激光治疗，能量密度 7 J/cm^2，光斑直径 12 mm，外部冷却，1 个月 2 次治疗，每 2 周 1 次，2 个月后评估

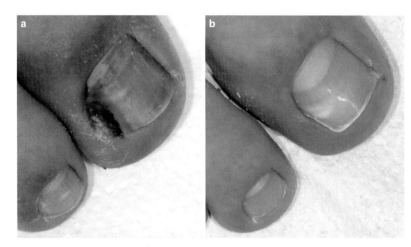

图 25.19 （a）右足第 2 趾化脓性肉芽肿；（b）激光联合治疗：第 1 步，10 600 nm CO$_2$ 激光气化治疗，4 W 连续发射，0.2 ~ 2.5 W 超脉冲发射，剥脱性热脉冲，频率 10 Hz，局部麻醉；第 2 步（术中），595 nm 染料激光治疗，能量密度 7 J/cm^2，光斑直径 12 mm，外部冷却，1 个月 2 次治疗，每 2 周 1 次，2 个月后效果

第 **26** 章 副作用

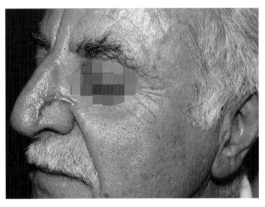

图 26.1 CO_2 激光治疗鼻赘后导致瘢痕疙瘩

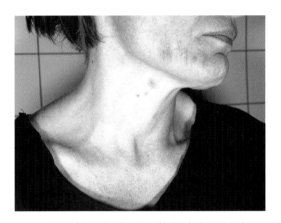

图 26.3 双极射频点阵 CO_2 激光治疗后导致面颈部烧伤

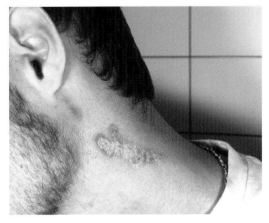

图 26.2 CO_2 激光治疗颈部疣样病变后导致萎缩性瘢痕

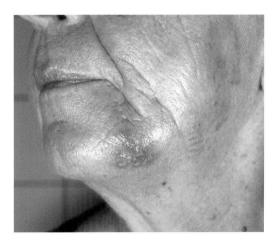

图 26.4 CO_2 点阵激光治疗后导致单纯疱疹

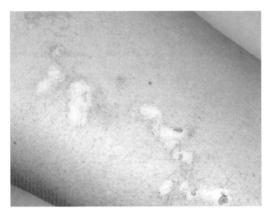

图 26.5 腿部毛细血管扩张治疗后导致皮肤色素异常和萎缩

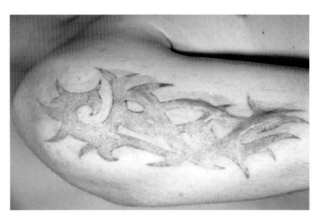

图 26.8 治疗彩色文身时波长使用不当导致瘢痕疙瘩

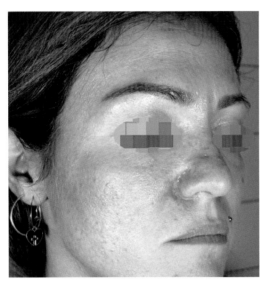

图 26.6 Nd:YAG 激光治疗毛细血管扩张后导致鼻和面颊部萎缩性瘢痕

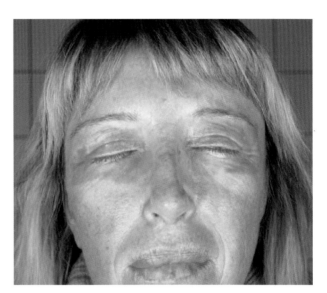

图 26.9 点阵 CO_2 激光过度治疗导致眼周持续性红斑，红斑持续了 6 个月

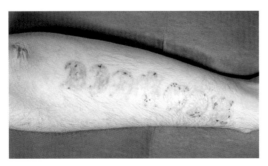

图 26.7 治疗黑色文身时波长使用不当导致萎缩性瘢痕

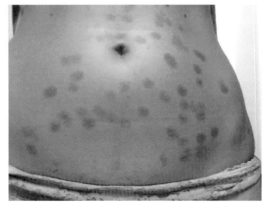

图 26.10 激光脱毛治疗后导致色素异常

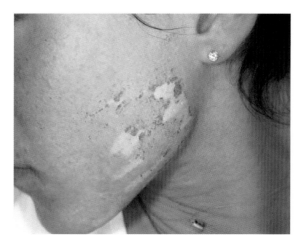

图 26.11 强脉冲光治疗后导致面部色素脱失

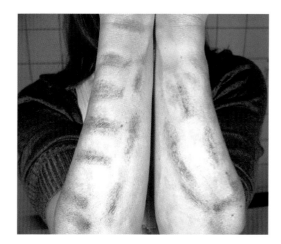

图 26.13 强脉冲光治疗后导致前臂色素异常和烧伤

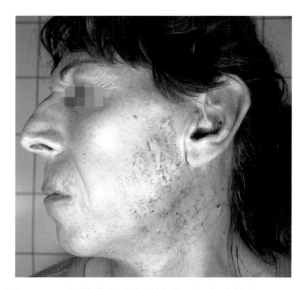

图 26.12 强脉冲光治疗后导致面部色素异常